2023年
浙江省疾病预防控制
技术报告

2023 NIAN ZHEJIANG SHENG
JIBING YUFANG
KONGZHI JISHU BAOGAO

主　编：陈直平
副主编：蒋健敏　俞　敏　楼晓明　张严峻　吴　晨

浙江工商大学出版社
ZHEJIANG GONGSHANG UNIVERSITY PRESS
·杭州·

图书在版编目（CIP）数据

2023 年浙江省疾病预防控制技术报告 / 陈直平主编 .

杭州 ： 浙江工商大学出版社，2024. 11. -- ISBN 978-7-5178-6263-5

Ⅰ . R197.2

中国国家版本馆 CIP 数据核字第 20243NX956 号

2023 年浙江省疾病预防控制技术报告

2023 NIAN ZHEJIANG SHENG JIBING YUFANG KONGZHI JISHU BAOGAO

陈直平　主编

蒋健敏　俞　敏　楼晓明　张严峻　吴　晨　副主编

策划编辑	张婷婷
责任编辑	童江霞
封面设计	蔡海东
责任校对	杨　戈
责任印制	祝希茜
出版发行	浙江工商大学出版社
	（杭州市教工路 198 号　邮政编码 310012）
	（E-mail：zjgsupress@163.com）
	（网址：http://www.zjgsupress.com）
	电话：0571-88904980，88831806（传真）
排　版	浙江大千时代文化传媒有限公司
印　刷	杭州宏雅印刷有限公司
开　本	787mm×1092mm　1/16
印　张	22
字　数	331 千
版 印 次	2024 年 11 月第 1 版　2024 年 11 月第 1 次印刷
书　号	ISBN 978-7-5178-6263-5
定　价	88.00 元

《2023年浙江省疾病预防控制技术报告》
编写人员

主　　编：陈直平

副 主 编：蒋健敏　俞　敏　楼晓明　张严峻　吴　晨

编　　委（按姓氏笔画排序）：

　　　　孙继民　吴蓓蓓　何寒青　邹　华　沈海涛　张雪海

　　　　陈　彬　陈志健　林君芬　钟节鸣　柴程良　章荣华

编写人员（按姓氏笔画排序）：

　　　　丁哲渊　王　浩　王　蒙　王　鹏　王心怡　王金娜

　　　　王笑笑　毛光明　方兴林　邓　璇　朱　瑶　朱大方

　　　　伍立志　任　鸿　任少凡　任江萍　刘　威　刘钦梅

　　　　齐小娟　关云琦　许丹丹　孙琬琬　严　睿　李　飞

　　　　李　娜　李　晔　李天奇　李雪青　李傅冬　杨　珂

　　　　吴青青　吴昊澄　邱银伟　余　昭　张　轩　张　钰

　　　　张　蓉　张俊彦　张荷香　陆　凤　陈　嫒　陈松华

　　　　陈奕娟　陈莉莉　陈雅萍　罗明宇　周　欣　周　洋

　　　　周莉芳　周晓燕　郑　康　孟　佳　赵　鸣　赵艳荣

　　　　胡　勇　胡秀静　俞顺飞　施旭光　宣志强　姚丁铭

　　　　莫　哲　顾思萌　徐　云　徐　越　徐小民　徐文婕

　　　　徐春晓　郭　颂　郭凡嘉　郭丽花　唐学雯　黄李春

　　　　曹艺耀　曹艳丽　龚巍巍　章　涛　梁　辉　蒋　均

　　　　程　伟　傅天颖　鲁琴宝　赖忠俊　蔡　剑　翟羽佳

　　　　缪梓萍　潘　劲　薛潘琪　戴品远　魏　芳

秘　　书：翟羽佳

目 录
Contents

概　要

《2023 年浙江省疾病预防控制技术报告》整合了 2023 年浙江省疾病预防控制工作主要技术指标，以浙江省主要健康问题和健康相关因素为主线，从 11 个方面进行了阐述，包括人口基本情况、传染病、慢性非传染性疾病、伤害、地方病、食源性疾病、青少年健康状况、居民营养与健康状况、公共卫生服务、健康素养和健康环境状况。

一、人口基本情况

（一）常住人口

2023 年浙江省常住人口为 6577.08 万人，比 2022 年增加 37.08 万人，增长率为 0.57%。

（二）户籍人口

2023 年浙江省户籍人口为 5115.49 万人，60 岁以上人口占户籍人口总数的 25.42%，户籍人口共出生 303587 人，出生率为 5.93‰。

2023 年报告死亡率为 738.95/10 万，居民死因排前 5 位的依次为恶性肿瘤、脑血管疾病、呼吸系统疾病、心脏病和伤害，因此死亡人数占总死亡人数的 83.69%。恶性肿瘤报告死亡率为 187.21/10 万，排前 5 位的恶性肿瘤为肺癌、肝癌、大肠癌、胃癌、胰腺癌，因此死亡人数占恶性肿瘤死亡人数的 66.66%；脑血管疾病报告死亡率为 127.97/10 万，呼吸系统疾病报告死亡率为 127.76/10 万，心脏病报告死亡率为 105.37/10

万，伤害报告死亡率为 70.12/10 万；排前 4 位的伤害依次为意外跌落、机动车交通事故、自杀和淹死。

二、传染病

（一）总体情况

除新型冠状病毒感染外，2023 年浙江省报告甲、乙、丙类传染病 29 种，发病 2676980 例，死亡 425 例。报告发病率为 4070.16/10 万，比 2022 年上升 2.86 倍；报告死亡率为 0.65/10 万，比 2022 年上升 16.10%。

（二）重大传染病

1. 艾滋病

2023 年浙江省新诊断艾滋病病毒（HIV）感染者和艾滋病（AIDS）病人 4225 例，较 2022 年下降 1.26%。截至 2023 年底，浙江省报告现存活 HIV 感染者 /AIDS 病例 42481 例。应用 EPP/Spectrum 模型进行现存活 HIV 感染者 /AIDS 病例数评估，估计现存活 HIV 感染者 /AIDS 病例 48950 例（95% 可信区间：44854 ～ 53442 例）。浙江省报告全人群 HIV 感染率为 64.59/10 万，估计全人群 HIV 感染率为 74.43/10 万（95% 可信区间：68.20/10 万～ 81.25/10 万）。

2. 肺结核

2023 年浙江省新登记肺结核病例 23096 例，登记率为 35.11/10 万，较 2022 年和 2021 年分别上升 4.48% 和下降 3.12%。与 2022 年相比，宁波市、衢州市、舟山市登记率有所下降。男女性别比为 1.99 ：1，年龄分布以 25 ～ 34 岁为主，占 14.38%，职业分布以农、牧、渔民为主，占 46.22%。登记满一年的肺结核患者成功治疗率为 92.02%。

3. 乙型肝炎

2023 年浙江省报告乙型肝炎病例 14655 例，报告死亡病例 2 例，报告发病率为

22.28/10 万，较 2022 年上升 14.85%。乙型肝炎报告发病率依然维持在较高水平，病例以 30 ～ 69 岁人群为主，占 83.15%。发病无明显季节分布。

（三）常见传染病

1. 病毒性肝炎

（1）甲型肝炎

2023 年浙江省报告甲型肝炎病例 525 例，无死亡病例报告，报告发病率为 0.80/10 万，较 2022 年上升 25.19%。发病无明显季节分布。病例以 50 ～ 59 岁人群为主，占 40.00%。

（2）丙型肝炎

2023 年浙江省报告丙型肝炎病例 2609 例，报告死亡病例 130 例，报告发病率为 3.97/10 万，较 2022 年（5.13/10 万）下降 22.61%。各地市病例报告无明显特殊月份分布特征。

（3）戊型肝炎

2023 年浙江省报告戊型肝炎病例 3105 例，报告死亡病例 1 例，报告发病率为 4.72/10 万，较 2022 年（4.10/10 万）上升 15.12%。各市均有病例报告，发病率居前 3 位的为杭州市（7.68/10 万）、温州市（5.60/10 万）和衢州市（5.28/10 万）。病例以 30 ～ 69 岁人群为主，占 80.42%。

2. 流行性感冒

2023 年浙江省 16 家国家级流感监测哨点医院共报告流感样病例（ILI）835570 例，流感样病例占门、急诊病例总数的百分比（ILI%）为 8.73%，高于 2022 年（4.42%）和 2021 年（3.67%）。全年共采集标本 20734 份，核酸检测标本 20734 份，检出阳性 5798 份，阳性率为 27.96%。检出的阳性标本中，甲型 H3N2 流感 3249 份，占 56.04%；甲型 H1N1 流感 2259 份，占 38.96%；乙型流感（Victoria 系）285 份，占 4.92%；混合型流感 5 份，占 0.09%。

3. 梅毒

2023 年浙江省报告梅毒病例 21953 例，无死亡病例报告，报告发病率为 33.38/10 万，较 2022 年下降 5.27%。

4. 淋病

2023 年浙江省报告淋病病例 12641 例，无死亡病例报告，报告发病率为 19.22/10 万，较 2022 年下降 6.61%。

5. 水痘

2023 年浙江省报告水痘病例 26698 例，报告发病率为 40.59/10 万。报告发病数较 2022 年（30969 例）下降 13.79%。发病率以 15 ～ 19 岁青少年最高（244.55/10 万），近年发病趋势显示水痘高发年龄段上移。

6. 流行性腮腺炎

2023 年浙江省报告流行性腮腺炎确诊病例 3121 例，报告发病率为 4.75/10 万。报告发病数较 2022 年（3802 例）下降 17.91%。

7. 手足口病

2023 年浙江省报告手足口病病例 147915 例，无死亡病例报告，报告发病率为 224.89/10 万，较 2022 年（95.94/10 万）上升 134.40%。

8. 其他感染性腹泻病

2023 年浙江省报告其他感染性腹泻病病例 97885 例，无死亡病例报告，报告发病率为 148.83/10 万，较 2022 年上升 13.72%。

9. 诺如病毒感染

2023 年浙江省经突发公共卫生事件管理信息系统报告诺如病毒感染疫情 216 起，报告病例 3624 例。全省 11 个地级市 71 个县（市、区）报告了诺如病毒感染聚集性疫情，其中 49 起达到暴发疫情报告标准。学校、托幼机构为疫情发生的主要场所，其中学校 120 起（55.56%）、幼儿园 85 起（39.35%）。从疫情发生的主要原因来看，216 起疫情中，人传人 182 起（84.26%），食源性 2 起（0.93%），水源性 2 起（0.93%），原因不明及其他 30 起（13.89%）。

（四）其他传染病

1. 猴痘

2023 年浙江省报告猴痘病例 182 例，报告发病率为 0.28/10 万，标化发病率为 0.31/

10 万。除舟山市和丽水市外，其余各市均有病例报告，其中杭州市报告病例数最多。疫情在 8 月份达到高峰，进入 9 月后势头趋缓。病例均为男性，年龄分布在 19 ～ 52 岁，其中大部分病例为男男同性恋人员（177 例）。

2. 麻疹

2023 年浙江省报告麻疹病例 14 例，均为实验室诊断病例，报告发病率为 0.02/10 万，无死亡病例报告。报告病例数较 2022 年同期（12 例）上升 16.67%。

3. 百日咳

2023 年浙江省报告百日咳病例 1536 例，其中 905 例为实验室诊断病例，631 例为临床诊断病例。报告发病率为 2.34/10 万，无死亡病例报告。报告发病数较 2022 年（3760 例）下降 59.15%。

4. 登革热

2023 年浙江省报告登革热病例 374 例，报告发病率为 0.57/10 万，无死亡病例报告。其中输入病例 346 例，本地病例 28 例。4 ～ 11 月浙江省 11 个地级市均有白纹伊蚊分布，平均布雷图指数为 12.12。

5. 发热伴血小板减少综合征

2023 年浙江省报告发热伴血小板减少综合征病例 258 例，报告发病率 0.39/10 万，报告发病率较 2022 年上升 143.75%；其中 43 例死亡病例，死亡率为 16.67%。

6. 狂犬病

2023 年浙江省报告狂犬病病例 3 例，较 2022 增加 2 例。报告狂犬病暴露就诊者 912111 例，较 2022 年上升 14.68%。报告一犬伤多人事件 29 起，较 2022 年上升 52.63%。

7. 布鲁氏菌病

2023 年浙江省报告布鲁氏菌病病例 195 例，较 2022 年（200 例）减少 5 例，无死亡病例报告，报告发病率为 0.30/10 万。

8. 霍乱

2023 年浙江省报告霍乱病例 1 例，无死亡病例报告，无带菌者。重点人群监测未发现病人和带菌者。全省外环境共检出 4 份标本阳性，其中 2 份为 O139 群阳性，2 份为 O1 群稻叶型阳性,以上标本 CTX 毒力基因均为阴性。

9. 鼠疫

2023 年浙江省无人间和动物间鼠疫疫情报告。全省室内平均鼠密度为 4.03%（1659/41200）；室外平均鼠密度为 6.03%（2166/35900）。全省共捕获鼠形动物 12187 只,隶属 3 目 5 科 12 属 17 种。共检鼠 8458 只,其中染蚤鼠 129 只,总染蚤率为 1.53%,检获蚤 300 匹,总蚤指数为 0.04。共解剖鼠形动物取肝脾脏器进行鼠疫菌培养 12064 份,结果均为阴性；媒介培养 11 组,结果亦均为阴性。采用间接血凝试验检测动物血清 12093 份,结果均为阴性。

10. 疟疾

2023 年浙江省报告疟疾病例 118 例（其中恶性疟 105 例,间日疟 6 例,卵形疟 5 例,三日疟 2 例）,全部为境外输入病例。报告发病率为 0.20/10 万,无死亡病例报告。

三、慢性非传染性疾病

2023 年浙江省分别报告糖尿病病例、冠心病急性事件、脑卒中病例和恶性肿瘤新发病例 288353 例、36293 例、205552 例和 294378 例,报告发病率分别为 563.69/10 万、70.95/10 万、401.82/10 万和 575.46/10 万。其中男性报告发病率分别为 582.54/10 万、97.92/10 万、466.75/10 万和 583.37/10 万,女性报告发病率分别为 544.78/10 万、43.91/10 万、336.72/10 万和 567.54/10 万。全省前 5 位恶性肿瘤依次为肺癌、甲状腺癌、结直肠癌、乳腺癌和胃癌。男性恶性肿瘤发病第 1 位为肺癌,其次为结直肠癌、前列腺癌、胃癌、甲状腺癌。女性恶性肿瘤发病第 1 位为甲状腺癌,其次为肺癌、乳腺癌、结直肠癌、胃癌。

四、伤害

2023 年浙江省 13 个监测点 40 家哨点医院共报告伤害病例 183113 例，其中男性 106909 例，女性 54462 例，男女性别比为 1.96 ∶ 1。伤害类型前 5 位分别为跌伤 / 坠落伤（32.46%）、钝器伤（15.93%）、交通伤（13.96%）、锐器伤（13.10%）和动物伤（12.91%），占伤害总病例数的 88.36%。0 ～ 14 岁以跌伤 / 坠落伤（43.33%）为主，其次为动物伤（21.76%）；15 ～ 34 岁以跌伤 / 坠落伤（24.45%）、钝器伤（17.84%）为主；35 ～ 59 岁以跌伤 / 坠落伤、钝器伤为主，分别占 25.43% 和 19.95%；60 岁及以上老年人以跌伤 / 坠落伤（44.81%）为主，其次为交通伤（15.28%）。伤害发生地点以家为主，占 41.25%。受伤时活动以空闲为主，占 48.94%。跌伤 / 坠落伤、交通伤的主要受伤部位是下肢，钝器伤、锐器伤、动物伤、烧烫伤的主要受伤部位是上肢，中毒的受伤部位以消化道为主，窒息 / 溺水主要受伤部位是呼吸道。90.47% 的就诊病例经处理后可回家，7.70% 病例需住院治疗。

五、地方病

（一）碘缺乏病

2023 年浙江省 90 个县（市、区）居民合格碘盐食用率为 92.51%，与 2022 年相比，上升了 2.28 个百分点，已达到国家消除碘缺乏病标准（90%）要求。浙江省孕妇尿碘中位数为 155.80 μg/L，根据 WHO/ICCIDD/UNICEF 标准（150 μg/L），孕妇碘营养适宜。全省 30 个监测县（市、区）8 ～ 10 周岁在校学生甲状腺弥漫性肿大率为 2.56%，达到国家碘缺乏病消除标准（＜ 5%）要求。5 个监测县（市、区）小学生与家庭主妇的碘缺乏病防治知识知晓率均大于 80%，达到健康教育预期目标。

（二）地方性氟中毒

2023 年浙江省现存 34 个病区县（市、区）295 个病区村均已得到改水，且运转良好。改水后进行村外环境水质检测，测得水氟含量均值为 0.18 mg/L，无水氟含量大于 1mg/L 的水样，巩固了地方性氟中毒的防治成果。在 295 个病区村中，8 ～ 12 岁儿童氟斑牙患病率为 1.99%，所有病区村氟斑牙患病率均小于 30%。6 个监测县（市、区）小学生与家庭主妇的饮水型地方性氟中毒防治知识知晓率均大于 80%，达到健康教育预期目标。

六、食源性疾病

2023 年浙江省共监测到食源性疾病病例 64119 例，高于历年，人群分布、时间分布、地区分布情况与历年基本一致。全省 11 个地级市通过食源性疾病暴发监测系统报告食源性疾病事件共 257 起，发病 1264 人，住院 159 人，死亡 3 人（死于毒蘑菇），事件起数为历年最多。与 2022 年相比，事件报告数和住院人数分别增加 33.16% 和 89.29%，发病人数与 2022 年（1265 人）持平，死亡人数比 2022 年多 2 人。毒蘑菇和细菌是我省食源性疾病的主要致病因素。

七、儿童青少年健康状况

2023 年浙江省中小学生营养不良率为 8.97%，超重率和肥胖率分别为 14.43% 和 12.09%，视力低下率为 66.10%，恒牙患龋率为 26.31%，贫血率为 7.94%，总体脊柱弯曲异常率为 1.90%。学生因病缺课监测中，感冒、其他传染病和其他排前三位。从 2023 年教学环境监测结果来看，全省监测学校课桌椅符合率、黑板反射比均低于 50.0%。2023 年学校饮用水监测合格率为 96.91%。

八、居民营养与健康状况

2023 年浙江省居民营养监测共监测 6 岁及以上居民 22963 人。居民膳食中水果、奶类摄入不足情况较严重。蔬菜、大豆及坚果摄入量偏低。奶类消费量仅占推荐摄入量的 1/5 左右，谷薯杂豆类及蛋类摄入合理。居民畜禽肉类摄入量超出推荐摄入量的 1 倍，食用油摄入量偏高（略超过推荐摄入量），食盐摄入量偏高。有 82.90% 的居民存在膳食脂肪摄入过量风险，89.04% 的居民存在膳食钙摄入不足风险，88.73% 的居民存在膳食钠摄入过量风险。浙江省居民营养相关疾病中应重点关注的问题为：老年及成年女性贫血、成人及儿童超重肥胖、老年女性中心性肥胖、各年龄组人群维生素 D 缺乏与不足（尤其是女性儿童）。6 ～ 17 岁儿童和青少年超重患病率为 14.24%，肥胖患病率为 12.45%。成人超重患病率为 33.53%，肥胖患病率为 9.68%。成人中心性肥胖率为 32.16%，其中老年女性中心性肥胖率很高，为 43.52%。监测人群贫血率为 10.76%，其中女性为 12.94%，老年人为 14.32%。监测人群维生素 D 缺乏率为 7.73%，不足率为 33.35%。儿童和青少年维生素 D 缺乏率为 10.97%，不足率为 43.13%。

九、公共卫生服务

（一）疫苗接种

2023 年浙江省年免疫规划疫苗报告接种率继续维持在较高水平，单苗报告接种率均在 99% 以上，乙肝疫苗首针及时率为 98.07%。

（二）居民健康档案

2023 年浙江省基本公共卫生服务项目监测数据显示，居民电子健康档案建档率、规范化建档率、动态使用率均较上年有不同程度的提高。

（三）重点人群管理

1. 老年人、儿童及孕产妇健康管理

2023 年浙江省早孕建册数和活产数继续下降，孕产妇和 0 ～ 6 岁儿童健康管理指标完成情况保持稳定。老年人建档数、体检数和接受中医药健康管理服务比例持续上升。

2. 慢性病患者及高危人群健康管理

2023 年浙江省报告社区高血压患者 632.44 万人，发现率为 9.83%，健康管理率为 39.73%，规范管理率为 72.47%，血压控制率为 73.78%；报告社区糖尿病患者 201.08 万人，发现率为 3.12%，健康管理率为 44.62%，规范管理率为 72.16%，空腹血糖控制率为 61.06%。2023 年浙江省社区高血压高危人群登记数 181.78 万人，发现率为 2.82%，健康管理率为 3.30%，重点管理人群比例为 71.06%，规范管理率为 68.61%；社区糖尿病高危人群登记数 165.25 万人，发现率为 2.57%，健康管理率为 3.54%，重点管理人群比例为 75.90%，规范管理率为 68.42%。

（四）健康宣传

2023 年浙江省健康传播工作举办的健康讲座和宣传活动场次增加，制作的健康材料种类丰富，同时更新省级科普资源库供基层使用，使更多的群众受益。

（五）烟草控制

2023 年浙江省继续强化控烟政策措施落实，巩固无烟环境建设成果，广泛开展控烟健康教育。2023 年全省 15 ～ 69 岁居民现在吸烟率为 19.10%，较 2022 年（19.12%）下降 0.02 个百分点，连续三年实现《健康浙江 2030 行动纲要》中提出的 "＜ 20%" 控烟目标。2023 年浙江省工作场所与公共场所控烟暗访调查综合评估得分为 81.23 分，较 2022 年（82.44 分）下降 1.21 分，全社会无烟环境建设成效良好。

> > > > >

十、健康素养

（一）居民健康素养

2023 年浙江省居民具备健康素养的总体水平为 41.54%，比 2022 年（38.36%）提高 3.18 个百分点，提高幅度为 8.29%；具备基本知识和理念、健康生活方式与行为、基本技能素养的比例分别为 53.65%、42.00% 和 35.48%；具备六类健康问题素养的比例由高到低分别为安全与急救素养 71.57%、科学健康观素养 65.72%、健康信息素养 50.05%、慢性病防治素养 44.53%、基本医疗素养 34.57% 和传染病防治素养 32.85%。

（二）中医药健康文化素养

2023 年浙江省中医药健康文化知识普及率为 94.97%，阅读率为 90.82%，信任率为 92.59%，行动率为 61.76%。2023 年浙江省中医药健康文化素养水平为 30.52%，比 2022 年（27.26%）提高了 3.26 个百分点，提高幅度为 11.96%。中医药基本理念、中医药健康生活方式、中医药公众适宜方法、中医药文化常识、中医药信息理解能力五方面素养水平分别为 50.39%、50.24%、6.27%、58.03%、64.64%。

十一、健康环境状况

（一）空气质量

2023 年浙江省 8 个监测点空气中可吸入颗粒物（PM_{10}）年平均浓度值为 48.60 $\mu g/m^3$，细颗粒物（$PM_{2.5}$）年平均浓度值为 27.38 $\mu g/m^3$，二氧化硫（SO_2）年平均浓度值为 6.01 $\mu g/m^3$，二氧化氮（NO_2）年平均浓度值为 26.64 $\mu g/m^3$，一氧化碳（CO）年平均浓度值为 0.56 mg/m^3，臭氧（O_3）日最大 8 小时滑动平均浓度值为 96.10 $\mu g/m^3$，均达到国家标准。

（二）饮用水

2023 年浙江省水质卫生监测到的城市供水水质达标率为 99.98%，农村集中式供水水质达标率为 98.78%。从达标饮水人口覆盖率来看，城市为 100.00%，农村为 99.57%。全年城市末梢水水质达标率为 100.00%，二次供水水质达标率为 99.94%。

（三）食品污染物

2023 年浙江省食品安全形势总体稳定向好，但依然存在一些食品安全风险隐患，如部分食品中兽药残留、禁用药物、农药残留等含量超标，添加剂超范围添加，检出食源性致病菌等。核电站对周围环境的放射性污染物排放未提升生物链中放射性核素的水平，其通过饮食致人群剂量不构成健康风险，居民可放心食用。

（四）公共场所卫生

2023 年浙江省对 8 类 205 家公共场所卫生开展监测。8 类场所共计完成 6747 项次样本检测。噪声在室内空气物理因素（温度、湿度、风速、噪声）中合格率最低，健身房和游泳馆的噪声合格率低至 19.23% 和 19.18%。场所室内空气 $PM_{2.5}$ 的样品合格率偏低，合格率较低的场所包括候车室（35.71%）、美容店（53.33%）和健身房（53.85%）。化学因素如氨、甲醛、苯、甲苯和二甲苯的样品合格率则较高，均在 90% 以上。

（五）病媒生物密度

1. 生态学

蚊：2023 年浙江省平均蚊密度为 22.61 只 /（灯·夜），优势蚊种为致倦 / 淡色库蚊，其次为三带喙库蚊。7 月为蚊密度高峰。不同生境中，牲畜棚 / 养殖场蚊密度最高。

蝇：2023 年浙江省平均蝇密度为 2.96 只 / 笼，优势蝇种为麻蝇，其次为丝光绿蝇、家蝇和厩腐蝇。7 月为蝇密度高峰。不同生境中，农贸市场蝇密度最高。

蜚蠊：2023 年浙江省平均蜚蠊密度为 0.36 只 / 张，优势蜚蠊种为德国小蠊。全年均有蜚蠊活动，11 月为蜚蠊密度高峰。不同生境中，农贸市场蜚蠊密度最高。

鼠：2023 年浙江省平均鼠密度为 0.53%，优势鼠种为褐家鼠。全年均有鼠类活动，

5 月和 9 月为鼠密度高峰。不同生境中，农村居民区鼠密度最高。

蜱：2023 年浙江省平均游离蜱密度为 0.12 只 /（布旗·100m），优势蜱种为长角血蜱。5 月为游离蜱密度高峰。不同生境中，农村外环境游离蜱密度最高。

2. 抗药性

蚊：2023 年浙江省 11 个地级市白纹伊蚊成蚊对 3 种拟除虫菊酯类杀虫剂和马拉硫磷产生了不同程度的抗性，对残杀威表现为敏感或可疑抗性。

蝇：2023 年浙江省 3 个地级市的家蝇对检测的 4 种拟除虫菊酯类杀虫剂均产生了不同程度的抗性。在有机磷类和氨基甲酸酯类杀虫剂中，除了杭州市家蝇对敌敌畏敏感外，其余地级市家蝇对检测的杀虫剂都产生了不同程度的抗性。

（六）消毒质量

2023 年浙江省监测各级各类医疗机构 475 家，覆盖全省各县（市、区），完成监测样本 11956 份，合格率为 95.00%。2023 年浙江省监测托幼机构 482 家，监测养老机构 132 家，覆盖 11 个地级市。托幼机构完成监测样本 9349 份，合格率为 93.89%；养老机构完成监测样本 1876 份，合格率为 85.71%。

（七）职业危害

2023 年浙江省报告各类新发职业病 863 例，其中职业性尘肺病 650 例，其他职业病（不含尘肺病）213 例。职业性尘肺病以矽肺为主，主要分布于公共管理、社会保障和社会组织、制造业和采矿业等行业。其他职业病（不含尘肺病）以职业性耳鼻喉口腔疾病、物理因素所致职业病和职业性化学中毒为主，主要分布于制造业和建筑业。全省检出疑似职业病 942 例，疑似职业病病种主要为疑似职业性耳鼻喉口腔疾病和疑似职业性尘肺病。2023 年全省报告农药中毒病例 3765 例，以非生产性中毒为主。

2023 年浙江省出具职业健康检查报告 2171798 人次，报告职业健康检查个案卡 2156147 条，职业健康检查个案卡报告率为 99.3%。全省职业接触人数最多的职业病危害因素为噪声，接触人群以男性为主，主要分布在中小型、内资、制造业企业。全省共完成 13531 名接触苯、铅、粉尘和噪声的劳动者职业病主动监测。17 家尘肺病哨点筛查医院共筛查 464143 名呼吸系统门诊就诊患者，其中 213 名患者影像学检查结果显示尘肺样改变。全省 2006～2022 年共报告职业病患者 8965 人，与 2022 年死因库匹配人数为 140 人，其中 120 人为尘肺病患者。2022 年底全省存活的职业性尘肺病患者 11797 例，2023 年共随访 11457 例，其中 620 例患者已死亡。

2023 年浙江省 11 个地级市 90 个县市区均开展了工作场所职业病危害因素监测，监测工作区县覆盖率为 100%。全省完成对 3244 家企业的工作场所职业病危害因素监测，监测完成率为 120.15%，其中重点行业企业 3229 家，占监测企业总数 99.54%。从主要危害因素来看，超标率最高的 3 种危害因素分别为噪声（岗位超标率为 31.02%）、矽尘（呼尘）（岗位超标率为 34.81%）和水泥粉尘（呼尘）（岗位超标率为 11.92%）。

2023 年浙江省针对第二、第三产业的 9 个行业开展职业健康素养调查，共收集有效问卷 8640 份，其中第二产业 3840 份，第三产业 4800 份，任务完成率为 120%。结果显示，第二产业、第三产业劳动者职业健康素养水平分别为 41.6% 和 42.6%

（八）放射危害

2023 年浙江省开展放射性危害因素监测和职业性放射性疾病监测，调查省内放射诊疗机构的放射防护情况、放射工作人员的职业健康状况、受检者剂量和公众的受照剂量等，调查非医疗放射工作单位的辖区分布情况、放射性危害因素种类、放射防护情况、放射工作人员职业健康状况与现场监测情况等。根据监测结果分析，2023 年浙江省医疗机构医用辐射和非医疗放射工作单位放射危害因素控制状况良好，近 5 年职业性放射性疾病诊断与鉴定例数为 0。

在秦山核电站、三门核电站、苍南核电站（在建）周围及对照点（杭州市、舟山市）开展了环境媒介物、食品和饮用水的放射水平监测。结果显示，我省环境本底放射性、食品和饮用水放射性基本处于本底水平。我省近海区域居民日常食用的鱼、虾、贝、蟹、藻等 5 类海产品放射性均处于本底水平，摄食所致年有效剂量值低于国内外标准限值，剂量负担轻微，处于安全水平。

第一章

人口基本情况

第一节　常住人口

一、人口数量

2023 年浙江省常住人口为 6577.08 万人，比 2022 年增加 37.08 万人，增长率为 0.57%。

二、人口构成

2023 年浙江省常住人口中，男性 3436.05 万人（52.24%），女性 3141.03 万人（47.76%）。＜ 15 岁、15 ～ 64 岁、≥ 65 岁人口分别为 879.22 万人、4749.57 万人、948.29 万人，分别占总人口数的 13.37%、72.21%、14.42%，详见表 1.1.1。

表1.1.1　2023年浙江省常住人口分布情况

年龄	男性		女性		合计	
	人数 / 人	占比 /%	人数 / 人	占比 /%	人数 / 人	占比 /%
0 ～ 4 岁	1352192	2.06	1219554	1.85	2571746	3.91
5 ～ 9 岁	1759592	2.68	1555678	2.37	3315270	5.04
10 ～ 14 岁	1561927	2.37	1343298	2.04	2905225	4.42
15 ～ 19 岁	1480415	2.25	1277691	1.94	2758106	4.19
20 ～ 24 岁	1777095	2.70	1459070	2.22	3236165	4.92
25 ～ 29 岁	2506408	3.81	2076662	3.16	4583070	6.97
30 ～ 34 岁	3114015	4.73	2668140	4.06	5782155	8.79
35 ～ 39 岁	2918386	4.44	2594129	3.94	5512515	8.38
40 ～ 44 岁	2677817	4.07	2418868	3.68	5096685	7.75
45 ～ 49 岁	2789628	4.24	2589054	3.94	5378682	8.18
50 ～ 54 岁	3163365	4.81	2944579	4.48	6107944	9.29

续表

年龄	男性		女性		合计	
	人数 / 人	占比 /%	人数 / 人	占比 /%	人数 / 人	占比 /%
55 ～ 59 岁	2912066	4.43	2716898	4.13	5628964	8.56
60 ～ 64 岁	1749133	2.66	1662246	2.53	3411379	5.19
65 ～ 69 岁	1804899	2.74	1797480	2.73	3602379	5.48
70 ～ 74 岁	1287012	1.96	1339244	2.04	2626256	3.99
75 ～ 79 岁	755707	1.15	810304	1.23	1566011	2.38
80 ～ 84 岁	405301	0.62	457992	0.70	863293	1.31
85 岁及以上	345544	0.53	479457	0.73	825001	1.25
合计	34360502	52.24	31410344	47.76	65770846	100.00

三、抚养比

2023 年浙江省总抚养比为 38.48%，比 2022 年增长 2.42%。其中，少儿抚养比为 18.51%，比 2022 年减少 0.86%；老年抚养比为 19.97%，比 2022 年增长 5.66%。

第二节　户籍人口

一、人口数量

2023 年浙江省户籍人口为 5115.49 万人，其中男性 2561.15 万人（50.07%），女性 2554.33 万人（49.93%）。15 岁以下、15 ～ 60 岁和 60 岁以上人口分别为 707.44 万人、3107.60 万人和 1300.44 万人，分别占总人口数的 13.83%、60.75% 和 25.42%，详见表 1.2.1。

表1.2.1 2023年浙江省户籍人口分布情况

年龄	城市		农村		合计	
	人数 / 万人	占比 /%	人数 / 万人	占比 /%	人数 / 万人	占比 /%
0～14 岁	311.93	14.77	395.51	13.17	707.44	13.83
15～60 岁	1254.61	59.42	1852.99	61.68	3107.60	60.75
60 岁以上	544.90	25.81	755.54	25.15	1300.44	25.42
合计	2111.44	100.00	3004.04	100.00	5115.49	100.00

二、出生情况

2023 年浙江省监测户籍人口共出生 303587 人，其中男婴 158716 人，女婴 144871 人。男女出生人口性别比为 1.10 ： 1。

2023 年浙江省户籍人口出生率为 5.93‰，其中城市户籍人口出生率为 6.52‰，农村户籍人口出生率为 5.52‰。

三、死亡情况

（一）全人群死亡情况

1. 总体情况

2023 年浙江省居民粗死亡率为 738.95/10 万，标化死亡率为 421.95/10 万。其中，城市居民粗死亡率为 704.27/10 万，标化死亡率为 392.75/10 万；农村居民粗死亡率为 763.32/10 万，标化死亡率为 442.89/10 万。

2. 死因构成

2023 年浙江省居民死亡原因排前 5 位的依次为恶性肿瘤、脑血管疾病、呼吸系统疾病、心脏病和伤害，因此死亡人数占总死亡人数的 83.69%。城市、农村居民前 5 位死亡原因与全省相同，但城市居民第 2 位死亡原因为呼吸系统疾病，因这 5 种疾病死亡人数分别占总死亡人数的 83.46% 和 83.84%。这 5 种原因导致的农村居民死亡率高于城市居民，详见表 1.2.2。

表1.2.2　2023年浙江省居民前5位死亡原因

顺位	浙江省				城市				农村			
	死亡原因	粗死亡率/（1/10万）	标化死亡率/（1/10万）	构成比/%	死亡原因	粗死亡率/（1/10万）	标化死亡率/（1/10万）	构成比/%	死亡原因	粗死亡率/（1/10万）	标化死亡率/（1/10万）	构成比/%
1	恶性肿瘤	187.21	105.97	25.33	恶性肿瘤	179.20	100.27	25.45	恶性肿瘤	192.84	110.00	25.26
2	脑血管疾病	127.97	71.12	17.32	呼吸系统疾病	127.66	68.55	18.13	脑血管疾病	135.63	76.65	17.77
3	呼吸系统疾病	127.76	70.70	17.29	脑血管疾病	117.06	63.46	16.62	呼吸系统疾病	127.82	72.22	16.75
4	心脏病	105.37	59.61	14.26	心脏病	101.38	55.65	14.40	心脏病	108.18	62.50	14.17
5	伤害	70.12	43.84	9.49	伤害	62.50	38.35	8.87	伤害	75.48	47.83	9.89

3. 人群分布

5 ～ 14 岁居民粗死亡率最低，城市和农村分别为 9.33/10 万、11.85/10 万；85 岁及以上居民粗死亡率最高，城市和农村分别为 15577.90/10 万、16310.34/10 万，详见图 1.2.1。

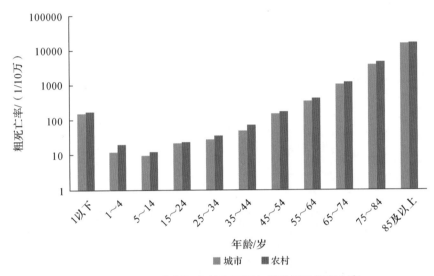

图 1.2.1   2023 年浙江省城乡不同年龄段居民粗死亡率

2023 年浙江省男性居民粗死亡率为 842.11/10 万，标化死亡率为 517.49/10 万；女性居民粗死亡率为 635.50/10 万，标化死亡率为 333.67/10 万。男性居民粗死亡率高于女性，详见图 1.2.2。

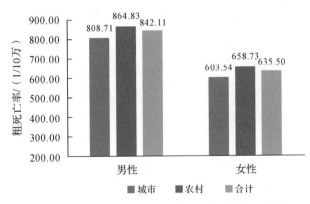

图 1.2.2   2023 年浙江省男性、女性居民粗死亡率

4. 时间分布

2023 年浙江省居民粗死亡率较 2022 年上升 2.30%，较 2013 年上升 16.18%。2013～2021 年浙江省居民粗死亡率总体比较稳定，2022 年、2023 年上升幅度较大，农村居民粗死亡率高于城市居民，见图 1.2.3。

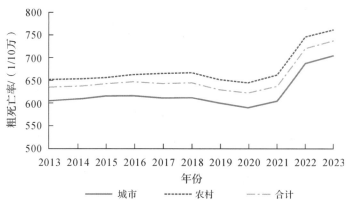

图 1.2.3　2013～2023 年浙江省居民粗死亡率

（二）婴儿及5岁以下儿童死亡情况

2023 年浙江省报告婴儿死亡率为 1.49‰，其中城市为 1.47‰，农村为 1.49‰；2023 年浙江省报告 5 岁以下儿童死亡率为 2.34‰，其中城市为 2.11‰，农村为 2.53‰。

（三）死亡原因分析

1. 恶性肿瘤

2023 年浙江省居民恶性肿瘤粗死亡率为 187.21/10 万，标化死亡率为 105.97/10 万，较 2022 年下降 2.69%，较 2013 年下降 0.89%，见图 1.2.4。其中，城市居民恶性肿瘤粗死亡率为 179.20/10 万，标化死亡率为 1070.27/10 万；农村居民恶性肿瘤粗死亡率为 192.84/10 万，标化死亡率为 110.00/10 万。

2023 年浙江省男性居民恶性肿瘤粗死亡率为 247.06/10 万，标化死亡率为 144.03/10 万；女性居民恶性肿瘤粗死亡率为 127.20/10 万，标化死亡率为 70.87/10 万。男性居民恶性肿瘤粗死亡率高于女性，详见图 1.2.5。

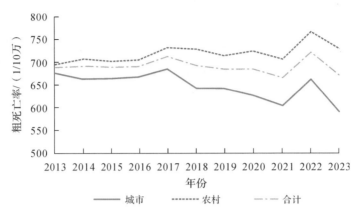

图 1.2.4　2013～2023 年浙江省居民恶性肿瘤粗死亡率

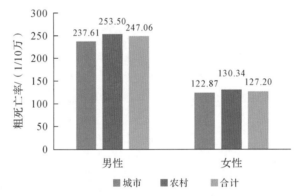

图 1.2.5　2023 年浙江省男性、女性居民恶性肿瘤粗死亡率

2023 年浙江省居民死亡人数排前 5 位的恶性肿瘤分别为肺癌、肝癌、大肠癌、胃癌、胰腺癌，因此死亡人数占恶性肿瘤死亡人数的 66.66%，城市、农村居民前 5 位恶性肿瘤与全省相同，但城市居民第 2 位恶性肿瘤为大肠癌，城市、农村居民因这 5 种恶性肿瘤死亡人数分别占恶性肿瘤死亡人数的 65.96% 和 67.12%，详见表 1.2.3。

表1.2.3　2023年浙江省居民死亡人数排名前5位的恶性肿瘤

顺位	浙江省			城市			农村		
	疾病名称	粗死亡率/（1/10万）	构成比/%	疾病名称	粗死亡率/（1/10万）	构成比/%	疾病名称	粗死亡率/（1/10万）	构成比/%
1	肺癌	52.09	27.82	肺癌	47.45	26.48	肺癌	55.35	28.70
2	肝癌	21.60	11.54	大肠癌	20.88	11.65	肝癌	23.50	12.19
3	大肠癌	20.69	11.05	肝癌	18.88	10.54	大肠癌	20.55	10.66
4	胃癌	19.16	10.23	胃癌	18.09	10.10	胃癌	19.91	10.32
5	胰腺癌	11.26	6.02	胰腺癌	12.88	7.19	胰腺癌	10.13	5.25

2. 心脏病

2023年浙江省居民心脏病粗死亡率为105.37/10万，标化死亡率为59.61/10万。其中，城市居民心脏病粗死亡率为101.38/10万，标化死亡率为55.65/10万；农村居民心脏病粗死亡率为108.18/10万，标化死亡率为62.50/10万。

2023年浙江省男性居民心脏病粗死亡率为105.12/10万，标化死亡率为66.20/10万；女性居民心脏病粗死亡率为105.62/10万，标化死亡率为53.05/10万，见图1.2.6。

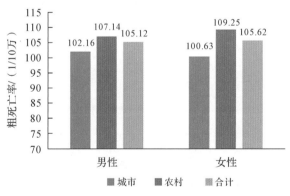

图 1.2.6　2023 年浙江省男性、女性居民心脏病粗死亡率

2023年浙江省居民心脏病粗死亡率较2022年下降6.55%，较2013年上升36.83%，整体呈升高趋势，见图1.2.7。

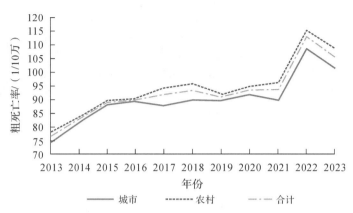

图 1.2.7　2013 ～ 2023 年浙江省居民心脏病粗死亡率

3. 脑血管疾病

2023 年浙江省居民脑血管疾病粗死亡率为 127.97/10 万, 标化死亡率为 71.12/10 万, 较 2022 年下降 5.03%, 较 2013 年上升 10.91%, 见图 1.2.8。其中, 城市居民脑血管疾病粗死亡率为 117.06/10 万, 标化死亡率为 63.46/10 万; 农村居民脑血管疾病粗死亡率为 135.63/10 万, 标化死亡率为 76.65/10 万。

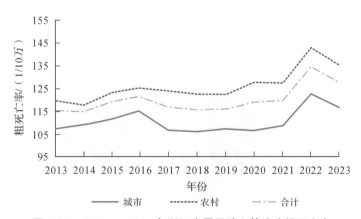

图 1.2.8　2013 ～ 2023 年浙江省居民脑血管疾病粗死亡率

2023 年浙江省男性居民脑血管疾病粗死亡率为 137.16/10 万, 标化死亡率为 82.91/10 万; 女性居民脑血管疾病粗死亡率为 118.75/10 万, 标化死亡率为 60.33/10 万。男性居民脑血管疾病粗死亡率高于女性, 详见图 1.2.9。

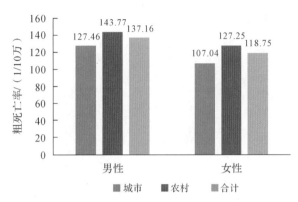

图 1.2.9　2023 年浙江省男性、女性居民脑血管疾病粗死亡率

4. 呼吸系统疾病

2023 年浙江省居民呼吸系统疾病粗死亡率为 127.76/10 万，标化死亡率为 70.70/10 万，较 2022 年上升 61.06%，较 2013 年上升 36.96%，见图 1.2.10。其中，城市居民呼吸系统疾病粗死亡率为 127.66/10 万，标化死亡率为 68.55/10 万；农村居民呼吸系统疾病粗死亡率为 127.82/10 万，标化死亡率为 72.22/10 万。

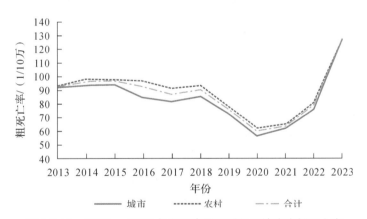

图 1.2.10　2013 ～ 2023 年浙江省居民呼吸系统疾病粗死亡率

2023 年浙江省男性居民呼吸系统疾病粗死亡率为 158.45/10 万，标化死亡率为 96.76/10 万；女性居民呼吸系统疾病粗死亡率为 96.98/10 万，标化死亡率为 48.73/10 万。男性居民呼吸系统疾病粗死亡率高于女性，详见图 1.2.11。

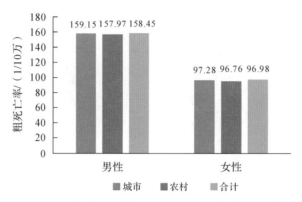

图 1.2.11　2023 年浙江省男性、女性居民呼吸系统疾病粗死亡率

5. 伤害

2023 年浙江省居民伤害粗死亡率为 70.12/10 万，标化死亡率为 43.84/10 万，较 2022 年下降 5.98%，较 2013 年上升 15.27%，见图 1.2.12。其中，城市居民伤害粗死亡率为 62.50/10 万，标化死亡率为 38.35/10 万；农村居民伤害粗死亡率为 75.48/10 万，标化死亡率为 47.83/10 万。

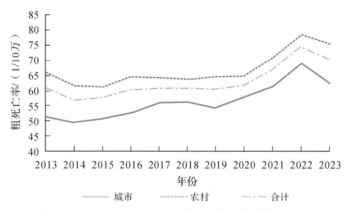

图 1.2.12　2013 ～ 2023 年浙江省居民伤害粗死亡率

2023 年浙江省居民死亡人数排前 4 位的伤害依次为意外跌落、机动车交通事故、自杀和淹死，因此死亡人数占伤害死亡人数的 71.36%，城市、农村居民前 4 位伤害与全省相同，因此死亡人数占城市和农村居民伤害死亡人数的 70.78% 和 71.70%，详见表 1.2.4。

表1.2.4　2023年浙江省居民伤害报告死亡人数、死亡率

伤害类型	浙江省		城市		农村	
	死亡人数/人	死亡率/%	死亡人数/人	死亡率/%	死亡人数/人	死亡率/%
机动车辆交通事故	5296	10.35	1846	8.74	3450	11.48
机动车以外的运输事故	20	0.04	3	0.01	17	0.06
意外中毒	539	1.05	180	0.85	359	1.20
意外跌落	15918	31.12	5851	27.71	10067	33.51
火灾	124	0.24	55	0.26	69	0.23
淹死	1906	3.73	689	3.26	1217	4.05
意外的机械性窒息	69	0.13	15	0.07	54	0.18
砸死	179	0.35	48	0.23	131	0.44
触电	117	0.23	34	0.16	83	0.28
自杀	2478	4.84	954	4.52	1524	5.07
被杀	129	0.25	44	0.21	85	0.28
合计	35870	70.12	13196	62.50	22674	75.48

2023年浙江省男性居民伤害粗死亡率为71.56/10万，标化死亡率为48.95/10万；女性居民伤害粗死亡率为68.68/10万，标化死亡率为38.03/10万，见图1.2.13。

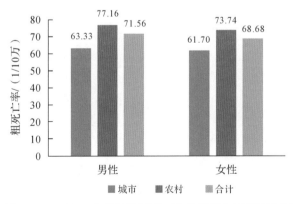

图 1.2.13　2023 年浙江省男性、女性居民伤害粗死亡率

四、人口自然增长率

2023 年浙江省户籍人口自然增长率为 –1.45‰，继续出现负增长。

第二章

传染病

第一节　总体情况

除新型冠状病毒感染外，2023 年浙江省传染病报告管理系统报告甲、乙、丙类传染病 29 种（其中甲类 1 种，乙类 20 种，丙类 8 种），发病 2676980 例（其中甲类 1 例，乙类 84636 例，丙类 2592343 例），死亡 425 例（其中乙类 422 例，丙类 3 例）。报告发病率为 4070.16/10 万（标化发病率为 4915.79/10 万），比 2022 年上升 2.86 倍；报告死亡率为 0.65/10 万（标化死亡率为 0.51/10 万），比 2022 年上升 16.10%。

其中，甲、乙类传染病报告发病率为 128.68/10 万（标化发病率为 123.77/10 万），比 2022 年下降 3.00%，报告死亡率为 0.64/10 万（标化死亡率为 0.50/10 万），比 2022 年上升 15.29%；丙类传染病报告发病率为 3941.48/10 万（标化发病率为 4792.02/10 万），比 2022 年上升 3.28 倍；报告死亡率为 0.0046/10 万（标化发病率为 0.0056/10 万），2022 年无死亡病例报告。

一、发病顺位

除新型冠状病毒感染外，2023 年浙江省报告发病数居前 10 位的病种依次为流行性感冒、手足口病、其他感染性腹泻病、肺结核、梅毒、病毒性肝炎、淋病、流行性腮腺炎、艾滋病、百日咳，前 10 位病种报告发病数占总报告发病数的 99.86%，其中前 5 位病种报告发病数占总报告发病数的 98.36%，详见表 2.1.1。男性报告发病数居前 10 位的病种依次为流行性感冒、手足口病、其他感染性腹泻病、肺结核、病毒性肝炎、梅毒、淋病、流行性腮腺炎、艾滋病、百日咳，女性报告发病数居前 10 位的病种依次为流行性感冒、手足口病、其他感染性腹泻病、梅毒、病毒性肝炎、肺结核、淋病、流行性腮腺炎、百日咳、猩红热，见表 2.1.2。

＞＞＞＞＞

表2.1.1　2023年浙江省法定传染病报告发病数居前10位的病种

顺位	病种	发病数／例	发病率／（1/10万）	标化发病率／（1/10万）
1	流行性感冒	2342610	3561.78	4303.52
2	手足口病	147915	224.89	304.40
3	其他感染性腹泻病	97885	148.83	177.10
4	肺结核	22594	34.35	29.96
5	梅毒	21953	33.38	32.69
6	病毒性肝炎	21401	32.54	28.72
7	淋病	12641	19.22	22.40
8	流行性腮腺炎	3121	4.75	5.61
9	艾滋病	1578	2.40	2.23
10	百日咳	1536	2.34	2.88

表2.1.2　2023年浙江省法定传染病男性、女性报告发病数居前10位的病种

顺位	男 性				女 性			
	病种	发病数／例	发病率／（1/10万）	标化发病率／（1/10万）	病种	发病数／例	发病率／（1/10万）	标化发病率／（1/10万）
1	流行性感冒	1226041	3568.17	4261.01	流行性感冒	1116569	3554.78	4358.40
2	手足口病	88881	258.67	346.05	手足口病	59034	187.94	257.94
3	其他感染性腹泻病	53164	154.72	186.50	其他感染性腹泻病	44721	142.38	166.69
4	肺结核	15544	45.24	38.78	梅毒	9955	31.69	32.77
5	病毒性肝炎	13661	39.76	35.12	病毒性肝炎	7740	24.64	21.86
6	梅毒	11998	34.92	32.86	肺结核	7050	22.44	21.02
7	淋病	9923	28.88	33.03	淋病	2718	8.65	10.04
8	流行性腮腺炎	1841	5.36	6.30	流行性腮腺炎	1280	4.08	4.83
9	艾滋病	1306	3.80	3.57	百日咳	744	2.37	2.95
10	百日咳	792	2.31	2.82	猩红热	420	1.34	1.56

二、地区分布

浙江省 11 个地级市甲、乙类传染病报告发病率有所差异，其中报告发病率居前 5 位的依次为舟山市（158.48/10 万）、丽水市（157.57/10 万）、衢州市（153.83/10 万）、宁波市（143.85/10 万）和杭州市（138.29/10 万），见图 2.1.1。

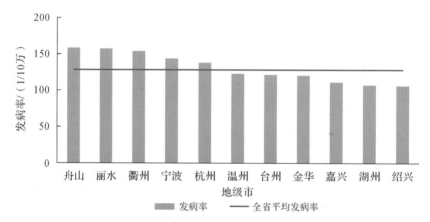

图 2.1.1　2023 年浙江省各地级市甲、乙类传染病报告发病情况

浙江省 11 个地级市均有丙类传染病报告，但报告发病率差别较大，居前 5 位的依次为杭州市（6833.46/10 万）、舟山市（4714.18/10 万）、宁波市（4452.60/10 万）、金华市（3512.93/10 万）和温州市（3336.10/10 万），见图 2.1.2。

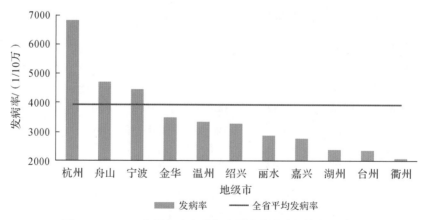

图 2.1.2　2023 年浙江省各地级市丙类传染病报告发病情况

> > > > >

第二节 重大传染病

一、艾滋病

2023 年浙江省新诊断 HIV 感染者 /AIDS 病例 4225 例（其中 HIV 感染者 2794 例，艾滋病病例 1431 例），较 2022 年下降 1.26%，其中男性 3474 例（占 82.22%），女性 751 例（占 17.78%）。新诊断 HIV 感染者 /AIDS 病例中经性途径传播的占 97.37%（异性性接触 2447 例，占 57.92%；男男同性性接触 1667 例，占 39.46%），注射吸毒感染 3 例（占 0.07%），母婴传播 2 例（占 0.05%），其他 / 不详 106 例（占 2.51%）。

浙江省经诊断发现并知晓自身感染状况的 HIV 感染者和艾滋病患者的比例为 86.78%（95% 可信区间：79.49% ～ 94.71%），报告现存活 HIV/AIDS 病例中接受抗病毒治疗的比例为 95.86%，抗病毒治疗一年及以上的病例中病毒抑制比例为 95.00%（病毒载量小于 50 拷贝 / 毫升）。

（一）新诊断HIV感染者/AIDS病例

1. 时间分布

2023 年浙江省新诊断病例数较 2022 年下降 1.26%，如图 2.2.1 所示。

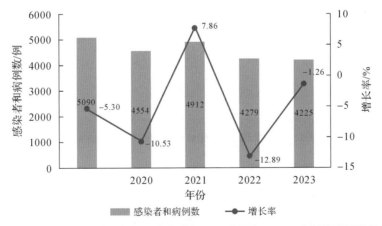

图 2.2.1　2019 ～ 2023 年浙江省新诊断 HIV 感染者 /AIDS 病例数及增长情况

2. 地区分布

2023 年杭州市、宁波市、温州市和金华市新报告病例数居全省前列，共报告 2814 例，占新报告病例总数的 66.60%。与 2022 年相比，杭州市、宁波市、湖州市、金华市、衢州市、丽水市新报告病例数有不同程度的上升，其他地级市有不同程度的下降，见图 2.2.2。

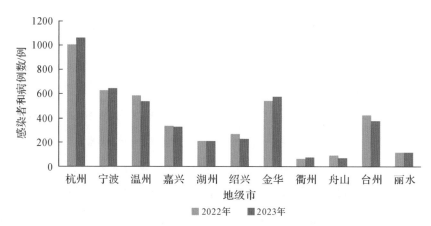

图 2.2.2　2022 和 2023 年浙江省各地级市新诊断 HIV 感染者 /AIDS 病例数

2023 年新诊断病例数居全省前 3 位的县（市、区）是上城区（291 例）、义乌市（233 例）、西湖区（214 例）。按照病例现住址所在县区统计，共有 43 个县（市、区）2023 年新诊断病例数较 2022 年有所上升。

全省报告全人群感染率为 64.59/10 万，共有 30 个县（市、区）全人群感染率超过全省平均水平，主要分布在杭州市（6 个）、宁波市（6 个）、台州市（5 个）、金华市（4 个）等，其中松阳县（165.44/10 万）、滨江区（119.20/10 万）、衢江区（115.34/10 万）、拱墅区（108.79/10 万）、西湖区（104.54/10 万）、义乌市（102.13/10 万）全人群 HIV 感染率超过 100/10 万。

3. 人群分布

2023 年浙江省新诊断 HIV 感染者 /AIDS 病例中，男性 3474 例，女性 751 例，男女性别比为 4.63∶1，男女病例数分别下降 2.96% 和上升 7.44%。青壮年仍是主要构成部分，20 ～ 49 岁人群占 60.26%。与 2022 年相比，60 岁及以上人群增加 11.32%，50 ～ 59 人群增加 1.35%，其余各年龄组人群均有不同程度的下降，见图 2.2.3。

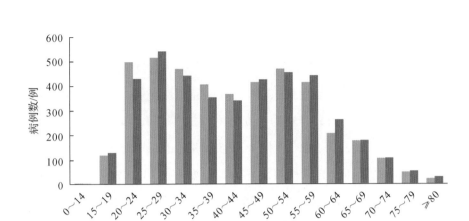

图 2.2.3 2022 和 2023 年浙江省新诊断 HIV 感染者 /AIDS 病例的年龄分布

4. 传播途径

2023 年浙江省新诊断 HIV 感染者 /AIDS 病例中，性传播为主要传播途径，共诊断 4114 例，占总数的 97.37%（异性性传播 2447 例，占 57.92%；男男同性性传播 1667 例，占 39.46%），注射吸毒传播 3 例（占 0.07%），母婴传播 2 例（占 0.05%），其他 / 不详 106 例（占 2.51%）。

2023 年新诊断 HIV 感染者 /AIDS 病例中，异性性传播病例数较 2022 年上升 0.91%，男男同性性传播病例数较 2022 年下降 5.61%，见图 2.2.4。男性病例中经异性性传播的 1717 例（占 49.42%），经男男同性性传播的 1667 例（占 47.99%）；女性病例以异性性传播为主，共 730 例（占 97.20%）。

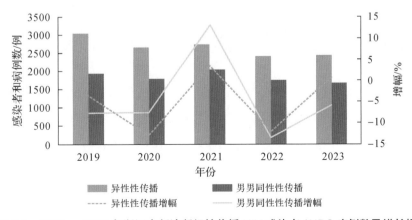

图 2.2.4 2019 ～ 2023 年浙江省新诊断经性传播 HIV 感染者 /AIDS 病例数及增长幅度

（二）新诊断病例的特征及主要危险因素分析

1. 女性病例增加，主要是有非婚异性性接触史的病例数增加。2023 年全省新诊断女性病例数 751 例，较 2022 年上升 7.44%。其中经阳性配偶、商业异性性接触和非婚非商业异性性接触感染病例数分别为 186 例（占 24.77%）、49 例（占 6.52%）和 492 例（占 65.51%），与 2022 年相比分别上升 5.08%、下降 15.52% 和上升 10.56%。结合婚姻状况，经非婚非商业异性性接触感染的已婚有配偶女性病例数（249 例，增幅 15.81%）和未婚女性病例数（65 例，增幅 30.00%）上升较为明显。从年龄分布上看，增加的经非婚非商业异性性接触感染的女性病例主要集中在 25 ～ 49 岁（210 例，增幅 11.11%）和 60 岁及以上（80 例，增幅 21.21%）人群。此外，该接触途径的外省户籍病例增加较多（295 例，增幅 26.07%）。

2. 50 岁及以上年龄组病例数维持在高位，商业异性性接触为男性病例的主要感染途径，阳性配偶和非婚非商业异性性接触为女性病例的主要感染途径。2023 年全省新诊断 50 岁及以上病例 1543 例，占总病例数的 36.52%，较 2022 年上升 5.25%，其中 50 ～ 59 岁人群增加 1.35%，60 岁及以上人群增加 11.32%。50 岁及以上男性病例中，经商业异性性接触、非婚非商业异性性接触和男男同性性接触感染病例数分别为 547 例、305 例和 219 例，分别较 2022 年持平、上升 15.97% 和下降 1.35%；50 岁及以上女性病例中，经阳性配偶、商业异性性接触和非婚非商业异性性接触感染病例数分别为 123 例、27 例和 246 例，较 2022 年分别上升 6.03%、下降 3.57% 和上升 9.82%。

二、肺结核

2023 年浙江省新登记肺结核病例 23096 例，登记率为 35.11/10 万，见附表 1。其中，病原学阳性肺结核 15911 例（占 68.89%），病原学检查阴性 5097 例（占 22.07%），结核病胸膜炎 1967 例（占 8.52%），无病原学结果 121 例（占 0.52%）。

（一）时间分布

2023年浙江省新登记肺结核病例数较2022和2021年分别上升4.48%和下降3.12%，见图2.2.5。

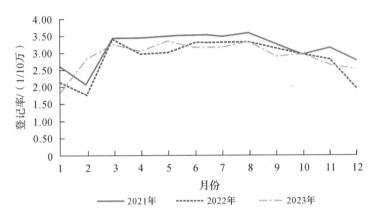

图 2.2.5　2021～2023年浙江省新登记肺结核病例登记率时间分布

（二）地区分布

2022年浙江省肺结核患者登记率排前5位的地级市依次为衢州市（70.33/10万）、金华市（41.81/10万）、丽水市（41.38/10万）、台州市（34.31/10万）、温州市（33.56/10万）。

2023年浙江省肺结核患者登记率排前5位的地级市依次为衢州市（63.36/10万）、丽水市（46.96/10万）、金华市（43.57/10万）、台州市（37.56/10万）、温州市（36.18/10万），见图2.2.6。

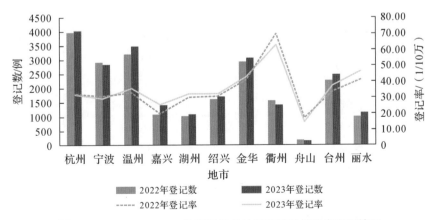

图 2.2.6　2022～2023年浙江省各地级市肺结核患者登记情况

（三）人群分布

2023 年浙江省新登记肺结核患者中，男性 15828 例（登记率为 46.06/10 万），女性 7268 例（登记率为 23.14/10 万），男女性别比为 2.18 ∶ 1。年龄分布以 25 ～ 34 岁年龄组为主，占 14.38%，见图 2.2.7。职业分布以农、牧、渔民为主，占 46.22%，见表 2.2.1。

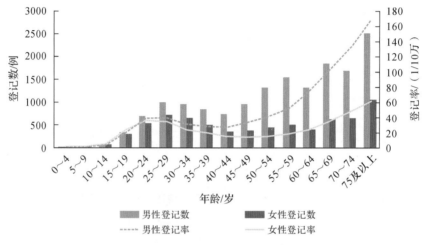

图 2.2.7　2023 年浙江省新登记肺结核患者性别和年龄分布

表2.2.1　2023年浙江省新登记肺结核患者的职业分布

职业	登记数 / 例	构成比 /%
农、牧、渔民	10676	46.22
家政、家务及待业人员	3682	15.94
工人	2121	9.18
外来务工人员	620	2.68
离退休人员	2019	8.74
餐饮及服务业人员	1902	8.24
儿童及学生	731	3.17
干部职员	447	1.94
医务人员	102	0.44
教师	84	0.36
其他	712	3.08

＞＞＞＞＞

（四）肺结核患者成功治疗率

2023 年，浙江省登记满一年的活动性肺结核病人 22112 例，诊断变更 381 例，转入耐药治疗 463 例。其中治愈 10564 例，完成疗程 9006 例，成功治疗率为 92.02%。

三、乙型肝炎

2023 年浙江省报告乙型肝炎病例 14655 例，报告发病率为 22.28/10 万（标化发病率为 19.82/10 万），较 2022 年上升 14.85%，死亡 2 例，见附表 2、附表 3。

（一）时间分布

2021 ～ 2023 年浙江省报告乙型肝炎病例数均在 10000 例以上。每月均有乙型肝炎病例报告，无明显季节性分布特征，见图 2.2.8。

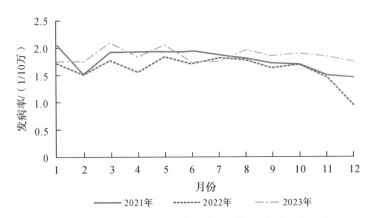

图 2.2.8　2021 ～ 2023 年浙江省乙型肝炎发病时间分布

（二）地区分布

2023 年浙江省乙型肝炎报告发病率居前 5 位的地级市依次为舟山市（68.55/10 万）、宁波市（48.78/10 万）、丽水市（44.89/10 万）、衢州市（39.17/10 万）和嘉兴市（24.61/10 万）。与 2022 年相比，有 3 个地级市（绍兴市、金华市、舟山市）乙肝报告发病率有所下降，其余地级市乙肝报告发病率较 2022 年均有所上升，见图 2.2.9。

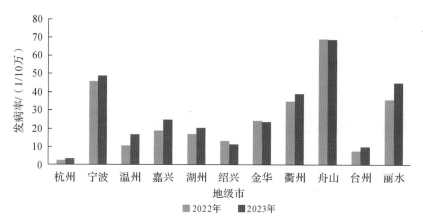

图 2.2.9　2022 和 2023 年浙江省各地级市乙型肝炎报告发病情况

（三）人群分布

2023 年浙江省报告的乙型肝炎病例中，男性 9431 例，女性 5224 例，男、女性别比为 1.81 ∶ 1。其中男性报告发病率为 27.45/10 万（标化发病率为 24.35/10 万），女性报告发病率为 16.63/10 万（标化发病率为 14.95/10 万）。

2023 年浙江省报告的乙型肝炎病例以 30 ～ 69 岁居民为主，共 12185 例，占总报告病例数的 83.15%，15 岁以下儿童报告发病 71 例，占 0.48%，见图 2.2.10。

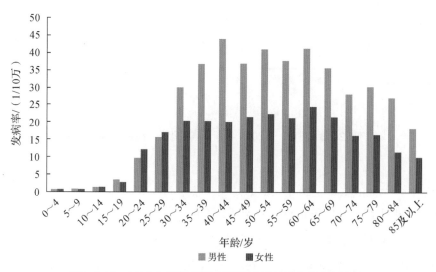

图 2.2.10　2023 年浙江省乙型肝炎病例的性别和年龄分布

第三节 常见传染病

一、病毒性肝炎

（一）甲型肝炎

2023 年浙江省报告甲型肝炎病例 525 例，无死亡病例报告，报告发病率为 0.80/10 万（标化发病率为 0.66/10 万），较 2022 年上升 25.19%，见附表 4、附表 5。

1. 时间分布

2021 ～ 2023 年浙江省每月均有甲型肝炎病例报告，无明显季节性分布特征，见图 2.3.1。

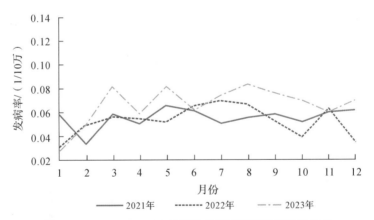

图 2.3.1 2021 ～ 2023 年浙江省甲型肝炎发病时间分布

2. 地区分布

2023 年浙江省甲型肝炎报告发病率居前 5 位的地级市依次是衢州市（1.22/10 万）、宁波市（1.08/10 万）、杭州市（1.07/10 万）、舟山市（0.94/10 万）和温州市（0.82/10 万）。与 2022 年相比，湖州市、绍兴市、金华市、台州市报告发病率有所下降，其余 7 市报告发病率较 2022 年均有所上升，见图 2.3.2。

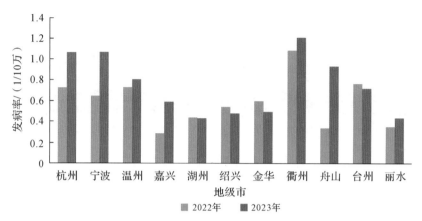

图 2.3.2　2022 和 2023 年浙江省各地级市甲型肝炎报告发病情况

3. 人群分布

2023 年浙江省报告的甲型肝炎病例中，男性 275 例，女性 250 例，男、女性别比为 1.10 ∶ 1。其中男性报告发病率为 0.80/10 万（标化发病率为 0.67/10 万），女性报告发病率为 0.80/10 万（标化发病率为 0.64/10 万）。

2023 年浙江省报告的甲型肝炎病例主要以 50 ～ 59 岁居民为主，该人群发病数占总发病数的 40.00%，见图 2.3.3。

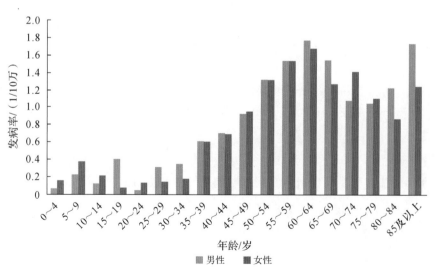

图 2.3.3　2023 年浙江省甲型肝炎病例的性别和年龄分布

（二）丙型肝炎

1.报告发病情况

（1）时间分布

2023 年浙江省共报告丙型肝炎病例 2609 例，较 2022 年（3357 例）下降 22.28%，报告发病率为 3.97/10 万，较 2022 年（5.13/10 万）有所下降，见图 2.3.4。全省报告丙肝死亡病例 130 例。2023 年各地级市报告病例无明显月份分布特征。

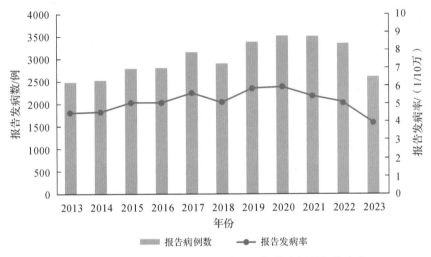

图 2.3.4　2013～2023 年浙江省丙肝报告病例数与发病率

（2）地区分布

2023 年浙江省报告的丙肝病例以温州市居多（759 例），占全省报告病例总数的 29.09%，病例数和占比与 2022 年相比均有所下降。全省各地级市病例数均呈下降趋势，见图 2.3.5。2023 年报告病例增长数超过 5 例的县（市、区）为：永康市（16 例，增幅 88.89%）、洞头区（8 例，增幅 160.00%）、富阳区（8 例，增幅 28.57%）、嘉善县（7 例，增幅 21.21%）、萧山区（7 例，增幅 4.73%）。

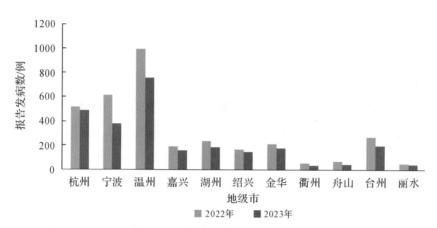

图 2.3.5　2022 年和 2023 年浙江省各地级市丙型肝炎报告发病数

（3）人群分布

2023 年浙江省报告丙肝病例男、女性别比为 1.95 ∶ 1。报告病例年龄分布以 30 ～ 59 岁年龄组为主，占 74.78%，其中 30 ～ 39 岁年龄组占 11.65%、40 ～ 49 岁年龄组占 32.58%、50 ～ 59 岁年龄组占 30.55%，见图 2.3.6。职业分布以农民、家务及待业、工人、商业服务为主，分别占 35.15%、19.47%、14.41% 和 10.81%。

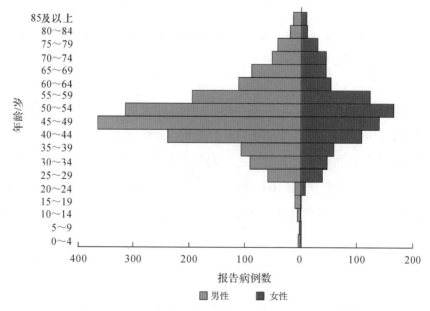

图 2.3.6　2023 年浙江省报告丙肝病例性别和年龄分布

（4）病例分类

2023年浙江省报告丙肝病例诊断分类：临床诊断133例（5.10%），实验室确诊2476例（94.90%）。确诊病例临床分类：急性48例（1.94%）。杭州市、绍兴市和台州市急性病例比例较高，分别占确诊病例的47.92%（23例）、16.67%（8例）和16.67%（8例）。

2.哨点抗体阳性情况

（1）2023年全省9个丙肝人群哨点监测发现，肾透析人群、侵入性治疗人群、HIV感染者人群、无偿献血人群的HCV抗体阳性率分别为7.5%、0.5%、0.2%和0.1%，核酸阳性率分别为0.0%、0.1%、0.2%和0.1%。肾透析人群HCV抗体阳性率较高，但未发现核酸阳性者。

（2）2023年全省11个丙肝医院哨点监测发现118例HCV-RNA阳性者。其中，妇产科22例，阳性率为0.10%；肝病/消化科44例，阳性率为0.42%；感染/传染科10例，阳性率为0.34%；急诊科4例，阳性率为0.09%；内科15例，阳性率为0.05%；外科20例，阳性率为0.06%；其他3例，阳性率为0.02%。肝病/消化科和感染/传染科的丙肝感染率较高。

（三）戊型肝炎

2023年浙江省报告戊肝病例3105例，死亡1例。报告发病率为4.72/10万，较2022年（4.10/10万）上升15.12%。

1.时间分布

2019～2023年浙江省共报告戊肝病例10939例，年报告发病率为2.14/10万～4.72/10万，2023年最高，2020年最低。每年各月均有病例报告，2～6月报告病例数略多，占全年总报告病例数的48.86%。2023年2～6月报告病例数占全年总报告病例数的47.63%。具体情况如图2.3.7所示。

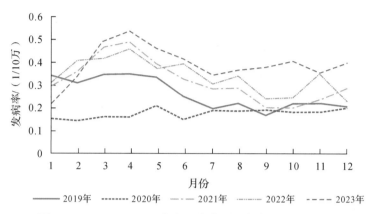

图 2.3.7　2019 ～ 2023 年浙江省戊型肝炎发病率时间分布

2. 地区分布

2023 年浙江省报告发病率居前 3 位的地级市为杭州市（7.68/10 万）、温州市（5.60/10 万）和衢州市（5.28/10 万）。与 2022 年相比，杭州市、宁波市、温州市、湖州市、绍兴市、金华市、台州市和丽水市报告发病率呈上升趋势，见图 2.3.8。

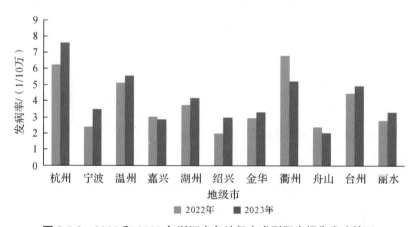

图 2.3.8　2022 和 2023 年浙江省各地级市戊型肝炎报告发病情况

3. 人群分布

2023 年浙江省报告的戊肝病例中，男性 1998 例，女性 1107 例，男、女发病数之比为 1.80 ∶ 1。其中男性发病率为 5.81/10 万，女性发病率为 3.52/10 万。男性 55 ～ 74

岁年龄组发病率最高，0～14 岁年龄组发病率最低；女性 70～74 岁年龄组发病率最高，0～14 岁年龄组发病率最低。具体情况如图 2.3.9 所示。

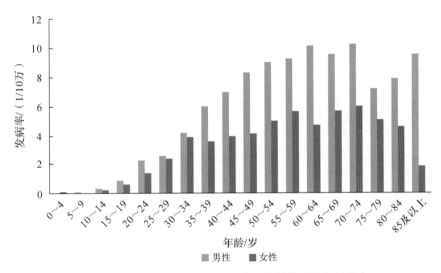

图 2.3.9　2023 年浙江省戊型肝炎病例的性别和年龄分布

2023 年浙江省戊肝病例以 30～69 岁人群为主，占 80.42%；70 岁及以上老年人占 12.94%；15 岁以下儿童 11 例，仅占 0.35%。职业分布以农民为主（33.78%），其次为工人（15.39%）、家务及待业（12.33%）、商业服务（10.79%）、离退人员（9.34%）、干部职员（4.80%）、餐饮食品业（2.22%），见表 2.3.1。

表2.3.1　2023年浙江省戊型肝炎病例的职业分布

职业	病例数 / 例	占比 /%
幼托儿童	1	0.03
散居儿童	1	0.03
学生	30	0.97
教师	24	0.77
保育员及保姆	1	0.03
餐饮食品业	69	2.22
公共场所服务员	2	0.06

续表

职业	病例数 / 例	占比 /%
商业服务	335	10.79
医务人员	11	0.35
工人	478	15.39
民工	17	0.55
农民	1049	33.78
渔（船）民	1	0.03
海员及长途驾驶员	2	0.06
干部职员	149	4.80
离退人员	290	9.34
家务及待业	383	12.33
不详	166	5.35
其他	96	3.09

二、流行性感冒

（一）报告流感样病例占门诊、急诊病例总数比例

2023 年浙江省 16 家国家级流感监测哨点医院共报告流感样病例（ILI）835570 例，流感样病例占门急诊病例总数（9569051 例）的百分比（ILI%）为 8.73%，高于 2022 年（4.42%）和 2021 年（3.67%）。

1. 时间分布

2023 年浙江省国家级流感监测哨点医院的 ILI% 第 5 周最低（2.39%），第 10 周最高（19.21%），详见图 2.3.10。

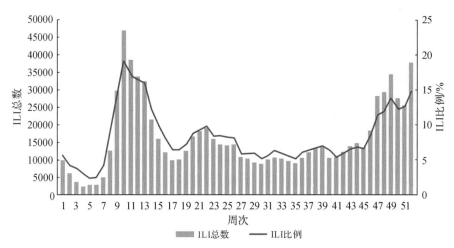

图 2.3.10 2023 年浙江省各周流感样病例报告情况

2. 地区分布

2023 年浙江省各地报告流感样病例占门急诊病例总数百分比杭州市最低（2.75%），温州市最高（16.08%），见图 2.3.11 和附表 6。

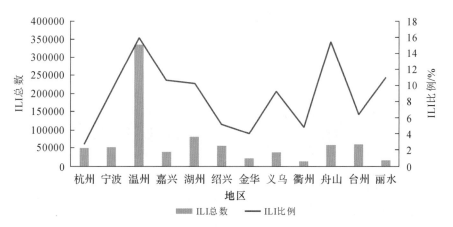

图 2.3.11 2023 年浙江省各地报告流感样病例占门急诊病例总数百分比

（二）流感病毒检测阳性率

2023 年浙江省 16 家国家级流感监测哨点医院共采集流感病毒标本 20734 份，核酸检测标本 20734 份，检出阳性 5798 份，阳性率为 27.96%。

1. 病原构成

检出的阳性标本中，甲型 H3N2 流感 3249 份，占 56.04%；甲型 H1N1 流感 2259 份，占 38.96%；乙型流感（Victoria 系）285 份，占 4.92%；混合型流感 5 份，占 0.09%。

2. 流行毒株变化趋势

从核酸检测结果来看，2023 年第 1～4 周甲型 H3N2 流感为流行优势毒株，第 5～6 周呈现甲型 H3N2 流感和甲型 H1N1 流感共同流行的态势，第 7～16 周甲型 H1N1 流感为流行优势毒株，第 17～24 周呈现甲型 H1N1 流感和甲型 H3N2 流感共同流行的态势，第 25～27 周无阳性标本检出，第 28～29 周呈现乙型流感（Victoria 系）和甲型 H3N2 流感共同流行的态势，第 30～52 周甲型 H3N2 流感为流行优势毒株，见图 2.3.12。

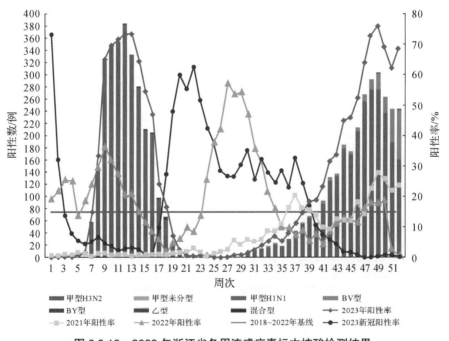

图 2.3.12　2023 年浙江省各周流感病毒标本核酸检测结果

3. 地区分布

2023 年浙江省流感病毒核酸检测阳性率湖州市最低，为 22.44%，绍兴市最高，为 41.41%，见图 2.3.13 和附表 7。

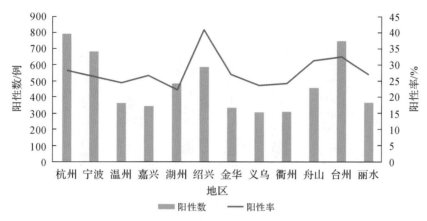

图 2.3.13　2023 年浙江省各地流感病毒核酸检测阳性率

三、梅毒

2023 年浙江省报告梅毒病例 21953 例（其中Ⅰ期梅毒 998 例，Ⅱ期梅毒 1871 例，Ⅲ期梅毒 162 例，胎传梅毒 3 例，隐性梅毒 18919 例），无死亡病例报告。报告发病率为 33.38/10 万（标化发病率为 32.69/10 万），较 2022 年下降 5.27%，见附表 8、附表 9。

（一）时间分布

2023 年浙江省梅毒报告发病率较前几年明显下降，见图 2.3.14。

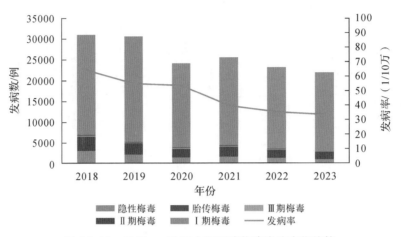

图 2.3.14　2018～2023 年浙江省梅毒发病变化趋势

（二）地区分布

2023 年浙江省所有县（市、区）均有梅毒病例报告。报告发病数较多的地级市有杭州市（4859 例）、宁波市（3697 例）、温州市（3262 例）、台州市（2893 例）、金华市（1594 例）等。11 个地级市中，报告发病率高于全省的有 6 个，分别为舟山市（53.85/10 万）、台州市（43.32/10 万）、杭州市（39.26/10 万）、宁波市（38.44/10 万）、丽水市（35.63/10 万）、温州市（33.70/10 万），其余 5 个地级市报告发病率低于全省平均水平。与 2022 年相比，温州市报告发病率略有上升，其余 10 个地级市报告发病率均有所下降，见图 2.3.15。

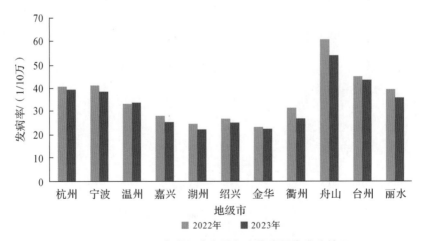

图 2.3.15　2022 年浙江省各地级市梅毒报告发病情况

＞ ＞ ＞ ＞ ＞

（三）人群分布

2023 年浙江省报告的梅毒病例中，男性 11998 例，女性 9955 例，男、女性别比为 1.21 ：1。其中，男性报告发病率为 34.92/10 万（标化发病率为 32.86/10 万），女性报告发病率为 31.69/10 万（标化发病率为 32.77/10 万）。

发病年龄主要集中在 15 ～ 74 岁，占 91.75%，75 岁及以上占 8.03%，15 ～ 19 岁占 5.48%，15 岁以下占 0.22%。25 ～ 39 岁、50 岁及以上年龄组男性发病率高于女性发病率，其他年龄组男性发病率均低于女性，见图 2.3.16。

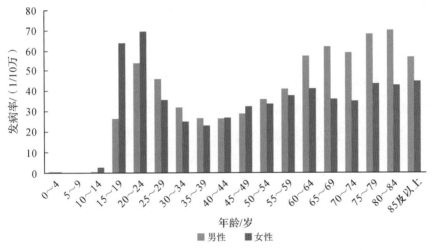

图 2.3.16　2023 年浙江省报告梅毒病例的性别和年龄分布

四、淋病

2023 年浙江省报告淋病病例 12641 例，无死亡病例报告，报告发病率为 19.22/10 万（标化发病率为 22.40/10 万），较 2022 年下降 6.61%，见附表 10、附表 11。

（一）时间分布

2023 年浙江省淋病报告发病率较 2022 年略有下降，见图 2.3.17。

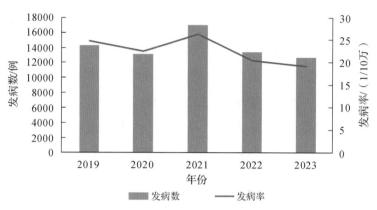

图 2.3.17　2019～2023 年浙江省淋病发病变化趋势

（二）地区分布

2023 年浙江省所有县（市、区）均有淋病病例报告。报告发病数位居前 5 位的地级市依次为杭州市（4052 例）、金华市（1299 例）、宁波市（1267 例）、绍兴市（1237 例）和嘉兴市（1226 例）。报告发病率居前 5 位的地级市依次为杭州市（32.74/10 万）、绍兴市（23.11/10 万）、嘉兴市（22.09/10 万）、金华市（18.23/10 万）和湖州市（17.55/10 万）。与 2022 年相比，除宁波市外，其余 10 个地级市报告发病率均有所下降，见图 2.3.18。

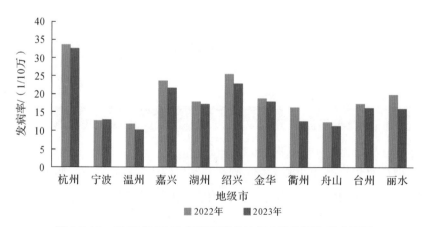

图 2.3.18　2022 和 2023 年浙江省各地级市淋病报告发病情况

（三）人群分布

2023 年浙江省报告的淋病病例中，男性 9923 例，女性 2718 例，男、女性别比为 3.65∶1。其中，男性报告发病率为 28.88/10 万（标化发病率为 33.03/10 万），女性报告发病率为 8.65/10 万（标化发病率为 10.04/10 万）。

2023 年浙江省淋病发病年龄主要集中在 15 岁及以上人群，其中 20 ～ 34 岁年龄组占 47.60%。15 岁以下儿童较少，仅占 0.33%。从 15 ～ 19 岁年龄组开始，男、女性报告发病率均呈明显上升态势，在 20 ～ 24 岁年龄组达到峰值，随后逐渐波动下降。在 15 岁及以上人群中，男性报告发病率均高于同年龄段女性，在 55 岁及以上人群中，男、女性发病率比较接近，详见图 2.3.19。

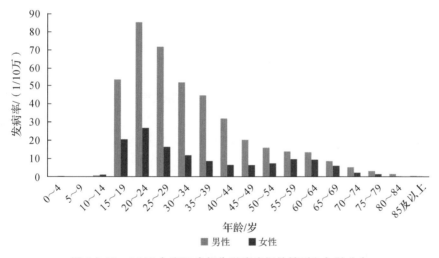

图 2.3.19　2023 年浙江省报告淋病病例的性别和年龄分布

五、水痘

2023 年浙江省报告水痘病例 26698 例，无死亡病例报告，报告发病率为 40.59/10 万（标化发病率为 56.01/10 万），发病数较 2022 年（30969 例）下降 13.79%。发病人群主要是 15 ～ 19 岁青少年，该年龄组发病率最高，为 244.55/10 万，近年水痘高发年龄段有上移趋势。

（一）时间分布

　　除了 7 ～ 10 月，2023 年其余月份水痘报告病例数较往年仍是持续降低，但依旧存在 2 个发病高峰：5 ～ 7 月（小高峰），10 ～ 12 月（大高峰），分别报告水痘病例 7571 例（28.36%）和 10225 例（38.30%），共占全部病例的 65.66%，如图 2.3.20 所示。

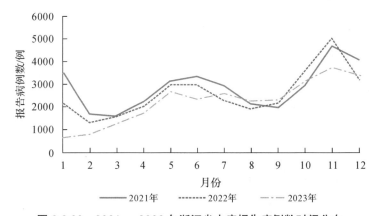

图 2.3.20　2021 ～ 2023 年浙江省水痘报告病例数时间分布

（二）地区分布

　　2023 年浙江省报告发病率居全省前 3 位的地级市依次为湖州市（56.05/10 万）、温州市（50.80/10 万）、杭州市（49.16/10 万）；报告病例数居全省前 3 位的地级市分别为杭州市（6084 例）、温州市（4917 例）、宁波市（3978 例）。除嘉兴市报告病例数较 2022 年有所增加外，其余各市较 2022 年均有不同程度的下降（0.62% ～ 34.25%），其中降幅排前 3 位的分别为舟山市（34.25%）、丽水市（30.32%）和绍兴市（25.04%），衢州市降幅最小，为 0.62%，详见图 2.3.21。

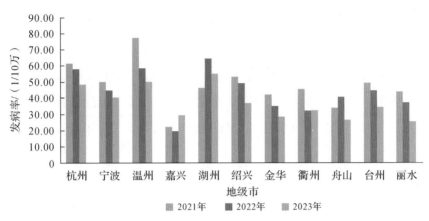

图 2.3.21　2021～2023 年浙江省各地级市水痘报告发病情况

（三）人群分布

2023 年浙江省报告的水痘病例中，男性 14868 例，女性 11830 例，男、女性别比为 1.26∶1。其中，男性报告发病率为 43.27/10 万（标化发病率为 59.08/10 万），女性报告发病率为 37.66/10 万（标化发病率为 52.55/10 万）。

2023 年浙江省水痘发病率较高的年龄组依次为 15～19 岁（244.55/10 万）、10～14 岁（175.68/10 万）、20～24 岁（79.45/10 万）。10 岁以下儿童中，0 岁组报告发病率（148.52/10 万）最高，其次为 9 岁组（117.69/10 万）和 1 岁组（105.18/10 万）（图 2.3.22）。

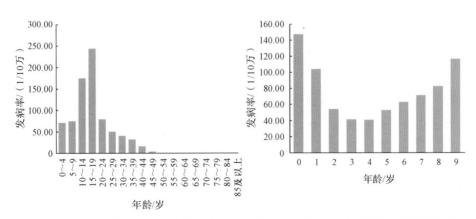

图 2.3.22　2023 年浙江省各年龄组（左图）及 10 岁以下儿童（右图）水痘发病情况

六、流行性腮腺炎

2023 年浙江省报告流行性腮腺炎病例 3121 例，报告发病率 4.75/10 万（标化发病率为 5.61/10 万），无死亡病例报告。报告发病数比 2022 年的 3802 例（报告发病率为 5.81/10 万）下降 17.91%。2023 年未报告流行性腮腺炎突发公共卫生事件及相关信息。

（一）时间分布

2023 年浙江省流行性腮腺炎报告病例数是自 2004 年流行性腮腺炎列入法定报告丙类传染病以来最低的一年。由于过年等因素，2 月份流行性腮腺炎病例报告得较少，但全年均有病例报告，2023 年发病高峰不显著，详见图 2.3.23。

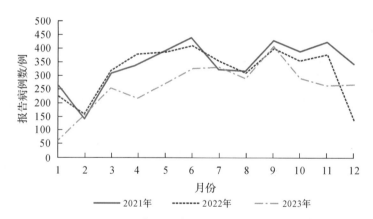

图 2.3.23　2021 ～ 2023 年浙江省流行性腮腺炎报告病例数时间分布

（二）地区分布

2023 年浙江省流行性腮腺炎报告病例数居前 3 位的地级市依次为宁波市（836 例）、绍兴市（459 例）、杭州市（334 例），报告发病率居前 3 位的地级市依次是舟山市（13.42/10 万）、宁波市（8.69/10 万）、绍兴市（8.57/10 万），详见图 2.3.24。

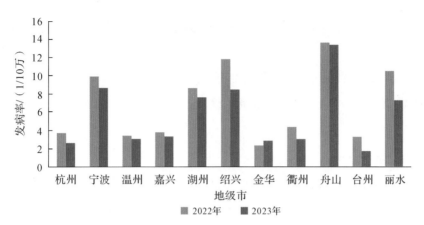

图 2.3.24　2022 和 2023 年浙江省各地级市流行性腮腺炎报告发病情况

（三）人群分布

2023 年浙江省报告的流行性腮腺炎病例中，男性 1841 例，女性 1280 例，男、女性别比为 1.44 ∶ 1。其中，男性报告发病率为 5.36/10 万（标化发病率为 6.30/10 万），女性报告发病率为 4.08/10 万（标化发病率为 4.83/10 万）。

2023 年浙江省报告的流行性腮腺炎病例中，0 ～ 4 岁和 5 ～ 9 岁年龄组比例最高，其次为 10 ～ 14 岁年龄组，20 岁及以上病例较少。全省流行性腮腺炎发病人群以学生为主，为 1331 例，占全省流行性腮腺炎报告病例总数的 42.65%，其次为幼托儿童（1099例，35.21%）、散居儿童（333 例，10.67%），详见图 2.3.25。

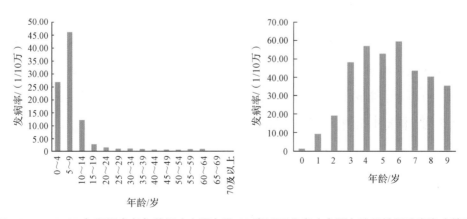

图 2.3.25　2023 年浙江省各年龄组（左图）及 10 岁以下儿童（右图）流行性腮腺炎发病情况

七、手足口病

2023 年浙江省报告手足口病病例 147915 例，报告发病率为 224.89/10 万，较 2022 年（95.94/10 万）上升了 134.40%，无死亡病例报告，死亡率为 0/10 万，与 2022 年持平。

（一）时间分布

2023 年浙江省手足口病发病数高于 2022 年，发病有 2 个高峰，在 7 月达到最高峰，10 月有第二个小高峰。全年发病数属 1 月最低，详见图 2.3.26。

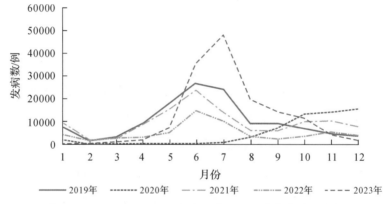

图 2.3.26 2019 ～ 2023 年浙江省手足口病发病时间分布

（二）地区分布

2023 年浙江省手足口病报告发病率居前 5 位的地级市为温州市（292.17/10 万）、杭州市（274.36/10 万）、湖州市（245.41/10 万）、丽水市（241.07/10 万）和嘉兴市（235.29/10 万）。全省 11 个地级市报告发病率均较 2022 年有所上升，见图 2.3.27。重症病例 5 例（杭州市 3 例，衢州市、嘉兴市各 1 例）。

＞＞＞＞＞

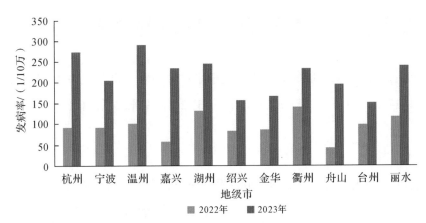

图 2.3.27　2022 和 2023 年浙江省各地级市手足口病报告发病率

（三）人群分布

2023 年浙江省报告手足口病病例中，男性 88881 例，女性 59034 例，男、女性别比为 1.51 ∶ 1。其中，男性发病率为 258.67/10 万，女性发病率为 187.94/10 万。职业以散居儿童（55.21%）和幼托儿童（32.96%）为主，两者合计占 88.17%。发病者以 3 岁以下的低龄幼儿居多，占总报告发病数的 63.75%，与 2022 年接近。手足口病病例中，1 岁以下儿童占比近年来有较大幅度下降。5 岁以后，手足口病发病率明显下降，见图 2.3.28。

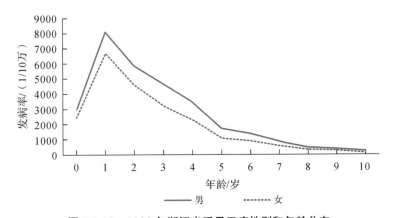

图 2.3.28　2023 年浙江省手足口病性别和年龄分布

八、其他感染性腹泻病

2023 年浙江省报告其他感染性腹泻病病例 97885 例，报告发病率为 148.83/10 万（标化发病率为 177.10/10 万），较 2022 年升高 13.72%，无死亡病例报告。

（一）时间分布

其他感染性腹泻病具有明显的季节性发病特点，有两个发病高峰。第一个发病高峰为夏季，发病病例主要是 2 岁及以上人群。第二个发病高峰为冬季，2 岁以下婴幼儿和 2 岁及以上人群的病例数均明显增加。2023 年 3 ～ 10 月病例数均在高位波动，双高峰不显著，详见图 2.3.29。

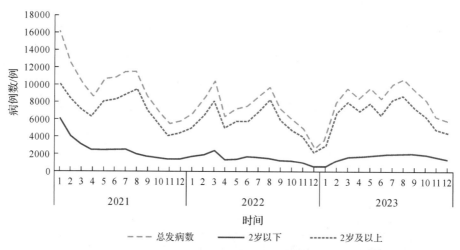

图 2.3.29　2021 ～ 2023 年浙江省其他感染性腹泻病病例时间分布

（二）地区分布

2023 年浙江省其他感染性腹泻病报告发病率居前 5 位的地级市依次为湖州市（323.93/10 万）、绍兴市（251.95/10 万）、丽水市（172.60/10 万）、宁波市（170.49/10 万）和嘉兴市（165.54/10 万），衢州市（57.03/10 万）和温州市（57.28/10 万）报告发病率远低于其他地级市。与 2022 年相比，除绍兴市和舟山市外，其他地级市报告发病率均有所上升，见图 2.3.30。

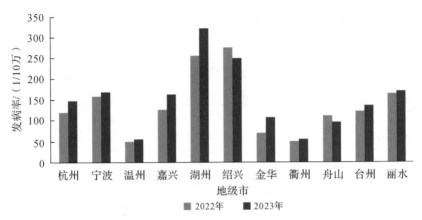

图 2.3.30　2022 和 2023 年浙江省各地级市其他感染性腹泻病报告发病情况

（三）人群分布

2023 年浙江省报告其他感染性腹泻病病例中，男性 53164 例，女性 44721 例，男、女性别比为 1.19 ∶ 1。其中，男性报告发病率为 154.72/10 万，女性报告发病率为 142.38/10 万。

2 岁以下婴幼儿发病较多，其发病数占总报告发病数的 20.07%；2 岁以下婴幼儿发病率远高于其他年龄组人群，2 岁及以上年龄组人群发病率迅速下降，成年人群发病率较接近，详见图 2.3.31。

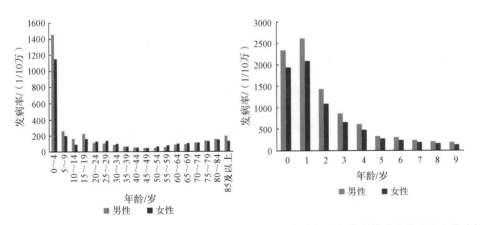

图 2.3.31　2023 年浙江省各年龄组（左图）及 10 岁以下儿童（右图）的其他感染性腹泻病发病情况

九、诺如病毒感染

2023 年浙江省突发网报告其他感染性腹泻疫情 221 起（2022 年 114 起），其中 216 起（2022 年 104 起）为诺如病毒感染引起的急性胃肠炎聚集性（暴发）疫情。

（一）时间分布

216 起疫情集中在冬春季，2023 年首例和末例病人发病时间分别为 2023 年 1 月 25 日和 12 月 22 日，1 月、2 月、3 月、4 月、5 月、6 月、7 月、9 月、10 月、11 月和 12 月疫情数分别为 1 起、73 起、32 起、30 起、27 起、8 起、4 起、10 起、11 起、11 起和 9 起，8 月份无疫情报告，共报告病例 3624 例（2022 年 1547 例），事件共波及 148438 人（2022 年 77875 人），见图 2.3.32。

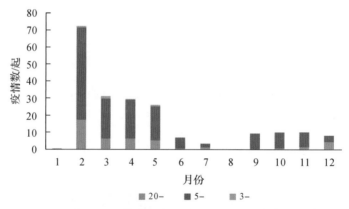

注：3- 表示 3 天内病例数达到 3 ～ 4 例的疫情；5- 表示 3 天内病例数达 5 ～ 19 例的疫情；20- 表示 1 周内达到 20 例及以上的疫情。

图 2.3.32　2023 年浙江省诺如病毒感染聚集性疫情时间分布

（二）地区分布

浙江省有 11 个地级市 71 个县（市、区）报告了诺如病毒感染聚集性疫情，报告事件数居前 5 位的地级市为杭州市（68 起）、嘉兴市（27 起）、金华市（21 起）、绍兴市（21 起）、温州市（18 起）。

（三）场所分布

学校、托幼机构为疫情发生的主要场所，发生在学校的 120 起（55.56%），发生在幼儿园的 85 起（39.35%）。120 起学校疫情中，城市小学、初中、高中分别为 53 起、5 起、5 起，农村及县镇小学、初中、高中分别为 33 起、3 起、8 起，其他学校 13 起。85 起幼托机构疫情中，城市、农村和县镇幼儿园分别为 47 起、11 起、27 起。

（四）传播途径

216 起疫情发生的主要原因分析：人传人 182 起（84%），食源性 2 起（1%），水源性 2 起（1%），原因不明及其他 30 起（14%），见图 2.3.33。

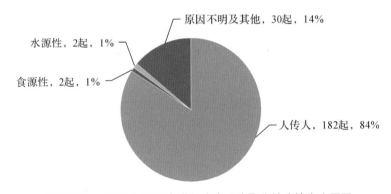

图 2.3.33　2023 年浙江省诺如病毒感染聚集性疫情发生原因

（五）事件规模

216 起疫情的持续时间为 0.15 ～ 25.13 天（中位数 1.99），其中 49 起达到暴发疫情报告标准，多于 2022 年的 21 起。疫情的持续时间为 0.58 ～ 25.13 天（中位数 2.76）。

（六）监测点疫情

全省 7 个省级监测点报告诺如病毒感染聚集性疫情 44 起，主要为 GII 型，报告病例数在 5 ～ 50 例之间，其中 7 起达到暴发疫情报告标准，传播方式全部为人传人。

第四节　其他传染病

一、猴痘

（一）疫情概况

2023 年全省报告猴痘病例 184 例，报告发病率为 0.28/10 万，标化发病率为 0.31/10 万，无死亡病例报告。

1. 时间分布

浙江省 2023 年 6 月报告首例猴痘本土病例，疫情在 8 月份达到高峰，进入 9 月后势头趋缓。其中 6 月报告 10 例，7 月报告 51 例，8 月报告 71 例，9 月报告 29 例，10 月报告 14 例，11 月报告 5 例，12 月报告 4 例，详见图 2.4.1。

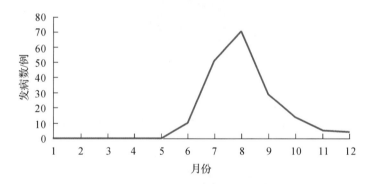

图 2.4.1　2023 年浙江省猴痘发病时间分布

2. 地区分布

除舟山市和丽水市外，其余各地级市均有报告病例，其中杭州市 119 例，金华市 26 例，宁波市 11 例，温州市 8 例，嘉兴市 6 例，台州市 5 例，绍兴市 5 例，湖州市 2 例，衢州市 2 例，详见图 2.4.2。

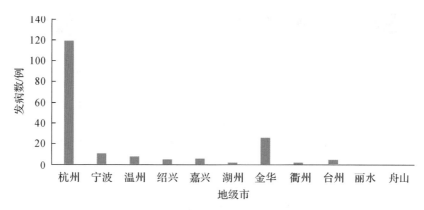

图 2.4.2　2023 年浙江省猴痘发病地区分布

3. 人群分布

2023 年浙江省报告的猴痘病例均为男性，20～44 岁中青年为猴痘高发人群，该年龄组人群的发病数为 174 例，占总发病数（184 例）的 94.57%，见图 2.4.3。177 例为男男同性恋人员（MSM），包括 26 例双性恋。

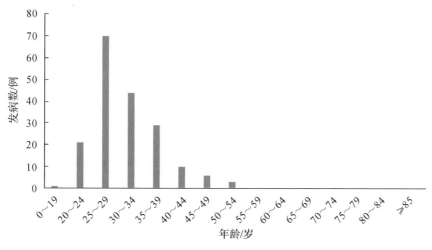

图 2.4.3　2023 年浙江省猴痘发病人群年龄分布

二、麻疹

2023 年浙江省报告麻疹病例 14 例，均为实验室诊断病例，报告发病率为 0.02/10 万（标化发病率为 0.03/10 万），无死亡病例报告。报告病例数较 2022 年（12 例）上升 16.67%，见附表 12。

（一）时间分布

2023 年浙江省麻疹病例较少，发病高峰不明显，详见图 2.4.4。

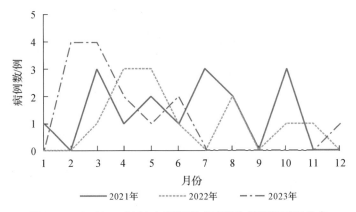

图 2.4.4　2021 ～ 2023 年浙江省麻疹报告病例数时间分布

（二）地区分布

2023 年浙江省麻疹报告发病率居前 3 位的地级市依次为嘉兴市（0.05/10 万）、衢州市（0.04/10 万）、丽水市（0.04/10 万），见图 2.4.5。2023 年浙江省共 7 个地级市报告麻疹病例，依次为杭州市 4 例，嘉兴市 3 例，绍兴市、金华市各 2 例，温州市、衢州市、丽水市各 1 例。

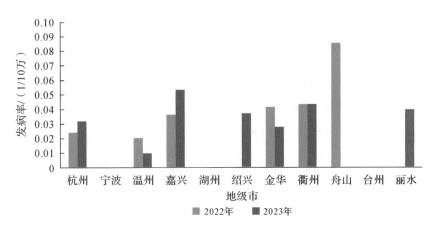

图 2.4.5　2022 和 2023 年浙江省各地级市麻疹报告发病情况

（三）人群分布

2023 年浙江省报告的麻疹病例中，男性 6 例，女性 8 例，男、女性别比为 0.75：1。其中男性报告发病率为 0.02/10 万（标化发病率为 0.02/10 万），女性报告发病率为 0.03/10 万（标化发病率为 0.04/10 万）。

2023 年发病率较高的年龄组依次为 < 5 岁（0.27/10 万）、15 ～ 19 岁（0.07/10 万）、30 ～ 34 岁（0.03/10 万）。< 10 岁儿童中，< 1 岁报告发病率（0.49/10 万）最高，见图 2.4.6。

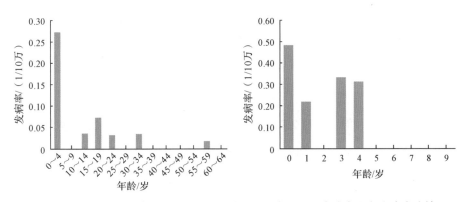

图 2.4.6　2023 年浙江省各年龄组（左图）及 10 岁以下儿童（右图）麻疹发病情况

三、百日咳

2023 年浙江省报告百日咳病例 1536 例，其中 905 例为实验室诊断病例，631 例为临床诊断病例。报告发病率为 2.34/10 万（标化发病率为 2.88/10 万），无死亡病例报告。报告发病数较 2022 年（3760 例）下降了 59.15%。

（一）时间分布

2023 年浙江省 1 ～ 12 月百日咳报告病例数呈逐月上升趋势，下半年病例数增加明显，其中 11 月和 12 月报告病例数超过 2022 年同期，见图 2.4.7。

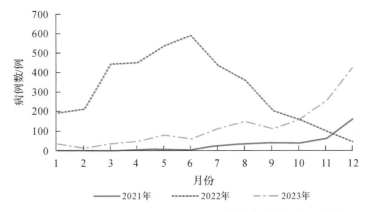

图 2.4.7　2021 ～ 2023 年浙江省百日咳报告病例数时间分布

（二）地区分布

2023 年浙江省百日咳报告发病率居前 3 位的地级市依次为丽水市（5.13/10 万）、杭州市（5.07/10 万）和湖州市（2.70/10 万）。报告病例数居前 3 位的地级市为杭州市（627 例）、金华市（186 例）和温州市（180 例）。衢州市和丽水市 2023 年报告病例数较 2022 年有所上升，其他地市 2023 年报告病例数较 2022 年有所下降，详见图 2.4.8。

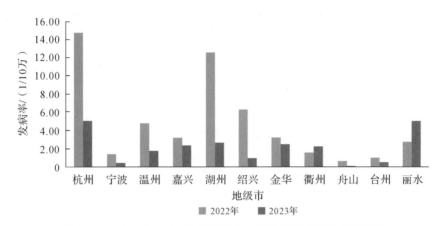

图 2.4.8 2022 和 2023 年浙江省各地级市百日咳报告发病情况

（三）人群分布

2023 年浙江省报告的百日咳病例中，男性 792 例，女性 744 例，男、女性别比为 1.02：1。其中，男性报告发病率为 2.31/10 万（标化发病率为 2.82/10 万），女性报告发病率为 2.37/10 万（标化发病率为 2.95/10 万）。

2023 年浙江省百日咳发病率较高的年龄组依次为 5～9 岁（27.00/10 万）、0～4 岁（20.29/10 万）、10～14 岁（2.20/10 万）。10 岁以下儿童中，0 岁组报告发病率（71.46/10 万）最高，其次为 6 岁组（42.57/10 万）和 7 岁组（28.71/10 万），见图 2.4.9。

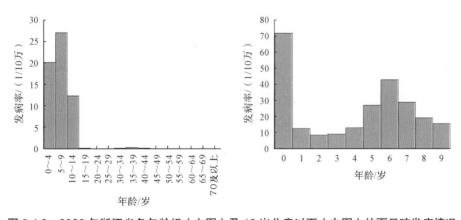

图 2.4.9 2023 年浙江省各年龄组（左图）及 10 岁儿童以下（右图）的百日咳发病情况

四、登革热

（一）疫情概况

2023 年浙江省报告登革热病例 374 例（含 15 例外籍病例），报告发病率为 0.57/10 万（标化发病率为 0.60/10 万），无死亡病例报告。其中，输入病例 346 例，本地病例 28 例。

1. 时间分布

2023 年浙江省除 1 月外，其余月份均有登革热病例出现，发病高峰集中在 7～10 月，报告病例数分别为 44 例、85 例、156 例、63 例，见图 2.4.9。

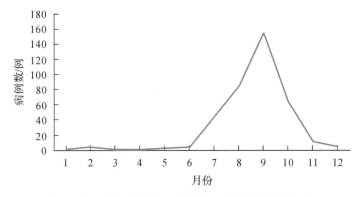

图 2.4.9　2023 年浙江省登革热报告病例数时间分布

2. 地区分布

2023 年浙江省 11 个地级市 75 个县（市、区）均有病例报告，其中报告发病率居前 5 位的地级市分别为金华市（0.95/10 万）、杭州市（0.87/10 万）、绍兴市（0.64/10 万）、宁波市（0.59/10 万）和衢州市（0.44/10 万），见图 2.4.10。

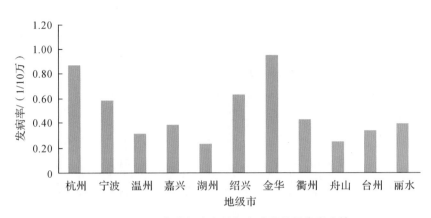

图 2.4.10　2023 年浙江省各地级市登革热报告发病情况

在 374 例登革热病例中，本地病例 28 例，输入性病例 346 例。本地病例中，金华市 25 例，温州市、绍兴市和嘉兴市各 1 例。346 例输入性病例分布在全省 11 个地级市 74 个县（市、区），主要集中在杭州市（108 例，占 31.21%）、宁波市（57 例，占 16.47%）、金华市（43 例，占 12.43%）和绍兴市（33 例，占 9.54%）。输入性病例中，境内输入病例 255 例（云南 223 例、福建 23 例、广东 8 例、四川 1 例），境外输入病例 90 例，主要集中在泰国（26 例）、老挝（10 例）、孟加拉国（9 例）、马来西亚（5 例）、缅甸（5 例）和越南（5 例）等国家，另有 1 例输入来源地不详。

3. 人群分布

2023 年浙江省报告的登革热病例中，男性病例 194 例，女性病例 180 例，男、女性别比为 1.08∶1。其中，男性报告发病率为 0.56/10 万（标化发病率为 0.57/10 万），女性报告发病率为 0.57/10 万（标化发病率为 0.63/10 万）。病例中年龄最大的 87 岁，最小的 3 岁，中位年龄为 36 岁。20～39 岁年龄组病例数（202 例）占总病例数的 54.01%。具体情况如图 2.4.11 所示。病例职业分布以商业服务为主（64 例，占 17.11%），其次为工人（60 例，占 16.04%）、家务及待业（57 例，占 15.24%）、农民（55 例，占 14.71%）和干部职员（40 例，占 10.70%）。

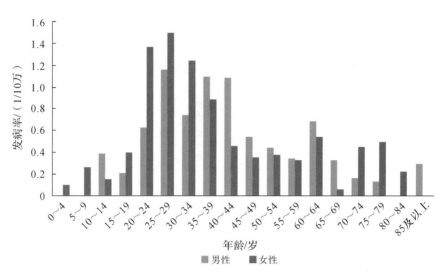

图 2.4.11　2023 年浙江省登革热病例的性别和年龄分布

（二）布雷图指数

2023 年 4～11 月，浙江省所有县（市、区）均开展了登革热媒介伊蚊幼虫监测，11 个地级市共调查 172463 户，发现白纹伊蚊阳性容器 20901 个，平均布雷图指数为 12.12。

1.时间分布

2023 年 4～11 月浙江省布雷图指数平均值分别为 7.14、11.54、14.49、14.19、17.59、14.97、11.27 和 5.70。

2.地区分布

2023 年 4～11 月浙江省登革热监测结果显示，除杭州市、宁波市、嘉兴市和湖州市外，其他地级市 4～11 月布雷图指数均大于 5。全省各县（市、区）监测结果显示有 29 个（占 32.22%）县（市、区）4～11 月布雷图指数均大于 5，见图 2.4.12、图 2.4.13。

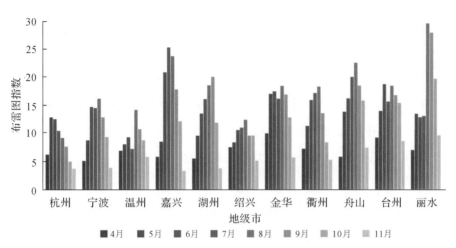

图 2.4.12 2023 年 4～11 月浙江省各地级市布雷图指数

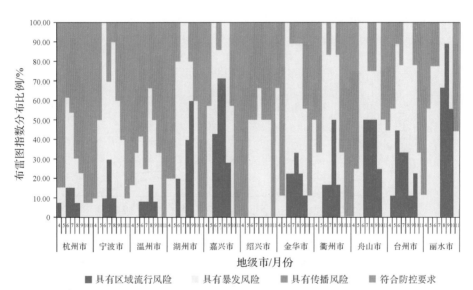

图 2.4.13 2023 年 4～11 月浙江省各地级市布雷图指数分布比例情况

五、发热伴血小板减少综合征

（一）疫情概况

2023 年浙江省报告发热伴血小板减少综合征病例 258 例（其中确诊病例 257 例，疑似病例 1 例），报告发病率为 0.39/10 万（标化发病率为 0.28/10 万），报告发病率较 2022 年上升 143.75%。其中 43 例死亡病例，病死率为 16.67%。

1. 时间分布

2021 ～ 2023 年浙江省共报告发热伴血小板减少综合征病例 446 例，年报告发病率分别为 0.13/10 万、0.16/10 万、0.39/10 万。每年 4 ～ 9 月为发病高峰，其报告病例数（380 例）占总报告病例数的 85.20%，2023 年 4 ～ 9 月报告病例数（228 例）占全年报告病例数的 88.37%，详见图 2.4.14。

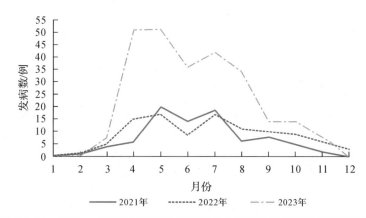

图 2.4.14　2021 ～ 2023 年浙江省发热伴血小板减少综合征发病时间分布

2. 地区分布

2023 年浙江省除衢州市外，其余地级市均有发热伴血小板减少综合征病例报告。报告发病率居前 5 位的地级市依次为绍兴市（1.92/10 万）、台州市（0.88/10 万）、舟山市（0.60/10 万）、杭州市（0.30/10 万）和金华市（0.25/10 万）。除衢州市和丽水市外，各地级市 2023 年报告发病率较 2022 年均有所上升，见图 2.4.15。

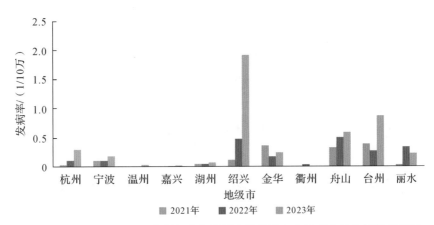

图 2.4.15　2021～2023 年浙江省各地级市发热伴血小板减少综合征发病情况

3. 人群分布

2023 年浙江省报告的发热伴血小板减少综合征病例中，男性 133 例，女性 125 例，男、女性别比为 1.06 ∶ 1。男性和女性报告发病率分别为 0.39/10 万、0.40/10 万。

发热伴血小板减少综合征的高发人群仍以中老年为主，病例年龄最大的 96 岁，最小的 14 岁，中位年龄为 67 岁。50 岁及以上病例（238 例）占 92.25%。具体情况如图 2.4.16 所示。

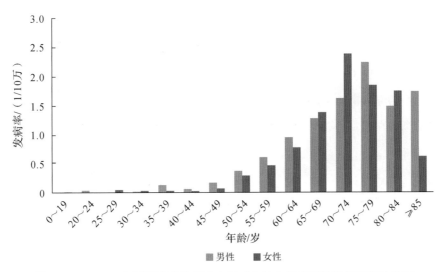

图 2.4.16　2023 年浙江省发热伴血小板减少综合征病例的性别和年龄分布

（二）媒介蜱虫监测

浙江省 2023 年 3 ～ 10 月在温州市平阳县，湖州市安吉县，金华市浦江县，舟山市定海区、岱山县，台州市椒江区、临海市和丽水市景宁畲族自治县开展发热伴血小板减少综合征媒介蜱虫监测，8 个监测点共计捕获蜱虫 2679 只。其中，农村居民区捕获 1853 只，农村外环境捕获 825 只，景区捕获 1 只，详见表 2.4.1。

表2.4.1　2023年浙江省发热伴血小板减少综合征媒介蜱虫监测结果

（只）

生境类型	监测月份								合计
	3 月	4 月	5 月	6 月	7 月	8 月	9 月	10 月	
农村居民区	242	233	235	235	216	251	230	211	1853
农村外环境	84	130	104	35	97	200	69	106	825
景区	1	0	0	0	0	0	0	0	1
合计	327	363	339	270	313	451	299	317	2679

1. 农村居民区寄生蜱监测情况

应用动物体表检蜱法在农村居民区开展家养动物体表寄生蜱监测。2023 年 3 ～ 10 月，共计监测动物 751 只（头），捕获蜱虫 1853 只，其中监测 389 只羊（山羊），捕获蜱虫 764 只；监测 274 只狗，捕获蜱虫 738 只；监测 87 头牛（黄牛），捕获蜱虫 350 只；监测 1 人，捕获蜱虫 1 只。

2. 农村外环境游离蜱监测情况

应用布旗法在农村外环境开展游离蜱监测。2023 年 3 ～ 10 月各监测点共捕获游离蜱 825 只。

> > > > >

六、狂犬病

（一）人间狂犬病疫情

1. 时间分布

2023 年浙江省报告狂犬病病例 3 例，报告病例数比 2022 年多 2 例。2 月发病 1 例，7 月发病 2 例，详见表 2.4.2。

表2.4.2　2023年浙江省狂犬病病例一览表

编号	性别	年龄	现住详细地址	职业	发病日期	死亡日期
1	男	7 岁	浙江省嘉兴市海盐县	学生	2023-02-25	2023-03-07
2	女	80 岁	浙江省衢州市龙游县	农民	2023-07-05	2023-07-07
3	男	72 岁	浙江省绍兴市新昌县	农民	2023-07-16	2023-07-21

2. 地区分布

3 例病例分别居住在嘉兴市海盐县、衢州市龙游县和绍兴市新昌县。

3. 人群分布

3 例病例中，男性 2 例，女性 1 例；农民 2 例，学生 1 例。病例的年龄分别为 7 岁、72 岁和 80 岁。

（二）犬伤门诊狂犬病暴露人群

2023 年浙江省 11 个地级市犬伤门诊共报告 912111 例狂犬病暴露就诊者，较 2022 年上升 14.68%，见附表 13。

1. 时间分布

2023 年，浙江省 11 个地级市门诊狂犬病暴露就诊人数的时间变化趋势基本一致，暴露就诊人数从 4 月份开始逐渐增多，夏季就诊人数达到高峰，11 月份开始逐渐下降，见图 2.4.17。

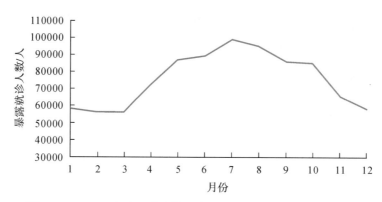

图 2.4.17 2023 年浙江省犬伤门诊狂犬病暴露就诊人数时间分布

2. 地区分布

2023 年浙江省 11 个地级市中，杭州市犬伤门诊狂犬病暴露就诊人数最多，其次是宁波市、金华市、嘉兴市，舟山市犬伤门诊狂犬病暴露就诊人数最少，见图 2.4.18。

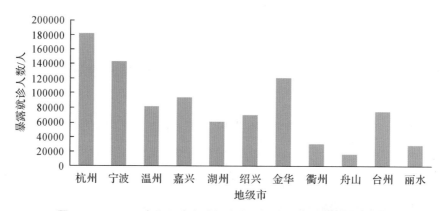

图 2.4.18 2023 年浙江省各地级市犬伤门诊狂犬病暴露就诊人数

3. 暴露情况

狂犬病暴露人群以暴露于犬（51.27%）为主，其次是暴露于猫（41.96%）。暴露部位以上肢（60.62%）和下肢（33.02%）为主。Ⅰ、Ⅱ、Ⅲ暴露等级分别占 1.55%、57.12%、41.33%。

4. 免疫接种情况

89.76% 的狂犬病暴露就诊者在就诊后只接种了狂犬疫苗，9.43% 的就诊者联合应用了狂犬免疫球蛋白和狂犬疫苗，0.65% 的就诊者既未接种狂犬疫苗也未接种狂犬免疫球蛋白。

（三）一犬伤多人事件监测

2023年浙江省报告一犬伤多人事件29起，报告事件数较2022年上升52.63%。在29起事件中，共暴露121人，但暴露者中至今未出现狂犬病病例。

1. 时间分布

除6月外，2023年每月均有一犬伤多人事件发生，8月为高发时段，见图2.4.19。

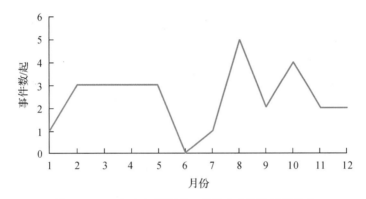

图2.4.19 2023年浙江省一犬伤多人事件时间分布

2. 地区分布

2023年浙江省一犬伤多人事件的地区分布情况如下：嘉兴市14起，宁波市和金华市各4起，台州市和丽水市各2起，绍兴市、衢州市和温州市各1起，见图2.4.20。2023年，宁波市、嘉兴市、绍兴市、金华市、丽水市一犬伤多人事件数较2022年均有所上升。

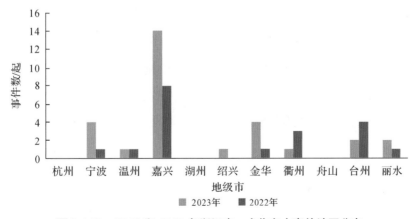

图2.4.20 2022和2023年浙江省一犬伤多人事件地区分布

七、布鲁氏菌病

（一）疫情概况

2023 年浙江省报告布鲁氏菌病病例 195 例，报告发病率为 0.30/10 万，标化发病率为 0.23/10 万，病例数与 2022 年（200 例）相比减少 2.50%，无死亡病例报告。

1. 时间分布

2023 年浙江省各月均有布鲁氏菌病病例报告，但主要集中于春夏季，其中 4 月发病人数最多，有 25 例，其次为 5 月 24 例，7 月 23 例，8 月 21 例，2 月 17 例，3 月、6 月各 16 例，10 月份 14 例，9 月 12 例，1 月、11 月各 10 例，12 月 7 例，详见图 2.4.21。

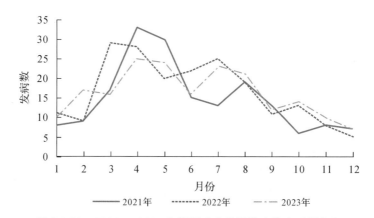

图 2.4.21　2021 ～ 2023 年浙江省布鲁氏菌病发病时间分布

2. 地区分布

除舟山市外，其余地级市均有病例报告，其中嘉兴市报告病例数最多，有 43 例，其次为湖州市 30 例、金华市 24 例、宁波市 21 例、杭州市 20 例、温州市 18 例、绍兴市 16 例、衢州市 13 例、台州市 6 例、丽水市 4 例。报告发病率最高的是湖州市（0.88/10 万），其次为嘉兴市（0.77/10 万），详见图 2.4.22。

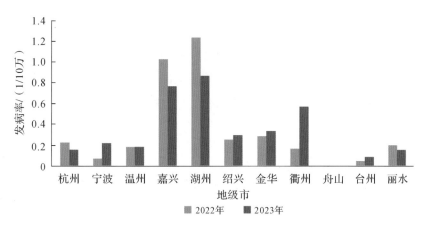

图 2.4.22　2022 和 2023 年浙江省布鲁氏菌发病地区分布

3. 人群分布

2023 年浙江省报告的布鲁氏菌病病例中，男性 134 例，女性 61 例，男、女性别比为 2.20 ∶ 1。其中，男性报告发病率为 0.39/10 万（标化发病率为 0.31/10 万），女性报告发病率为 0.19/10 万（标化发病率为 0.14/10 万）。

2023 年浙江省布鲁氏菌病高发人群为 40 岁以上人群，其发病数为 177 例，占总发病数的 90.77%。男性报告发病率最高的是 70 ～ 74 岁年龄组（0.93/10 万），女性报告发病率最高的是 65 ～ 69 岁年龄组（0.61/10 万），见图 2.4.23。

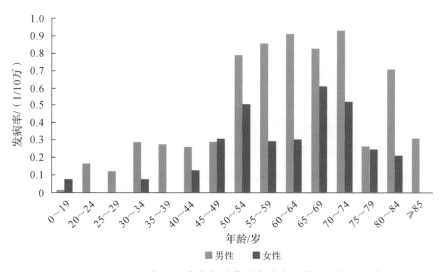

图 2.4.23　2023 年浙江省布鲁氏菌病发病人群性别和年龄分布

（二）重点人群监测情况

2023 年浙江省共主动监测 8384 人，其中进行虎红平板凝集试验的 8384 人，检出阳性 179 人，阳性检出率为 2.14%；进行试管凝集试验的 178 人，检出阳性 154 人，阳性检出率为 86.52%。在试管凝集试验阳性者中，23 例为新感染者，119 例为新发病人，详见表 2.4.3。

表2.4.3　2023年浙江省布鲁氏菌病重点人群监测结果

地区	检查人数	虎红平板凝集试验			试管凝集试验			新感染人数	新发病人数
		人数	阳性人数	阳性检出率/%	人数	阳性人数	阳性检出率/%		
杭州	516	516	5	0.97	5	4	80.00	0	4
宁波	1235	1235	24	1.94	24	24	100.00	4	20
温州	515	515	4	0.78	4	4	100.00	2	1
绍兴	580	580	14	2.41	14	14	100.00	2	9
嘉兴	1048	1048	40	3.82	40	25	62.50	0	22
湖州	953	953	40	4.20	40	35	87.50	3	32
金华	1412	1412	34	2.41	33	30	91.91	7	18
衢州	982	982	11	1.12	11	11	100.00	3	8
台州	600	600	7	1.17	7	7	100.00	2	5
丽水	343	343	0	0.00	0	0	0.00	0	0
舟山	200	200	0	0.00	0	0	0.00	0	0
合计	8384	8384	179	2.14	178	154	86.52	23	119

2023 年浙江省 10 个监测点共主动监测 3333 人，其中进行虎红平板凝集试验的 3333 人，检出阳性 93 人，阳性检出率为 2.79%；进行试管凝集试验的 93 人，检出阳性 86 人，阳性检出率为 92.47%；在试管凝集试验阳性者中，8 例为新感染者，66 例为新发病人，见表 2.4.4。

表2.4.4 2023年浙江省布鲁氏菌病监测点重点人群监测结果

地区	检查人数	虎红平板凝集试验			试管凝集试验			新感染人数	新发病人数
		人数	阳性人数	阳性检出率/%	人数	阳性人数	阳性检出率/%		
婺城	370	370	8	2.16	8	8	100.00	2	1
余杭	241	241	4	1.66	4	4	100.00	0	4
南浔	243	243	27	11.11	27	27	100.00	1	26
江山	415	415	6	1.45	6	6	100.00	3	3
慈溪	508	508	2	0.39	2	2	100.00	0	2
泰顺	204	204	1	0.49	1	1	100.00	0	0
临海	246	246	0	0.00	0	0	0.00	0	0
桐乡	450	450	31	6.69	31	24	77.42	0	21
上虞	456	456	14	3.07	14	14	100.00	2	9
岱山	200	200	0	0.00	0	0	0.00	0	0
合计	3333	3333	93	2.79	93	86	92.47	8	66

八、霍乱

2023年浙江省通过网络直报系统报告霍乱病例1例，无死亡病例，无带菌者，较2022年增加1例。

（一）肠道门诊监测

腹泻病人监测：浙江省各地监测肠道门诊初诊者196638例，采样数195028份，采样率99.18%，发现 O_{139} 群霍乱弧菌1例，毒力基因为阳性，未发现带菌者，见表2.4.5。

重点人群监测：浙江省11个地级市在食品和公共场所从业人员中开展了霍乱病例或带菌者检索工作，共检便701733份，均未发现病人和带菌者。

表2.4.5　2023年浙江省各地级市每月肠道门诊初诊人数

地级市	1月	2月	3月	4月	5月	6月	7月	8月	9月	10月	11月	12月	总计
杭州	158	747	594	870	14561	13820	16670	19688	13372	11423	641	618	93162
宁波	284	704	786	673	1744	1661	1798	1803	1173	971	500	338	12435
温州	1032	877	1135	828	1361	1504	1770	2286	1874	1100	948	637	15352
嘉兴	515	1188	1772	1541	2620	2345	2934	2681	2178	1980	1267	1064	22085
湖州	138	404	659	536	1253	1122	1371	1223	932	721	360	340	9059
绍兴	100	231	287	200	2318	2328	2898	2755	2070	1600	145	146	15078
金华	124	166	192	205	708	869	977	1006	897	702	176	189	6211
衢州	129	276	436	370	496	428	423	486	384	367	186	202	4183
舟山	91	140	237	167	268	230	316	362	243	202	165	138	2559
台州	324	732	962	762	1112	971	1426	1611	1384	1143	639	394	11460
丽水	225	287	407	407	421	504	621	668	511	425	316	262	5054
总计	3120	5752	7467	6559	26862	25782	31204	34569	25018	20634	5343	4328	196638

（二）外环境监测

浙江省各地外环境采样 13103 份，见表 2.4.6。其中，沿海水域采样 856 份，江河水系采样 4350 份，池塘水体采样 777 份，食品采样 708 份，海水产品采样 4446 份，其他标本采样 1966 份。金华市 5 月在江河水标本中检出 1 份 O_{139} 群阳性，8 月在江河水标本中检出 1 份 O_{139} 群阳性，在蛙类标本中检出 1 份 O_1 群稻叶型阳性；湖州市 9 月在江河水标本中检出 1 份 O_1 群稻叶型阳性。以上标本 CTX 毒力基因均为阴性。

表2.4.6　2023年浙江省各地级市霍乱外环境采样数

地级市	4月	5月	6月	7月	8月	9月	10月	总计
杭州	494	479	480	479	480	481	480	3373
宁波	0	125	87	120	120	136	215	803
温州	0	258	238	246	241	235	250	1468
嘉兴	0	398	414	402	404	389	379	2386
湖州	0	133	136	134	134	138	135	810

续表

地级市	4月	5月	6月	7月	8月	9月	10月	总计
绍兴	0	150	148	144	146	138	144	870
金华	0	140	156	154	170	158	155	933
衢州	0	48	48	48	48	48	48	288
舟山	0	181	181	181	181	181	181	1086
台州	0	78	78	78	78	78	78	468
丽水	0	127	80	122	95	115	79	618
总计	494	2117	2046	2108	2097	2097	2144	13103

九、鼠疫

（一）疫情概况

2023年浙江省没有人间和动物间鼠疫疫情报告。

（二）动物间监测情况

1. 鼠密度

2023年浙江省共设置鼠密度固定监测点21个和流动监测点54个，采用笼夹法进行监测。2023年室内鼠密度监测布放41200笼次，共捕获1659只鼠形动物，室内平均鼠密度为4.03%；室外鼠密度监测共布放35900笼次，捕获2166只鼠形动物，室外平均鼠密度为6.03%，见附表14、附表15。

3. 鼠种构成

2023年浙江省共捕获鼠形动物12187只，隶属3目5科12属17种。捕获动物排在前3位的分别是臭鼩鼱（2934只，占24.07%）、褐家鼠（2879只，占23.62%）和黑线姬鼠（2716，占22.29%），见附表16。

4. 鼠体蚤监测

2023年浙江省20个监测点共检鼠8458只，其中染蚤鼠129只，总染蚤率为1.53%，检获蚤 300 匹，总蚤指数为 0.04。全省 50% 的监测点有检获蚤，依次为文成县 149 匹、缙云县 43 匹、东阳市 27 匹、永嘉县 21 匹、义乌市 17 匹、莲都区 15 匹、庆元县 13 匹、青田县 8 匹、柯城区 4 匹和云和县 3 匹。全省监测点均未检获印鼠客蚤，所检获蚤以缓慢细蚤为主，占 49.67%，其次为特新蚤闽北亚种（18.67%）、适存病蚤（16.33%）、不等单蚤（10.33%）和喜山二刺蚤中华亚种（5%）。

5. 细菌学和血清学监测

2023 年浙江省 20 个县（市、区）共解剖鼠形动物取肝脾脏器进行鼠疫菌培养 12064 例，结果均为阴性；进行媒介培养 11 组，结果也均为阴性。采用间接血凝试验检测动物血清 12093 份，结果均为阴性，见附表 17。

十、疟疾

（一）疫情概况

2023 年浙江省报告疟疾病例 118 例（其中恶性疟 105 例、间日疟 6 例、卵形疟 5 例、三日疟 2 例），较 2022 年上升 84.38%，无本地病例报告，全部为境外输入病例。报告发病率为 0.20/10 万（标化发病率为 0.18/10 万），无死亡病例报告。

1. 地区分布

2023 年浙江省 11 个地级市均有疟疾病例报告，其中发病数居前 3 位的地级市为金华市（40 例）、温州市（19 例）、杭州市（15 例）；发病数居前 3 位的县（市、区）为义乌市（29 例）、温岭市（6 例）、诸暨市（5 例）。

2. 时间分布

2023 年浙江省每月均有疟疾发病，10 月份发病最多（19 例），见图 2.4.24。

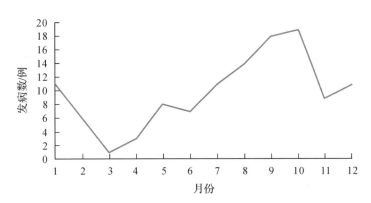

图 2.4.24　2023 年浙江省疟疾报告发病时间分布

3. 人群分布

118 例疟疾病例中，男性 103 例、女性 15 例，男、女性别比为 6.87 ∶ 1。病例以 30～49 岁居多，其发病数（73 例）占总发病数的 61.86%，病例年龄最大的 72 岁，最小的 17 岁，详见图 2.4.25。外出事由以经商（54 例）、务工（45 例）等为主，共占总发病数的 83.90%。

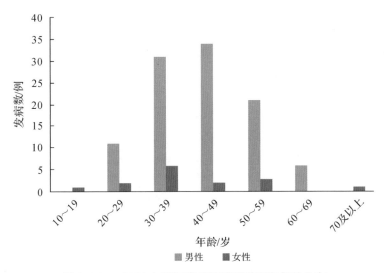

图 2.4.25　2023 年浙江省疟疾病例性别和年龄分布

4. 感染来源

2023 年浙江省无本地感染疟疾病例，全部为境外输入病例。其中，4 例为亚洲输入，

1 例为大洋洲输入，其余 113 例全部为非洲输入。病例输入数排前 5 位的国家依次为尼日利亚（30 例）、加纳（12 例）、刚果金（10 例）、科特迪瓦（9 例）和几内亚（8 例），这 5 个国家输入的病例数占总病例数的 58.47%。

（二）传疟媒介监测

1. 种群监测

2023 年浙江省共设传疟媒介种群监测点 55 个，采用灯诱法捕捉媒介按蚊。各监测点捕捉的蚊虫总数差异较大，从 0 只至 21906 只不等，平均每个监测点捕蚊 1295.03 只，每次监测平均捕蚊 726.81 只。平均每个监测点捕获按蚊 61.07 只，每次监测捕捉按蚊 34.27 只。经形态学鉴定，均为中华按蚊。种群监测结果显示，浙江省按蚊种群分布未变化，中华按蚊占按蚊比例为 100%。

2. 密度监测

5 ～ 10 月各监测点采用人诱法监测的按蚊经形态学鉴定均为中华按蚊。5 月上旬能在淳安监测到中华按蚊，密度为 0.42 只 /（人·时），10 月下旬能在淳安监测到中华按蚊，密度为 0.08 只 /（人·时）。7 月为浙江省中华按蚊密度高峰时间，7 月上旬中华按蚊平均密度为 3.08 只 /（人·时），7 月下旬为 2.25 只 /（人·时）。各监测点中，淳安中华按蚊月平均密度最高为 2.90 只 /（人·时），其次为衢江，为 0.13 只 /（人·时）。乐清全年均未捕捉到中华按蚊。

第三章

慢性非传染性疾病

第一节 恶性肿瘤

一、总体情况

2023 年浙江省报告恶性肿瘤病例 294378 例，报告发病率为 575.46/10 万，标化发病率为 390.22/10 万。2012 ～ 2023 年浙江省恶性肿瘤报告发病率总体呈上升趋势，见图 3.1.1。

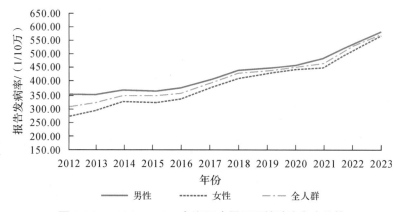

图 3.1.1　2012 ～ 2023 年浙江省居民恶性肿瘤发病趋势

（一）发病顺位

2023 年浙江省居民发病率排前 5 位的恶性肿瘤为肺癌、甲状腺癌、结直肠癌、乳腺癌和胃癌。其中，男性发病率排前 5 位的恶性肿瘤为肺癌、结直肠癌、前列腺癌、胃癌、甲状腺癌；女性发病率排前 5 位的恶性肿瘤为甲状腺癌、肺癌、乳腺癌、结直肠癌、胃癌。具体情况如表 3.1.1 所示。

表3.1.1　2023年浙江省居民发病率排前10位的恶性肿瘤

顺位	全人群			男性			女性		
	恶性肿瘤	发病率/（1/10万）	占比/%	恶性肿瘤	发病率/（1/10万）	占比/%	恶性肿瘤	发病率/（1/10万）	占比/%
1	肺癌	137.12	23.83	肺癌	145.69	24.97	甲状腺癌	129.56	22.83
2	甲状腺癌	88.07	15.30	结直肠癌	71.06	12.18	肺癌	128.53	22.65
3	结直肠癌	58.61	10.19	前列腺癌	60.22	10.32	乳腺癌	74.53	13.13
4	乳腺癌	37.50	6.52	胃癌	51.52	8.83	结直肠癌	46.13	8.13
5	胃癌	37.13	6.45	甲状腺癌	46.69	8.00	胃癌	22.71	4.00
6	前列腺癌[*]	60.22	5.24	肝癌	42.39	7.27	脑癌	21.86	3.85
7	肝癌	28.49	4.95	食管癌	19.94	3.42	宫颈癌	18.99	3.35
8	脑癌	18.49	3.21	淋巴瘤	19.01	3.26	子宫癌	14.71	2.59
9	淋巴瘤	16.35	2.84	脑癌	15.13	2.59	肝癌	14.55	2.56
10	胰腺癌	12.29	2.14	膀胱癌	14.45	2.48	淋巴瘤	13.67	2.41

注：采用男性人口为分母。

（二）人群分布

2023年，浙江省男性恶性肿瘤报告发病率为583.37/10万，标化发病率为368.55/10万；女性恶性肿瘤报告发病率为567.54/10万，标化发病率为413.01/10万。

2023年，浙江省男性与女性居民恶性肿瘤报告发病率随着年龄增长而增加。0～39岁人群恶性肿瘤报告发病率处于较低水平，40岁及以上人群报告发病率明显增加，60岁及以上人群报告发病率增加更为显著，但80岁及以上女性人群发病率有所下降，详见图3.1.2。

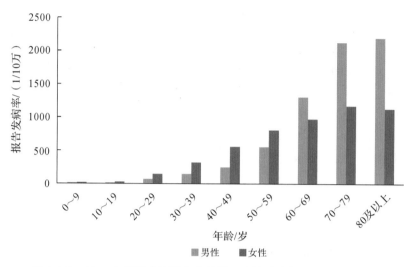

图 3.1.2　2023 年浙江省男性和女性居民恶性肿瘤年龄别报告发病率

二、常见恶性肿瘤

（一）肺癌

2023 年浙江省肺癌报告发病率为 137.12/10 万，居恶性肿瘤首位。

1. 人群分布

2023 年，浙江省男性居民肺癌报告发病率为 145.69/10 万，女性居民为 128.53/10 万，男性是女性的 1.13 倍。

2023 年浙江省居民肺癌报告发病率随年龄增长而增加，40 岁及以上人群报告发病率明显增加，70 ～ 79 岁达到高峰，80 岁及以上有所下降。男性和女性不同年龄组肺癌报告发病率变化趋势基本一致，详见图 3.1.3。

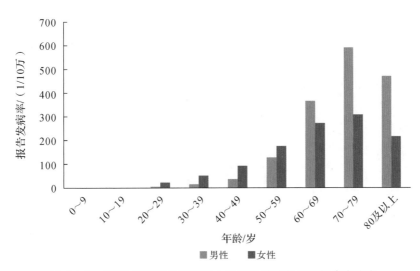

图 3.1.3 2023 年浙江省男性和女性居民肺癌年龄别报告发病率

2. 城乡分布

2023 年，浙江省城市居民肺癌报告发病率为 141.21/10 万，农村居民为 134.24/10 万，城市高于农村。

（二）甲状腺癌

2023 年浙江省甲状腺癌报告发病率为 88.07/10 万，居恶性肿瘤第 2 位。

1. 人群分布

2023 年，浙江省男性居民甲状腺癌报告发病率为 46.69/10 万，女性居民为 129.56/10 万，女性是男性的 2.77 倍。

与一般恶性肿瘤好发于老年人不同，甲状腺癌较多发生于青壮年，30 ～ 59 岁年龄组甲状腺癌发病数占 2023 年甲状腺癌总发病数的 73.49%，见图 3.1.4。

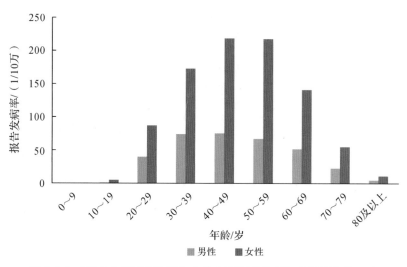

图 3.1.4　2023 年浙江省男性和女性居民甲状腺癌年龄别报告发病率

2. 城乡分布

2023 年，浙江省城市居民甲状腺癌报告发病率为 95.43/10 万，农村居民为 82.89/10 万，城市高于农村。

（三）结直肠癌

2023 年浙江省结直肠癌报告发病率为 58.61/10 万，居恶性肿瘤第 3 位。

1. 人群分布

2023 年，浙江省男性居民报告发病率为 71.06/10 万，女性居民为 46.13/10 万，男性是女性的 1.54 倍。

2023 年，浙江省居民结直肠癌报告发病率随年龄增长而增加，40 岁及以上人群结直肠癌报告发病率明显增加，且男性各年龄组结直肠癌报告发病率均高于女性，见图 3.1.5。

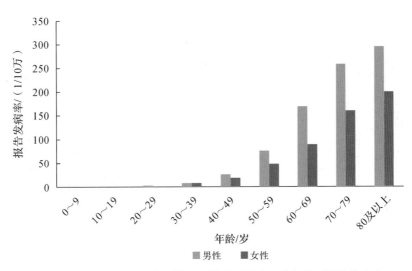

图 3.1.5 2023 年浙江省男性和女性居民结直肠癌年龄别报告发病率

2. 城乡分布

2023 年，浙江省城市居民结直肠癌报告发病率为 60.63/10 万，农村居民为 57.19/10 万，城市高于农村。

（四）胃癌

2023 年浙江省胃癌报告发病率为 37.13/10 万，居恶性肿瘤第 5 位。

1. 人群分布

2023 年，浙江省男性居民胃癌报告发病率为 51.52/10 万，女性居民为 22.71/10 万，男性是女性的 2.27 倍。

2023 年，浙江省居民胃癌报告发病率随年龄增长而增加，40 岁及以上人群胃癌报告发病率增加明显，见图 3.1.6。

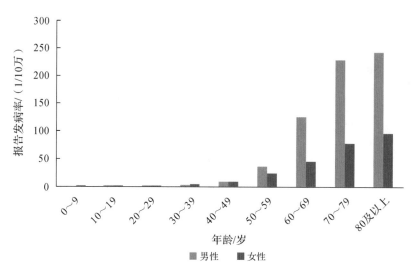

图 3.1.6　2023 年浙江省男性和女性居民胃癌年龄别报告发病率

2. 城乡分布

2023 年，浙江省城市居民胃癌报告发病率为 38.33/10 万，农村居民为 36.29/10 万，城市高于农村。

（五）乳腺癌

2023 年浙江省报告乳腺癌新发病例 19183 例，女性占 99.24%，女性报告发病率为 74.53/10 万，居女性恶性肿瘤第 3 位。

1. 年龄分布

2023 年浙江省女性乳腺癌发病率从 20 ～ 29 岁人群开始明显增加，50 ～ 59 岁人群发病率最高，见图 3.1.7。

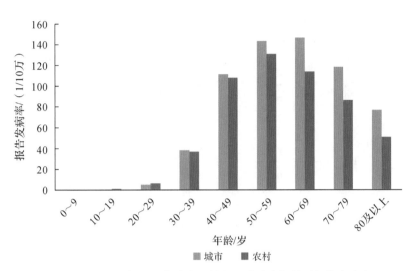

图 3.1.7　2023 年浙江省城乡女性居民乳腺癌年龄别报告发病率

2. 城乡分布

2023 年，浙江省城市女性乳腺癌报告发病率为 79.41/10 万，农村女性为 70.98/10 万，城市女性乳腺癌报告发病率是农村女性的 1.12 倍。

第二节　糖尿病

一、总体情况

2023 年浙江省报告糖尿病病例 288353 例，报告发病率为 563.69/10 万，标化发病率为 440.94/10 万。2013 ～ 2023 年浙江省糖尿病报告发病率呈整体上升趋势，见图 3.2.1。

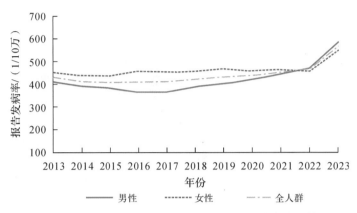

图 3.2.1　2013 ～ 2023 年浙江省居民糖尿病发病趋势

（一）类型构成

在 288353 例糖尿病病例中，1 型糖尿病 1200 例，占 0.42%，报告发病率为 2.35/10 万；2 型糖尿病 251874 例，占 87.34%，报告发病率为 492.38/10 万；妊娠期糖尿病 29750 例，占 10.32%，报告发病率为 116.47/10 万；其他糖尿病 5529 例，占 1.92%，报告发病率为 10.81/10 万。

（二）人群分布

2023 年，浙江省男性居民糖尿病报告发病率为 582.54/10 万，标化发病率为 441.09/10 万；女性居民糖尿病报告发病率为 544.78/10 万，标化发病率为 443.49/10 万。报告发病率男性高于女性，标化发病率女性高于男性。

2023 年，浙江省居民糖尿病报告发病率随着年龄增长而增加，20 ～ 29 岁人群糖尿病报告发病率明显开始上升，50 ～ 59 岁人群糖尿病报告发病率增加明显，80 岁及以上人群报告发病率开始下降，详见图 3.2.2。

＞＞＞＞＞

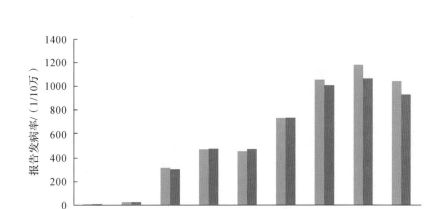

图 3.2.2　2023 年浙江省居民糖尿病年龄别报告发病率

（三）城乡分布

2023 年，浙江省城市居民糖尿病报告发病率为 571.92/10 万，农村居民为 557.90/10 万，城市高于农村。

二、主要糖尿病类型

（一）1型糖尿病

2023 年浙江省报告 1 型糖尿病 1200 例，报告发病率为 2.35/10 万。

1.人群分布

2023 年，浙江省男性居民 1 型糖尿病报告发病率为 2.63/10 万，女性居民为 2.06/10 万，男性高于女性。

各年龄组 1 型糖尿病报告发病率呈现波动型，先缓慢上升，10 ～ 19 岁达到一个高峰，报告发病率为 4.40/10 万，之后下降，30 ～ 39 岁降到最低点，随后再次上升且增速较快，60 岁及以上人群报告发病率趋于平稳，见图 3.2.3。

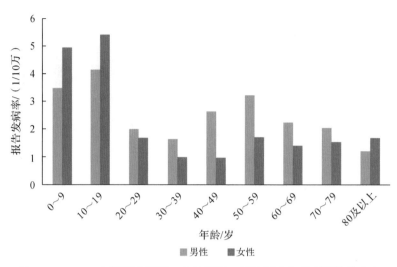

图 3.2.3　2023 年浙江省男性、女性居民 1 型糖尿病年龄别报告发病率

2. 城乡分布

2023 年，浙江省城市居民 1 型糖尿病报告发病率为 2.61/10 万，农村居民为 2.16/10 万，城市高于农村。

（二）2 型糖尿病

2023 年浙江省报告 2 型糖尿病 251874 例，报告发病率为 492.38/10 万。

1. 人群分布

2023 年，浙江省男性居民 2 型糖尿病报告发病率为 567.44/10 万，女性居民为 417.11/10 万，男性高于女性。

2 型糖尿病报告发病率随着年龄增长而上升，40 岁及以上人群报告发病率增加明显，见图 3.2.4。

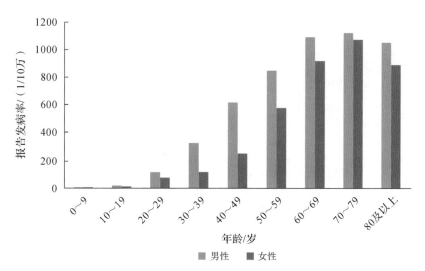

图 3.2.4　2023 年浙江省男性、女性居民 2 型糖尿病年龄别报告发病率

2. 城乡分布

2023 年，浙江省城市居民 2 型糖尿病报告发病率为 495.83/10 万，农村居民为 489.95/10 万，城市高于农村。

第三节　冠心病急性事件

一、总体情况

2023 年浙江省报告冠心病急性事件 36293 起，报告发病率为 70.95/10 万，标化发病率为 41.54/10 万。2013 ～ 2023 年冠心病急性事件报告发病率呈上升趋势，见图 3.3.1。

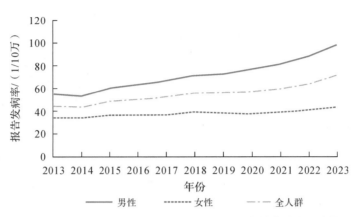

图 3.3.1　2013～2023 年浙江省居民冠心病急性事件发病趋势

（一）类型构成

36293 起冠心病急性事件中，急性心肌梗死占 82.37%，报告发病率为 58.44/10 万，心源性猝死占 6.04%，报告发病率为 4.29/10 万，其他冠心病死亡占 11.59%，报告发病率为 8.22/10 万。

（二）人群分布

2023 年，浙江省男性居民冠心病急性事件报告发病率为 97.92/10 万，女性居民为 43.91/10 万，男性是女性的 2.23 倍。标化发病率男性居民为 62.37/10 万，女性居民为 21.35/10 万。

随着年龄增加，冠心病急性事件报告发病率上升。30 岁开始缓慢上升，60 岁之后上升趋势明显加快，80 岁及以上人群报告发病率达到 601.67/10 万。各年龄组男性报告发病率均高于女性，见图 3.3.2。

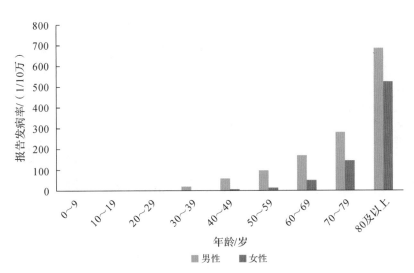

图 3.3.2　2023 年浙江省男性、女性居民冠心病急性事件年龄别报告发病率

（三）城乡分布

2023 年，浙江省城市居民冠心病急性事件报告发病率为 69.34/10 万，农村居民为 72.08/10 万，农村高于城市。

二、常见冠心病急性事件

（一）急性心肌梗死

2023 年浙江省共报告急性心肌梗死 29896 例，报告发病率为 58.44/10 万。

1. 人群分布

2023 年，浙江省男性居民急性心肌梗死报告发病率为 84.09/10 万，女性居民为 32.72/10 万，男性高于女性。

急性心肌梗死报告发病率随着年龄的增加而上升，40 岁以后，发病率缓慢上升，60 岁之后上升趋势明显加快。男性报告发病率均高于女性，见图 3.3.3。

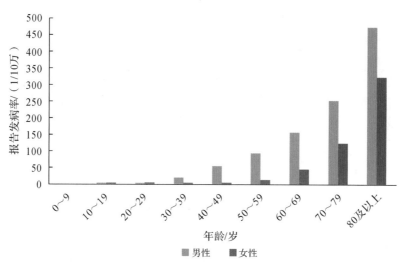

图 3.3.3　2023 年浙江省男性、女性居民急性心肌梗死年龄别报告发病率

2. 城乡分布

2023 年，浙江省城市居民急性心肌梗死报告发病率为 54.06/10 万，农村居民为 61.52/10 万，农村高于城市。

（二）心源性猝死

2023 年浙江省报告心源性猝死病例 2192 例，报告发病率为 4.29/10 万。

1. 人群分布

2023 年，浙江省男性居民心源性猝死报告发病率为 5.87/10 万，女性居民为 2.70/10 万，男性高于女性。

心源性猝死报告发病率随年龄增加而上升，60 岁之后上升趋势明显加快。各年龄组男性报告发病率均高于女性，见图 3.3.4。

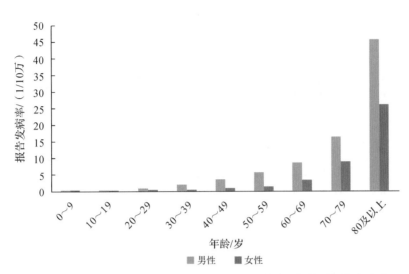

图 3.3.4   2023 年浙江省男性、女性居民心源性猝死年龄别报告发病率

2. 城乡分布

2023 年，浙江省城市居民心源性猝死报告发病率为 4.23/10 万，农村居民为 4.32/10 万，农村略高于城市。

第四节   脑卒中

一、总体情况

2023 年浙江省报告脑卒中病例 205552 例，报告发病率为 401.82/10 万，标化发病率为 222.68/10 万。2013 ～ 2023 年浙江省脑卒中报告发病率呈逐渐上升趋势，见图 3.4.1。

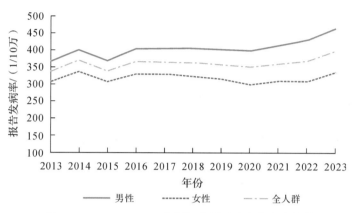

图 3.4.1 2013 ～ 2023 年浙江省居民脑卒中发病趋势

（一）类型构成

在 205552 例脑卒中病例中，出血性脑卒中占 15.68%，缺血性脑卒中占 82.76%，分类不明占 1.56%。出血性脑卒中报告发病率为 63.02/10 万，其中蛛网膜下腔出血占16.54%，脑出血占 83.46%；缺血性脑卒中报告发病率为 332.55/10 万，其中脑栓塞占5.50%，脑血栓形成占 9.92%，未分类占 84.58%（表 3.4.1）。

表3.4.1 2023年浙江省脑卒中报告发病率

（1/10万）

脑卒中诊断	浙江省			城市			农村		
	男性	女性	合计	男性	女性	合计	男性	女性	合计
出血性脑卒中	75.60	50.40	63.02	64.59	42.07	53.13	83.09	56.45	69.97
蛛网膜下腔出血	9.61	11.24	10.42	8.60	9.84	9.24	10.29	12.25	11.26
脑出血	65.99	39.16	52.60	55.99	32.23	43.89	72.80	44.20	58.71
缺血性脑卒中	384.09	280.88	332.55	370.18	259.16	313.67	393.55	296.65	345.82
脑栓塞	21.22	15.36	18.29	15.11	10.31	12.66	25.37	19.03	22.25
脑血栓形成	39.71	26.26	32.99	36.32	22.69	29.38	42.01	28.85	35.53
未分类	323.17	239.26	281.27	318.76	226.16	271.62	326.16	248.77	288.05
分类不明	7.06	5.44	6.25	5.27	3.90	4.57	8.28	6.57	7.44
合计	466.75	336.72	401.82	440.04	305.13	371.37	484.92	359.67	423.23

（二）人群分布

2023 年，浙江省居民脑卒中报告发病率为 401.82/10 万，标化发病率为 222.68/10 万；男性居民报告发病率为 466.75/10 万，标化发病率为 274.00/10 万；女性居民报告发病率为 336.72/10 万，标化发病率为 173.36/10 万。男性高于女性。

脑卒中报告发病率随年龄增长而上升，50 岁以后报告发病率增加明显，80 岁及以上人群报告发病率达到 2946.17/10 万，见图 3.4.2。

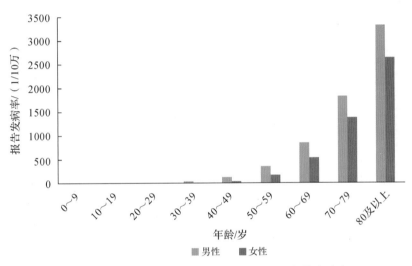

图 3.4.2　2023 年浙江省居民脑卒中年龄别报告发病率

（三）城乡分布

2023 年，浙江省城市居民脑卒中报告发病率为 371.37/10 万，农村居民为 423.23/10 万，农村高于城市。

二、主要脑卒中类型

（一）脑出血

2023 年浙江省报告脑出血病例 26905 例，占所有脑卒中病例的 13.09%，报告发病率为 52.60/10 万。

1. 人群分布

2023 年，浙江省男性居民脑出血报告发病率为 65.99/10 万，女性居民为 39.16/10 万，男性高于女性。

脑出血发病率随年龄增长而上升，60 岁以后报告发病率增加明显，80 岁及以上人群发病率达 337.19/10 万。各年龄组男性居民脑出血报告发病率均高于女性居民，见图 3.4.3。

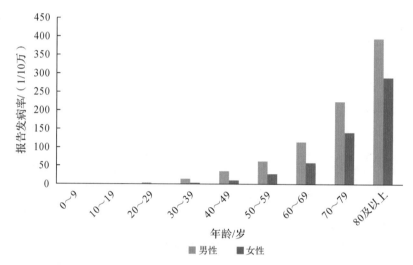

图 3.4.3　2023 年浙江省男性、女性居民脑出血年龄别发病率

2. 城乡分布

2023 年，浙江省城市居民脑出血报告发病率为 43.89/10 万，农村居民为 58.71/10 万，城市低于农村。

（二）缺血性脑卒中

2023 年浙江省报告缺血性脑卒中（脑梗死）病例 170117 例，占脑卒中总病例数的 82.76%，报告发病率为 332.55/10 万。

1. 人群分布

2023 年，浙江省男性居民报告发病率为 384.09/10 万，女性居民为 280.88/10 万，男性高于女性。

缺血性脑卒中报告发病率随年龄增长而上升，50 岁以后报告发病率增加明显，除 0～9 岁年龄组外，各年龄组男性报告发病率均高于女性，见图 3.4.4。

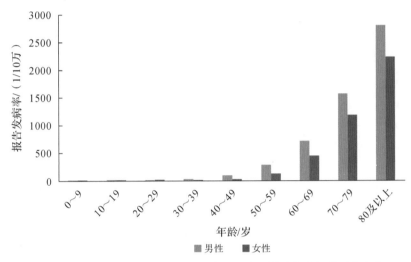

图 3.4.4　2023 年浙江省男性、女性居民缺血性脑卒中年龄别发病率

2. 城乡分布

2023 年，浙江省城市居民缺血性脑卒中报告发病率为 313.67/10 万，农村居民为 345.82/10 万，城市低于农村。

第四章

伤害

第一节　总体情况

2008 ～ 2023 年，浙江省伤害监测点由 9 个增加到 13 个，报告的伤害监测病例数由 57098 例增至 183113 例，增加 220.70%，见图 4.1.1。

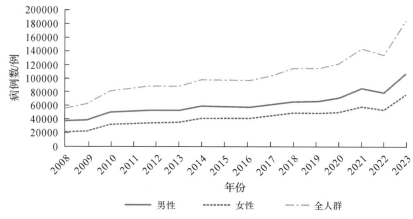

图 4.1.1　2008 ～ 2023 年浙江省伤害监测病例数变化趋势

第二节　伤害类型

2023 年，浙江省伤害病例所受伤害居前 5 位的分别为跌伤 / 坠落份（32.46%）、钝器伤（15.93%）、交通伤（13.96%）、锐器伤（13.10%）和动物伤（12.91%），其病例数占伤害总病例数的 88.36%。

一、城乡伤害差异

2023 年，浙江省城市地区与农村地区的前 5 位伤害相同，但顺位有所差异，城市地区依次为跌伤 / 坠落伤、钝器伤、锐器伤、交通伤和动物伤，农村地区依次为跌伤 / 坠落伤、动物伤、交通伤、钝器伤和锐器伤。其病例数分别占城市地区与农村地区伤害病例数的 85.15% 和 90.64%，城市地区钝器伤和锐器伤的构成比高于农村，跌伤 / 坠落伤、交通伤和动物伤的构成比低于农村。

二、不同人群伤害差异

2023 年，浙江省男性、女性伤害病例所受伤害前 5 位相同，但顺位有所差异，男性依次为跌伤 / 坠落伤、钝器伤、锐器伤、交通伤和动物伤，女性依次为跌伤 / 坠落伤、动物伤、交通伤、钝器伤和锐器伤。其病例数分别占男性与女性伤害病例数的 88.37% 和 88.34%，女性跌伤 / 坠落伤、交通伤和动物伤的构成比高于男性，钝器伤和锐器伤构成比低于男性（表 4.2.1）。

表4.2.1　2023年浙江省伤害监测病例伤害类型分地区分性别构成

（%）

伤害类型	城市			农村			浙江省		
	男性	女性	小计	男性	女性	小计	男性	女性	小计
跌伤 / 坠落伤	29.61	35.09	31.93	31.06	35.38	32.83	30.46	35.26	32.46
钝器伤	20.49	13.28	17.43	18.14	10.17	14.87	19.10	11.49	15.93
交通伤	11.75	13.86	12.65	13.44	16.98	14.89	12.75	15.66	13.96
锐器伤	15.71	10.88	13.66	14.85	9.61	12.70	15.20	10.14	13.10
动物伤	7.83	11.71	9.48	12.96	18.78	15.35	10.86	15.79	12.91
中毒	1.56	1.03	1.34	1.14	1.17	1.15	1.32	1.10	1.23

续表

伤害类型	城市			农村			浙江省		
	男性	女性	小计	男性	女性	小计	男性	女性	小计
烧烫伤	1.13	1.18	1.15	1.11	1.33	1.20	1.12	1.27	1.18
窒息 / 溺水	0.01	0.01	0.01	0.02	0.02	0.02	0.02	0.02	0.02
性侵犯	0.00	0.00	0.00	0.00	0.00	0.00	0.00	0.00	0.00
其他或不详	11.91	12.96	12.35	7.28	6.56	6.99	9.17	9.27	9.21
合计	100.00	100.00	100.00	100.00	100.00	100.00	100.00	100.00	100.00

不同年龄组所受伤害情况：0～14 岁以跌伤 / 坠落伤为主，占 43.33%，其次为动物伤（21.76%）与钝器伤（13.19%）；15～34 岁以跌伤 / 坠落伤、钝器伤、动物伤、锐器伤和交通伤为主，其病例数占该年龄组报告病例数的 24.45%、17.84%、15.47%、14.75% 和 14.18%；35～59 岁以跌伤 / 坠落伤、钝器伤、交通伤、锐器伤和动物伤为主，其病例数分别占该年龄组报告病例数的 25.43%、19.95%、16.04%、15.48% 和 10.59%；60 岁及以上老年人以跌伤 / 坠落伤为主，占 44.81%，其次为交通伤（15.28%）和锐器伤（11.21%）。具体情况如图 4.2.1 所示。

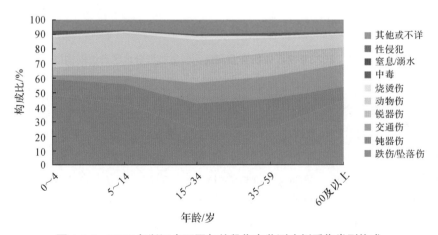

图 4.2.1　2023 年浙江省不同年龄段伤害监测病例受伤类型构成

第三节　伤害分布

一、人群分布

2023 年浙江省报告伤害监测病例 183113 例，其中男性 106909 例，占 58.38%，女性 76204 例，占 41.62%，男、女性别比为 1.40 ∶ 1。

其中 0 ～ 4 岁、5 ～ 14 岁、15 ～ 34 岁、35 ～ 59 岁、60 岁及以上年龄组伤害病例数的构成比分别为 3.25%、10.64%、21.79%、39.78% 和 24.54%。伤害病例数以 35 ～ 59 岁和 60 岁及以上年龄组最多，占全部报告病例的 64.32%，见图 4.3.1。

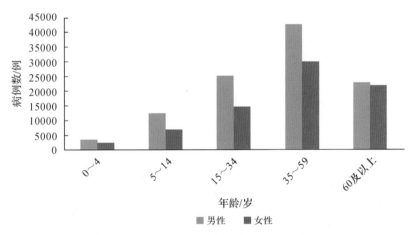

图 4.3.1　2023 年浙江省不同年龄段伤害病例数

伤害病例按职业分析，居前 5 位的分别为工人（35.98%）、农 / 渔业劳动者（17.71%）、学生（13.66%）、农民工（7.76%）和离退休家务（6.00%），见图 4.3.2。

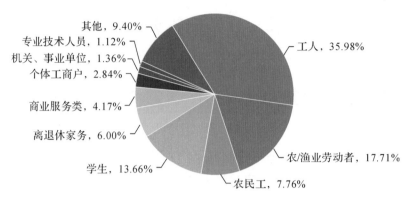

图 4.3.2　2023 年浙江省伤害病例职业构成

二、城乡分布

2023 年，浙江省城市地区报告伤害监测病例 75993 例，农村地区报告 107120 例，农村多于城市。

三、时间分布

从月份分布来看，2023 年浙江省报告伤害病例最多的是 5 月份（9.72%），最少的是 1 月份（4.97%），见图 4.3.3。

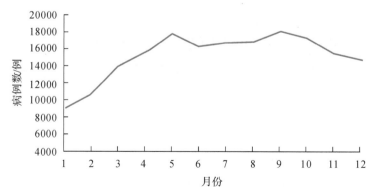

图 4.3.3　2023 年浙江省每月伤害病例数

第四节　伤害流行特征

一、伤害发生地点

2023 年，浙江省伤害发生地点以家（包括院子）、工作场所（工厂 / 工地 / 农田）和街道 / 城区为主，分别占 41.25%、25.06% 和 21.59%，见图 4.4.1。受伤时活动以空闲、工作和做家务为主，分别占 48.94%、28.60% 和 11.21%，见图 4.4.2。

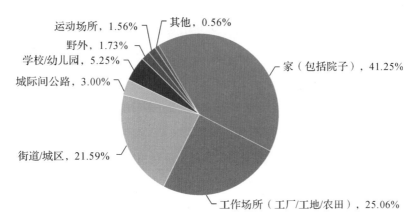

图 4.4.1　2023 年浙江省伤害病例伤害发生地点

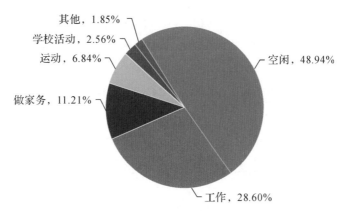

图 4.4.2　2023 年浙江省伤害病例伤害发生时活动类型

二、伤害发生部位

伤害病例的受伤部位以上肢（32.17%）、下肢（28.51%）和头部（23.11%）为主，男、女性前 3 位受伤部位相同，0～4 岁儿童以头部（48.48%）为主，60 岁及以上老年人以下肢（30.41%）为主。不同伤害类型导致的受伤部位构成有所不同，跌伤/坠落伤的主要受伤部位是下肢（31.62%），钝器伤的主要受伤部位是上肢（33.72%），交通伤的主要受伤部位是下肢（34.73%），锐器伤的主要受伤部位是上肢（65.20%），动物伤的受伤部位以上肢（58.76%）为主，中毒的受伤部位以消化道（52.18%）为主，烧烫伤的受伤部位以上肢（46.76%）为主，窒息/溺水的主要受伤部位是呼吸道（46.88%）。其中 18 岁以下儿童跌伤/坠落伤、钝器伤、交通伤的主要受伤部位分别为下肢（31.62%）、上肢（33.72%）和下肢（34.73%），详见表 4.4.1。

表4.4.1　2023年浙江省医院伤害病例受伤原因按受伤部位构成

（%）

受伤部位	跌伤/坠落伤	钝器伤	交通伤	锐器伤	动物伤	中毒	烧烫伤	窒息/溺水
头部	24.85	29.10	25.84	6.67	5.98	5.65	15.14	21.87
上肢	22.90	33.72	19.91	65.20	58.76	7.42	46.76	0.00
下肢	31.62	22.76	34.73	23.74	33.79	4.71	33.01	0.00
躯干	19.27	14.09	17.19	0.89	1.46	1.73	4.86	18.75
呼吸道	0.01	0.01	0.03	3.42	0.00	2.62	0.18	46.88
消化道	0.16	0.07	0.17	0.08	0.00	52.18	0.00	0.00
神经系统	1.19	0.25	2.13	0.00	0.01	25.69	0.05	12.50
合计	100.00	100.00	100.00	100.00	100.00	100.00	100.00	100.00

三、伤害意图构成

伤害意图分为非故意、自己故意、他人故意和意图不明，各类意图病例数分别占报告伤害病例数的 97.59%、0.28%、2.02% 和 0.11%。伤害意图构成比在城市地区和农村地区的顺位一致，城市地区 4 种伤害意图构成分别为 98.13%、0.20%、1.58% 和 0.09%，农村地区 4 种伤害意图构成分别为 97.21%、0.33%、2.34% 和 0.12%。

四、伤害结果

90.47% 的就诊病例经处理后回家，7.70% 的病例住院，1.04% 的病例留观，0.52% 的病例转送其他医院，0.06% 的病例死亡。城市地区就诊病例经处理后回家、住院、留观、转院和死亡的比例分别为 92.29%、5.04%、1.88%、0.47% 和 0.02%，农村地区该比例分别为 89.18%、9.58%、0.45%、0.56% 和 0.09%。

五、伤害严重程度

轻微浅表伤占 61.40%，中等程度伤占 31.64%，需要快速处理的严重伤害占 0.45%，无明显伤害占 6.23%，不详占 0.28%。其中城市地区轻微浅表伤、中等程度伤、需要快速处理的严重伤害、无明显伤害和不详的构成比分别为 60.94%、28.93%、0.40%、9.14% 和 0.59%。农村地区该构成比分别为 61.72%、33.57%、0.47%、4.18% 和 0.06%。不同年龄段伤害严重程度不同，18 岁以下儿童轻微浅表伤、中等程度伤分别占 67.91%、25.02%，60 岁及以上老年人轻微浅表伤、中等程度伤分别占 54.02%、38.07%，老年人中等程度伤的占比显著高于儿童。

第五章

地方病

第一节　碘缺乏病

一、碘营养水平

（一）碘盐监测结果

2023 年浙江省 11 个地级市共 90 个县（市、区）开展了碘盐监测，全省没有监测盲点，碘盐监测工作覆盖率和有效监测率均为 100%。全省共检测居民食用盐样品 28739 份，其中碘盐 27343 份，合格碘盐 26587 份，非碘盐 1396 份，碘盐覆盖率为 95.14%，合格碘盐食用率为 92.51%。

在市级水平，全省有 5 个地级市的居民碘盐覆盖率小于 95%，但其合格碘盐食用率均在 90% 以上，见表 5.1.1。

在县级水平，全省有 41 个县（市、区）（45.56%）的居民碘盐覆盖率小于 95%。但 90 个县（市、区）合格碘盐食用率均已达到国家消除碘缺乏病标准（＞90%）要求。

表5.1.1　2023年浙江省各地级市碘盐监测汇总表

地级市	盐样检测份数 / 份	非碘盐份数 / 份	碘盐份数 / 份	合格碘盐份数 / 份	碘盐覆盖率 /%	合格碘盐覆盖率 /%	有效监测率 /%	上报率 /%
杭州	4156	167	3989	3878	95.98	93.31	100.00	100.00
宁波	3150	198	2952	2906	93.71	92.25	100.00	100.00
温州	3786	160	3626	3487	95.77	92.10	100.00	100.00
嘉兴	2313	122	2191	2133	94.73	92.22	100.00	100.00
湖州	1740	86	1654	1606	95.06	92.30	100.00	100.00
绍兴	1891	90	1801	1748	95.24	92.44	100.00	100.00
金华	2848	164	2684	2596	94.24	91.15	100.00	100.00
衢州	1894	55	1839	1772	97.10	93.56	100.00	100.00
舟山	1260	72	1188	1168	94.29	92.70	100.00	100.00
台州	2843	153	2690	2634	94.62	92.65	100.00	100.00
丽水	2858	129	2729	2659	95.49	93.04	100.00	100.00
合计	28739	1396	27343	26587	95.14	92.51	100.00	100.00

（二）8～10周岁儿童尿碘水平

2023年浙江省共检测全省90个县（市、区）8～10周岁儿童尿碘19134份，尿碘中位数为188.6μg/L，根据WHO/ICCIDD/UNICEF碘营养评价标准，尿碘中位数处于适宜水平。尿碘水平在100μg/L以下的比例小于50%，50μg/L以下的比例小于20%，详见表5.1.2。

表5.1.2　2023年浙江省各地级市8～10周岁儿童尿碘情况

地级市	检测数 / 份	尿碘中位数 /（μg/L）	＜ 50μg/L 占比 /%	＜ 100μg/L 占比 /%
杭州	2782	179.1	3.92	18.22
宁波	2100	176.7	4.24	15.43
温州	2522	169.0	6.07	19.79
嘉兴	1518	200.1	3.36	12.45
湖州	1151	209.9	4.08	12.16
绍兴	1260	195.0	2.7	12.06
金华	1893	187.4	3.33	15.80
衢州	1261	202.0	3.25	13.80
舟山	840	193.0	2.74	14.17
台州	1897	187.0	2.64	14.44
丽水	1910	208.8	4.66	13.93
总计	19134	188.6	3.91	15.38

（三）孕妇尿碘水平

2023年浙江省共检测全省90个县（市、区）孕妇尿碘9605份，孕妇尿碘中位数为155.80μg/L，所有县（市、区）孕妇尿碘中位数都大于150μg/L，表明孕妇人群碘营养适宜，达到了《重点地方病控制和消除评价办法（2019版）》中辅助指标之一的要求。

二、碘缺乏病病情

2023 年浙江省在抽取的县（市、区）开展碘缺乏病病情监测，共检查 8～10 周岁在校学生 6379 名（B 超法），检出甲状腺弥漫性肿大（简称甲肿）者 163 名，肿大率为 2.56%，总体达到国家碘缺乏病消除标准（< 5%）。抽取的县（市、区）中，甲肿率最高的为 4.76%，最低的为 0.00%，均达到碘缺乏病消除标准要求，见表 5.1.3。

表5.1.3　2023年浙江省各监测县（市、区）8～10周岁学生碘缺乏病病情监测结果

序号	地级市	县（市、区）	检查人数／人	甲肿人数／人	甲肿率／%
1	杭州	上城区	212	6	2.83
		余杭区	210	5	2.38
		富阳区	210	0	0.00
		桐庐县	210	8	3.81
		建德市	219	10	4.57
2	宁波	北仑区	210	8	3.81
		鄞州区	210	0	0.00
		奉化区	210	8	3.81
		慈溪市	210	5	2.38
3	温州	瓯海区	210	9	4.29
		洞头区	210	8	3.81
		平阳县	210	9	4.29
		乐清市	210	8	3.81
4	嘉兴	海盐县	210	5	2.38
		平湖市	210	8	3.81
5	湖州	吴兴区	215	10	4.65
		南浔区	265	3	1.13
6	绍兴	上虞区	210	3	1.43
		新昌县	210	4	1.90
7	金华	金东区	210	5	2.38

序号	地级市	县（市、区）	检查人数／人	甲肿人数／人	甲肿率／%
		浦江县	210	4	1.90
		兰溪市	213	2	0.94
8	衢州	衢江区	210	2	0.95
		龙游县	210	3	1.43
9	舟山	定海区	210	10	4.76
10	台州	仙居县	210	8	3.81
		临海市	210	0	0.00
11	丽水	莲都区	210	7	3.33
		遂昌县	210	1	0.48
		景宁县	215	4	1.86
		合计	6379	163	2.56

三、碘缺乏病健康教育

2023年浙江省抽取建德市、鄞州区、洞头区、金东区、定海区5个县（市、区）作为健康教育监测点，开展碘缺乏病健康教育工作。

（一）目标人群碘缺乏病防治知识基线调查

抽取15个乡镇中心小学五年级504名学生参加了问卷基线调查，应答率为100.00%，防治知识知晓率为79.63%；抽取15个乡镇家庭主妇236名参加了问卷基线调查，应答率为100.00%，防治知识知晓率为78.95%。具体情况如表5.1.4所示。

表5.1.4　2023年浙江省碘缺乏病健康教育目标人群基线调查结果

县（市、区）	五年级学生			家庭主妇		
	应答数/道	答对数/道	知晓率/%	应答数/道	答对数/道	知晓率/%
建德	270	203	71.59	135	90	66.67
鄞州	294	217	73.81	135	109	80.74
洞头	270	197	72.96	135	90	66.67
金东	270	172	63.70	135	123	91.10
定海	408	333	81.62	168	147	87.50
合计	1512	1204	79.63	708	559	78.95

（二）开展碘缺乏病健康教育活动情况

5个项目县（市、区）在项目开展期间，共计发放各种地方病相关宣传单50份、宣传画134张、宣传手册60册、折页5465册、丛书50册，广播5次、投放公益广告7次、播放科普节目25次，张贴悬挂宣传标语50条，开设宣传栏11期，完成目标人群培训共4379人次。

（三）目标人群碘缺乏病防治知识效果评价调查

采取碘缺乏病健康教育干预措施后，小学生知识知晓率为97.16%，家庭主妇知识知晓率为96.31%，见表5.1.5。

表5.1.5　2023年浙江省碘缺乏病健康教育目标人群效果评价调查结果

县（市、区）	五年级学生			家庭主妇		
	应答数/道	答对数/道	知晓率/%	应答数/道	答对数/道	知晓率/%
建德	270	270	100.00	135	135	100.00
鄞州	297	297	100.00	135	134	99.26
洞头	270	266	98.52	135	131	97.04
金东	270	270	100.00	135	131	97.04
定海	408	369	90.44	192	174	90.62
合计	1515	1472	97.16	732	705	96.31

第二节　地方性氟中毒

一、饮水型地方性氟中毒基本情况与水氟含量监测

2023年浙江省对饮水型地方性氟中毒的全部34个病区县（市、区）295个病区村进行了调查，病区常住人口为216922人。截至目前，295个病区村已得到改水，改水率为100.00%，改水设施均运转良好。已改水村检测水样295份，水氟含量均值为0.18mg/L，标准差为0.14mg/L，分布范围为0.01～0.98mg/L。无水氟含量大于1mg/L的水样，符合国家标准，详见表5.2.1。

表5.2.1　2023年浙江省外环境水氟含量监测情况

地级市	已改水村数 / 个	常住人口数 / 人	水氟含量 /（mg/L）	标准差	分布 /（mg/L）
杭州	38	3.91	0.12	0.08	0.06～0.40
宁波	15	0.52	0.01	0.03	0.01～0.10
温州	5	1.71	0.16	0.11	0.10～0.35
湖州	18	0.38	0.23	0.08	0.11～0.47
绍兴	8	0.31	0.11	0.03	0.05～0.15
金华	124	11.73	0.22	0.13	0.01～0.65
衢州	5	0.34	0.47	0.27	0.29～0.90
台州	61	1.71	0.12	0.13	0.03～0.98
丽水	21	1.08	0.21	0.16	0.04～0.66
合计	295	21.69	0.18	0.14	0.01～0.98

二、氟斑牙病情

2023 年浙江省对饮水型地方性氟中毒的全部 34 个病区县 295 个病区村的 8 ～ 12 岁儿童进行了调查，共调查了 2918 人，氟斑牙患病率为 1.99%，氟斑牙指数为 0.05，所有地级市氟斑牙患病率均小于 30%，见表 5.2.2。

表5.2.2　2023年浙江省地方性氟中毒病区村8～12岁儿童氟斑牙患病情况

地级市	检查人数	正常人数	可疑人数	极轻度人数	轻度人数	中度人数	重度人数	总病例数／例	氟斑牙患病率/%	氟斑牙指数
杭州	354	354	0	0	0	0	0	0	0.00	0.00
宁波	106	106	0	0	0	0	0	0	0.00	0.00
温州	74	67	4	2	1	0	0	3	4.05	0.08
湖州	124	122	0	2	0	0	0	2	1.61	0.02
绍兴	30	26	4	0	0	0	0	0	0.00	0.07
金华	1529	1418	63	14	31	3	0	48	3.14	0.08
衢州	61	58	0	1	1	1	0	3	4.92	0.10
台州	376	364	10	1	0	1	0	2	0.53	0.02
丽水	264	256	8	0	0	0	0	0	0.00	0.02
合计	2918	2771	89	20	33	5	0	58	1.99	0.05

三、饮水型地方性氟中毒健康教育

（一）目标人群饮水型地方性氟中毒防治知识基线调查

2023 年浙江省选择富阳区、德清县、东阳市、义乌市、仙居县、龙泉市 6 个病区县（市、区）开展了饮水型地方性氟中毒健康教育工作。其中目标人群地方病防治知识问卷（基线调查）共抽取 18 个乡镇中心小学五年级 574 名学生参加了问卷基线调查，应答率为 100.00%，防治知识知晓率为 73.52%；抽取 18 个乡镇家庭主妇 320 名参加了问卷基线调查，应答率为 100.00%，防治知识知晓率为 75.00%。具体情况如表 5.2.3 所示。

表5.2.3　2023年浙江省地方性氟中毒健康教育目标人群基线调查结果

县（市、区）	五年级学生			家庭主妇		
	应答数/道	答对数/道	知晓率/%	应答数/道	答对数/道	知晓率/%
富阳	270	195	72.22	135	92	68.15
德清	270	213	78.89	135	76	56.30
东阳	306	214	69.93	171	130	76.02
义乌	330	292	88.48	240	211	87.92
仙居	270	131	48.52	135	98	72.59
龙泉	276	221	80.07	144	113	78.47
合计	1722	1266	73.52	960	720	75.00

（二）开展饮水型地方性氟中毒健康教育活动情况

6个病区县（市、区）在项目开展期间，开展了一系列健康教育活动。其中，播放科普节目8次，投放公益广告3次，广播3次，报刊发表文章5篇，发放宣传单800张、手册1090册、折页2687册、丛书935册，制作宣传栏17期，张贴悬挂标语24条。在19个乡镇宣传咨询活动，共31次；在18个乡镇开展家庭主妇培训，共33村885人；在25所小学进行健康教育，共1815人。

（三）目标人群饮水型地方性氟中毒防治知识效果评价调查

采取健康教育干预措施后6个病区县(市、区)18个乡镇中，小学生正确答题1655题，知识知晓率为96.11%；家庭主妇正确答题919题，知识知晓率为95.73%具体情况如表5.2.4所示。

表5.2.4　2023年浙江省地方性氟中毒健康教育目标人群效果评价调查结果

县（市、区）	五年级学生			家庭主妇		
	应答数/道	答对数/道	知晓率/%	应答数/道	答对数/道	知晓率/%
富阳	270	255	94.44	135	131	97.04
德清	270	256	94.81	135	120	88.89

续表

县 （市、区）	五年级学生			家庭主妇		
	应答数 / 道	答对数 / 道	知晓率 /%	应答数 / 道	答对数 / 道	知晓率 /%
东阳	306	287	93.79	171	160	93.57
义乌	330	329	99.70	240	237	98.75
仙居	270	263	97.41	135	130	96.30
龙泉	276	265	96.01	144	141	97.92
合计	1722	1655	96.11	960	919	95.73

第六章

食源性疾病

第一节　食源性疾病病例监测

2023 年浙江省报告食源性疾病病例 64119 例。

一、人群分布

2023 年浙江省报告的食源性疾病病例中，男性、女性分别占 51.93%、48.07%。婴幼儿阶段及青壮年阶段的报告病例数出现了两个高峰，见图 6.1.1。病例的主要职业为农民、学生、工人等，见表 6.1.1，情况与历年基本一致。

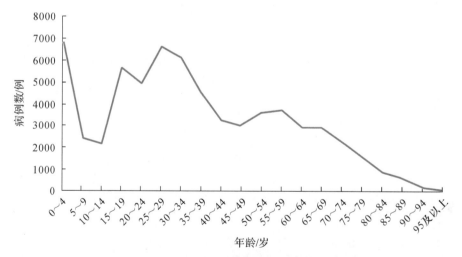

图 6.1.1　2023 年浙江省食源性疾病病例的年龄分布

表6.1.1　2023年浙江省食源性疾病病例的职业分布

职业	病例数 / 例	构成比 /%
农民	15547	24.25
学生	8394	13.09
工人	6892	10.75
家务及待业	6333	9.88
散居儿童	6123	9.55
商业服务	4379	6.83
干部职员	3498	5.46
离退人员	2253	3.51
托幼儿童	1944	3.03
民工	1028	1.60
医务人员	957	1.49
教师	778	1.21
餐饮食品业	213	0.33
渔民	76	0.12
牧民	11	0.02
其他 / 不详	5693	8.88
合计	64119	100.00

二、时间分布

从时间分布来看，2023 年浙江省报告的食源性疾病病例在 1～4 月较少，从 5 月起开始增多，主要集中在 5～10 月，此时间段内共报告了 39415 例，8 月份达到最高峰，报告了 7460 例，见图 6.1.2。

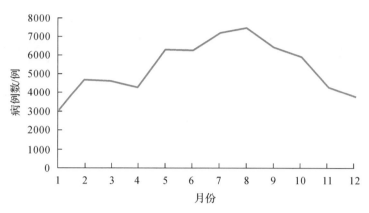

图 6.1.2　2023 年浙江省每月报告食源性疾病病例情况

三、地区分布

浙江省报告病例数总体上与各地级市接诊食源性疾病病例的医疗机构数量有关。其中报告病例数居前 3 位的分别是杭州市、金华市和台州市，报告病例数分别为 9883 例、8140 例和 7674 例，见图 6.1.3。

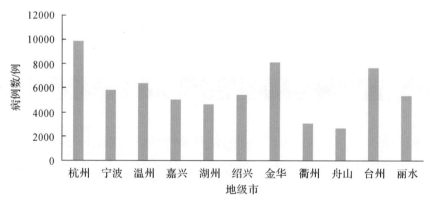

图 6.1.3　2023 年浙江省各地级市报告食源性疾病病例数

第二节 食源性疾病事件

2023年，浙江省报告食源性疾病事件257起，发病1264人，住院159人，死亡3人（毒蘑菇）。毒蘑菇和细菌为主要致病因素，其中毒蘑菇中毒事件报告149起，发病470人，住院108人，死亡3人。暴发场所包括家庭（142起）、街头摊点（3起）、其他（3起）和小型餐馆（1起）。细菌性食源性疾病事件报告61起，发病488人，住院14人，无死亡病例。主要致病菌为副溶血性弧菌（28起）、沙门氏菌（21起）、致泻性大肠埃希氏菌（5起）、金黄色葡萄球菌及其毒素（4起）等。另外，有毒植物及其毒素导致的食源性疾病事件报告14起，致病食品包括未烧熟的菜豆（3起）、地瓜籽（3起）、铁树果（3起）、乌头（1起）、银杏果（1起）、水仙花茎叶（1起）、桐油（1起）、石楠叶（1起）。化学性食源性疾病事件报告9起，致病因素分别为N-亚硝基化合物（4起）、亚硝酸盐（3起）、铅（1起）、杀鼠剂（1起）。病毒性食源性疾病事件报告5起，均为诺如病毒引起。有毒动物及其毒素引起的中毒事件报告4起，分别为进食淡水石斑鱼鱼卵（2起）、织纹螺（1起）和河鲀（1起）所致。事件发生场所以家庭占比最大（180起，占70.04%），其次是餐饮服务场所（68起，占26.46%）。发生在家庭的事件的致病因素主要包括毒蕈毒素（毒蘑菇）（142起）、有毒植物及其毒素（11起）、细菌（8起）、化学性（7起）、有毒动物及其毒素（3起）和不明因素（9起）。餐饮服务场所以餐馆（39起）和食堂（17起）暴发事件数最多。发生在餐饮服务场所的事件的致病因素主要包括细菌（49起）、病毒（5起）、毒蕈毒素（毒蘑菇）（5起）、化学性（2起）、有毒动物及其毒素（1起）、有毒植物及其毒素（1起）和不明因素（5起）等。在查明致病食品的事件中，引起中毒的食物类别主要为毒蘑菇（149起）、水产品（19起）、肉与肉制品（13起）、有毒植物（12起）、蔬菜（8起）、粮食制品（8起）等。

第七章

儿童青少年健康状况

第一节　中小学生健康状况

一、生长发育水平

（一）身高

2023 年浙江省中小学生身高发育等级百分比分别为下等 0.77%，中下等 7.16%，中等 67.52%，中上等 20.13%，上等 4.41%。其中，男生身高发育等级百分比分别为下等 0.81%，中下等 7.33%，中等 67.38%，中上等 20.11%，上等 4.38%；女生身高发育等级百分比分别为下等 0.73%，中下等 6.97%，中等 67.68%，中上等 20.16%，上等 4.45%。具体情况如表 7.1.1 所示。

表7.1.1　2023年浙江省中小学生不同年龄段身高发育等级百分比

（%）

学段	男生					女生				
	下等	中下等	中等	中上等	上等	下等	中下等	中等	中上等	上等
小学	0.89	9.09	68.41	17.25	4.37	0.72	8.30	67.87	18.85	4.25
初中	0.79	5.30	64.91	24.46	4.54	0.82	5.29	68.32	21.52	4.04
高中	0.66	6.05	68.26	20.84	4.19	0.65	6.25	66.51	21.22	5.37

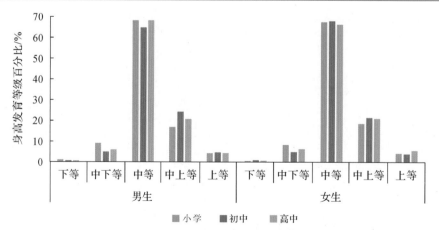

图 7.1.1　2023 年浙江省中小学生身高发育等级百分比学段和性别分布

（二）体重

2023 年浙江省 18 岁男生平均体重为 69.12kg，18 岁女生平均体重为 54.99kg，见表 7.1.2。2023 年浙江省各年龄组男生平均体重均高于女生，13 岁以后男、女生体重差距加大，18 岁男生平均体重超出女生 14.13kg，见表 7.1.2。

表7.1.2　2023年浙江省中小学生不同年龄段体重值

（kg，均数±标准差）

年龄 / 岁	男生	女生
6	23.42 ± 4.66	22.32 ± 4.08
7	26.11 ± 5.71	24.55 ± 4.71
8	29.90 ± 7.11	27.83 ± 5.77
9	34.09 ± 8.68	31.80 ± 7.19
10	38.94 ± 10.34	36.89 ± 8.71
11	43.60 ± 11.53	42.04 ± 9.53
12	49.83 ± 12.78	47.40 ± 10.15
13	55.33 ± 13.68	50.62 ± 10.01
14	60.40 ± 14.03	52.63 ± 10.01
15	64.33 ± 14.06	54.23 ± 9.73
16	67.08 ± 14.15	55.09 ± 9.87
17	68.80 ± 13.87	55.64 ± 10.13
18	69.12 ± 13.63	54.99 ± 9.75

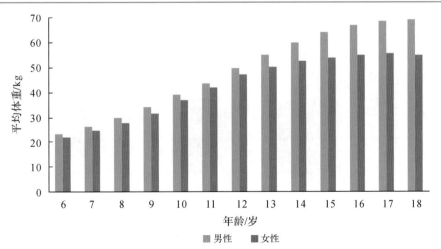

图 7.1.2　2023 年浙江省中小学生平均体重学段和性别分布

（三）肺活量

2023 年浙江省中小学生平均肺活量为 2314 mL。其中，男生平均肺活量为 2550 mL，女生为 2074 mL；小学生平均肺活量为 1526 mL，初中生为 2883 mL，高中生为 3547 mL。具体情况如图 7.1.3 所示。

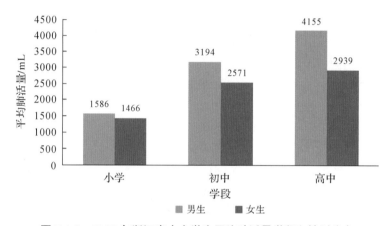

图 7.1.3　2023 年浙江省中小学生平均肺活量学段和性别分布

（四）血压

2023 年浙江省中小学生血压偏高检出率为 15.68%。其中，男生血压偏高检出率为 15.96%，女生为 15.37%；小学生血压偏高检出率为 15.03%，初中生为 15.45%，高中生为 17.27%。具体情况如图 7.1.4 所示。

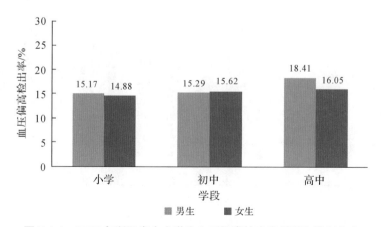

图 7.1.4　2023 年浙江省中小学生血压偏高检出率学段和性别分布

二、营养状况

（一）营养不良

2023 年浙江省中小学生营养不良率为 8.97%。其中，小学生营养不良率为 10.26%，初中生营养不良率为 7.50%，高中生营养不良率为 7.48%。

2023 年浙江省中小学生中男生营养不良率为 9.92%，女生营养不良率为 7.91%，各年龄组男生营养不良率均高于女生，见图 7.1.5。

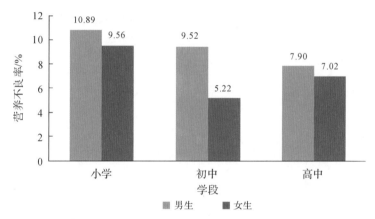

图 7.1.5　2023 年浙江省中小学生营养不良率学段和性别分布

（二）超重和肥胖

2023 年浙江省中小学生超重率为 14.43%，肥胖率为 12.09%。

2023 年浙江省中小学生中男生超重率为 16.96%，女生超重率为 11.63%；小学生超重率为 13.27%，初中生超重率为 15.26%，高中生超重率为 16.28%。男生肥胖率为 15.05%，女生超重率为 8.80%；小学生肥胖率为 13.47%，初中生肥胖率为 11.22%，高中生肥胖率为 9.78%。具体情况如图 7.1.6 和图 7.1.7 所示。

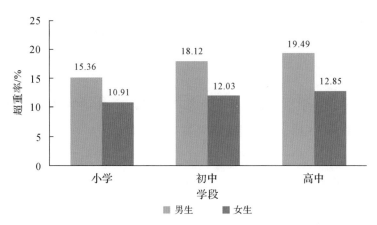

图 7.1.6　2023 年浙江省中小学生超重率学段和性别分布

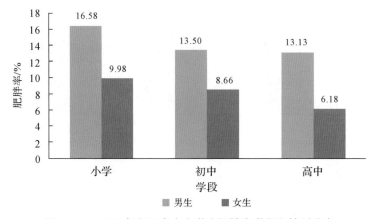

图 7.1.7　2023 年浙江省中小学生肥胖率学段和性别分布

三、学生常见病

（一）视力低下

2023 年浙江省中小学生视力低下率为 66.10%。视力低下率随年龄增长而上升，高中生视力低下率达 88.02%。

2023 年浙江省中小学各年龄段女生视力低下率均高于男生，见图 7.1.8。

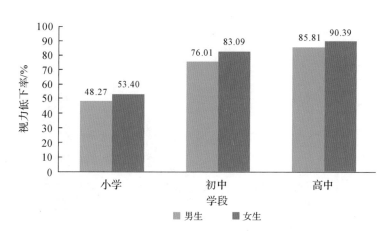

图 7.1.8　2023 年浙江省中小学生视力低下率学段和性别分布

（二）恒牙患龋情况

2023 年浙江省中小学生恒牙龋患率为 26.31%。其中，男生恒牙龋患率为 23.38%，女生恒牙龋患率为 29.57%；小学生恒牙龋患率为 16.50%，初中生恒牙龋患率为 34.11%，高中生恒牙龋患率为 40.83%。具体情况如图 7.1.9 所示。

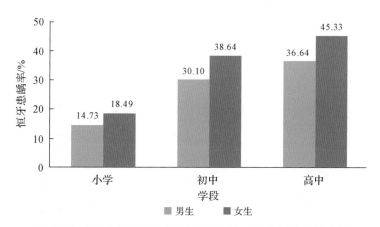

图 7.1.9　2023 年浙江省中小学生恒牙龋患率学段和性别分布

（三）贫血率

2023 年浙江省中小学生贫血率为 7.94%。其中，男生贫血率为 5.49%，女生贫血率为 10.65%；小学生贫血率为 5.38%，初中生贫血率为 9.19%，高中生贫血率为 12.61%。

具体情况如图 7.1.10 所示。

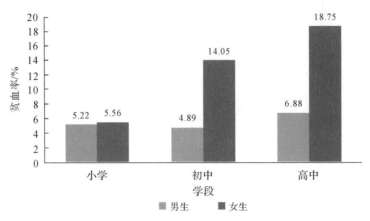

图 7.1.10　2023 年浙江省中小学生贫血率学段和性别分布

（四）脊柱弯曲异常

2023 年浙江省中小学生总体脊柱弯曲率为 1.90%。其中，男生脊柱弯曲异常率为 1.72%，女生脊柱弯曲异常率为 2.09%；小学生脊柱弯曲异常率为 0.70%，初中生脊柱弯曲异常率为 2.60%，高中生脊柱弯曲异常率为 3.98%。具体情况如图 7.1.11 所示。

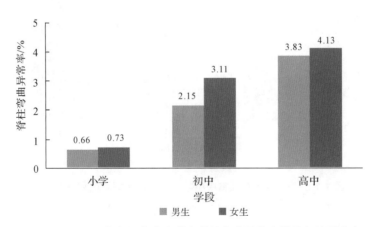

图 7.1.11　2023 年浙江省中小学生脊柱弯曲异常率学段和性别分布

四、学生因病缺课情况

2023 年浙江省中小学生因病缺课率为 0.59%。其中，男生因病缺课率为 0.60%，女生因病缺课率为 0.58%；小学生因病缺课率为 0.70%，初中生因病缺课率为 0.58%，高中生因病缺课率为 0.40%。

2023 年浙江省中小学生因病缺课病因构成中，主要的病因为感冒（48.97%）、其他传染病（14.30%）、其他（12.62%），见图 7.1.12。

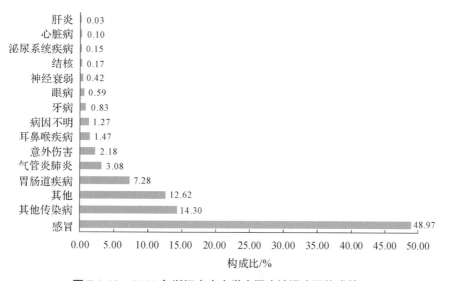

图 7.1.12　2023 年浙江省中小学生因病缺课病因构成情况

第二节　学校健康相关环境因素

一、教学环境监测

2023 年浙江省在 521 所中小学校开展教学环境监测工作，监测结果如表 7.2.1 所示：

课桌符合率、课椅符合率、黑板反射比的合格率均低于 50%。

表7.2.1 2023年浙江省学校教学环境监测情况汇总表

检查项目	检查指标	检测结果		
		监测教室数 / 个	合格教室数 / 个	合格率 /%
教室人均面积		3125	2194	70.21
桌椅	课桌符合率（套）	42825	13943	32.56
	课椅符合率（套）	42825	17002	39.70
黑板	黑板宽度	3120	2699	86.51
	悬挂高度	3120	3119	99.97
	黑板反射比	3095	1306	42.20
照明	黑板面平均照度	3120	2683	85.99
	黑板面照度均匀度	3120	2799	89.71
	课桌面平均照度	3125	2958	94.66
	课桌面照度均匀度	3125	2803	89.70
噪声		3108	2486	79.99

二、生活饮用水监测

2023 年浙江省对 521 所学校不同类型生活饮用水进行了监测，共采取水样 1910 份，其中小学 655 份，初中 657 份，高中 598 份，检测均按照《生活饮用水水质卫生标准》进行，检测合格 1851 份，合格率为 96.91%。

第八章

居民营养与健康状况

第一节　居民膳食营养状况

2023 年浙江省 6 岁及以上居民共 22963 人参加了营养监测。其中，男性 11140 人，占 48.51%，女性 11823 人，占 51.49%。6 ～ 17 岁监测对象 4799 人，占 20.90%；18 岁及以上监测对象 18164 人，占 79.10%。同时，对其中 21276 人开展了膳食调查。参加膳食调查的男性 10424 人，占 48.99%，女性 10852 人，占 51.01%。6 ～ 17 岁参加膳食调查的 4127 人，占 19.40%；18 岁及以上参加膳食调查的 17149 人，占 80.60%。人群膳食中水果、奶类摄入量不足情况较严重。蔬菜、大豆及坚果摄入量偏低。奶类消费量仅占推荐摄入量的 1/5 左右，谷薯杂豆类及蛋类摄入合理。居民畜禽肉类摄入量超出推荐摄入量的 1 倍，食用油摄入量偏高，略超过推荐摄入量，食盐摄入量偏高，见表 8.1.1。

表8.1.1　2023年浙江省居民膳食结构

食物类别	平均摄入量 /（克 / 标准人日）	推荐量 /（克 / 标准人日）	评价
谷薯杂豆类	293	250 ～ 400	摄入量适宜
蔬菜类	292	300 ～ 500	摄入量偏低
水果类	58	200 ～ 350	摄入量不足
畜禽肉	148	40 ～ 75	摄入量过多
水产品	83	40 ～ 75	摄入量适宜
蛋类	44	40 ～ 50	摄入量适量
奶及奶制品	60	≥ 300	摄入量不足
大豆及坚果类	16	25 ～ 35	摄入量偏低
盐	9	≤ 5	摄入量偏高
油	32	25 ～ 30	摄入量偏多

有 82.90% 的居民存在膳食脂肪摄入过量风险，89.04% 的居民存在膳食钙摄入不足风险，88.73% 的居民存在膳食钠摄入过多风险，详表 8.1.2、表 8.1.3 和表 8.1.4。

表8.1.2　居民营养素摄入分析（1）

（%）

营养素	＜ AMDR	AMDR	＞ AMDR
碳水化合物	73.36	22.78	3.86
脂肪	3.25	13.86	82.90

表8.1.3　居民营养素摄入分析（2）

（%）

营养素	＜ EAR	EAR ～ UL	＞ UL
钙	89.04	10.31	0.65
铁	21.70	75.90	2.40
锌	40.62	58.87	0.51
维生素 C	66.91	33.02	0.07

表8.1.4　居民钠钾摄入分析

（%）

营养素	＜ AI	AI ～ PI_NCD	＞ PI_NCD
钾	39.55	8.15	52.30
钠	5.35	5.92	88.73

第二节　居民体格与营养状况

2023 年浙江省 6 ～ 17 岁儿童青少年超重患病率为 14.24%，肥胖患病率为 12.45%。成人超重患病率为 33.53%，肥胖患病率为 9.68%，见表 8.2.1。成年中心性肥胖率为 32.16%，其中男性为 32.73%，女性为 31.63%。老年女性中心性肥胖率很高，为 43.52%，见表 8.2.2。

表8.2.1　监测居民超重、肥胖患病情况

	年龄	病例数 / 例	超重率 /%	肥胖率 /%
男性		10838	32.58	11.48
	6 ～ 17 岁	2387	16.80	14.66
	18 岁及以上	8451	37.04	10.85
女性		11546	26.66	9.10
	6 ～ 17 岁	2265	11.57	10.11
	18 岁及以上	9281	30.34	8.86
合计		22384	29.53	10.25
	6 ～ 17 岁	4562	14.24	12.45
	18 岁及以上	17732	33.53	9.68

表8.2.2　居民中心性肥胖患病情况

年龄	合计		男		女	
	病例数 / 例	中心性肥胖率 /%	病例数 / 例	中心性肥胖率 /%	病例数 / 例	中心性肥胖率 /%
18 ～ 59 岁	9952	27.73	4605	33.36	5347	22.89
60 岁及以上	7780	37.81	3846	31.98	3934	43.52
合计	17732	32.16	8451	32.73	9281	31.63

监测人群贫血率为 10.76%，男性为 8.44%，女性为 12.94%。儿童青少年贫血率为 3.95%，成人贫血率为 12.53%。成年女性贫血率为 14.69%。老年人贫血率为 14.32%。具体情况如表 8.2.3 所示。

表8.2.3　监测人群贫血患病情况

年龄	合计		男		女	
	病例数 / 例	贫血率 /%	病例数 / 例	贫血率 /%	病例数 / 例	贫血率 /%
6 ～ 17 岁	4503	3.95	2304	2.26	2199	5.73
18 岁及以上	17297	12.53	8242	10.17	9055	14.69
其中：60 岁及以上	7558	14.32	3742	14.83	3816	13.81
合计	21800	10.76	10546	8.44	11254	12.94

>>>>>

监测人群维生素 D 缺乏率为 7.73%，不足率为 33.35%。儿童青少年维生素 D 缺乏率为 10.97%，不足率为 43.13%。其中，女性儿童维生素 D 缺乏率为 14.39%，不足率为 47.16%。具体情况如表 8.2.4 所示。

表8.2.4　维生素D缺乏与不足患病情况

年龄	合计			男			女		
	病例数 / 例	缺乏率 /%	不足率 /%	病例数 / 例	缺乏率 /%	不足率 /%	病例数 / 例	缺乏率 /%	不足率 /%
6～17 岁	4630	10.97	43.13	2378	7.74	39.32	2252	14.39	47.16
18 岁及以上	17657	6.88	30.78	8411	4.71	25.80	9246	8.85	35.31
合计	22287	7.73	33.35	10789	5.38	28.78	11498	9.93	37.63

第三节　居民营养健康知识知晓率情况

一、基本情况

2022～2023 年浙江省居民 18～64 岁营养健康知识知晓率为 23.9%，城市居民知晓率（26.4%）高于农村居民知晓率（21.7%）。

二、性别和年龄分布

女性居民知晓率（26.1%）高于男性居民知晓率（21.8%）。25～44 岁人群的知晓率最高，55～64 岁人群的知晓率最低（14.4%），见图 8.3.1。

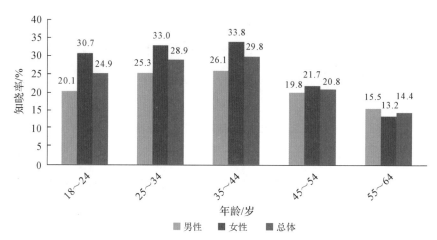

图 8.3.1　2022 ～ 2023 年浙江省居民（18 ～ 64 岁）营养健康知识知晓率年龄和性别分布

三、文化程度分布

调查对象的文化程度构成有小学及以下（14.1%）、初中（30.8%）、高中／中专／技校（20.7%）、大专／职大（18.8%）、本科（15%）和研究生及以上学历（0.6%），文化程度越高，其知晓率也越高。研究生及以上学历人群知晓率高达 64.4%，小学及以下学历人群的知晓率仅为 12%，见图 8.3.2。

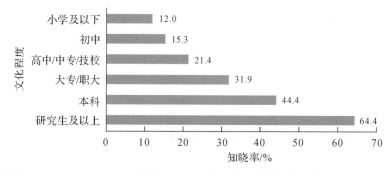

图 8.3.2　2022 ～ 2023 年浙江省不同文化程度人群营养健康知识知晓率情况

四、职业分布

不同职业人群营养健康知识知晓率有差异。知晓率排前 3 位的分别是医疗卫生机构人群（49.9%）、教育相关行业人群（32.4%）及其他健康相关产业人群（27.1%），餐饮业和食品批发零售业人群的知晓率最低（15.3%）。

五、居民各营养知识维度知晓情况

调查问卷知识包括"膳食推荐"（28 分）、"食物特点"（20 分）、"营养与疾病"（25 分）、"食物选择"（15 分）和"食品安全"（12 分）五个维度。调查结果显示，浙江省居民营养知识知晓主要短板为"食物特点"（知晓率为 7.2%）、"膳食推荐"（知晓率为 24.3%）和"食物选择"（知晓率为 35.4%），见表 8.3.1。

表8.3.1　2022～2023年浙江省居民各营养知识维度知晓情况

营养知识维度	分值 / 分	平均得分 / 分	知晓率 /%
膳食推荐	28	18.09	24.30
食物特点	20	10.46	7.20
营养与疾病	25	17.99	53.20
食物选择	15	9.7	35.40
食品安全	12	9.22	75.00
合计	100	65.46	23.90

六、营养健康知识获取渠道情况

被调查者平时选择获取营养健康知识的主要渠道排前 3 位的分别为"微信 / 微博等以图文为主新媒体"（69.90%）、"抖音等以视频为主新媒体"（58.70%）和"医院 / 社区卫生服务站 / 村卫生室"（42.40%）。

第九章

公共卫生服务

第一节　疫苗接种

2023 年浙江省儿童国家免疫规划疫苗包括：卡介苗、口服脊髓灰质炎减毒活疫苗和脊髓灰质炎灭活疫苗（脊髓灰质炎疫苗）、吸附无细胞百日咳 – 白喉 – 破伤风联合疫苗（百白破疫苗）、麻疹 – 流行性腮腺炎 – 风疹联合减毒活疫苗（麻腮风疫苗）、重组乙型肝炎疫苗（乙肝疫苗）、A 群脑膜炎球菌多糖疫苗（A 群流脑疫苗）、乙型脑炎减毒活疫苗（乙脑疫苗）、甲型肝炎灭活或减毒活疫苗（甲肝疫苗）、吸附白喉 – 破伤风联合疫苗（白破疫苗）、A+C 群脑膜炎球菌多糖疫苗（A+C 群流脑疫苗）。

2023 年浙江省所有年龄组儿童卡介苗、脊髓灰质炎疫苗（3 剂次）、百白破疫苗（3 剂次）、麻腮风疫苗、乙肝疫苗（3 剂次）、A 群流脑疫苗（2 剂次）、乙脑疫苗和甲肝疫苗基础免疫接种剂次数分别为 393782 剂次、1309200 剂次、1341327 剂次、463417 剂次、1251810 剂次、913649 剂次、459238 剂次、475447 剂次，所有年龄组儿童 8 种疫苗基础免疫报告接种率均超过 99%，依次为卡介苗 99.74%、脊髓灰质炎疫苗（3 剂次）99.63%、百白破疫苗（3 剂次）99.58%、麻腮风疫苗 99.66%、乙肝疫苗（3 剂次）99.75%、A 群流脑疫苗（2 剂次）99.48%、乙脑疫苗 99.50%、甲肝疫苗 99.55%，乙肝疫苗及时接种率为 98.07%。具体情况如附表 18、附表 19 所示。

2023 年浙江省所有年龄组儿童脊灰疫苗、百白破疫苗、麻腮风疫苗、白破疫苗、A+C 群流脑第 1 剂和第 2 剂、乙脑疫苗加强免疫接种剂次数依次为 1087825 剂次、460646 剂次、471123 剂次、819934 剂次、573561 剂次、811557 剂次、514578 剂次。接种率依次为 99.51%、99.49%、99.64%、99.49%、99.50%、99.49%、99.45%，见附表 20、附表 21。

2023 年度汇总数据显示：全省秋季招生的托幼机构共 10079 家，全部开展了查证工作；新入托或转学儿童为 772158 人，实际查验人数为 772158 人，查验率为 100.00%。全省托幼机构共有无证儿童 2192 人，已补证人数为 2192 人，补证率为 100.00%；需要补种人数为 84789 人，已全程补种 76709 人，全程补种率为 90.47%。全省秋季招生的小学共 4328 家，全部开展了查证工作；新入学或转学儿童为 698705 人，实际查验人数为 698705 人，查验率为 100.00%。全省小学共有无证儿童 2463 人，已补证人数为 2463 人，补证率为 100.00%；需要补种人数为 132348 人，已全程补种 117940 人，全程补种率为 89.11%。

第二节 居民健康档案

2023 年浙江省累计报告建立城乡居民电子健康档案 5611.81 万人份，电子健康档案建档率为 86.74%。其中，规范化电子健康档案建档人数为 4707.55 万人份，规范化电子健康档案建档率为 72.76%；报告有动态使用记录的电子健康档案 4075.75 万人份，电子健康档案动态使用率为 72.60%。具体情况如表 9.2.1 所示。

表9.2.1 2023年浙江省城乡居民健康档案建立情况一览表

地级市	建立电子健康档案人数/人	电子健康档案建档率/%	居民规范化电子健康档案覆盖人数/人	居民规范化电子健康档案覆盖率/%	档案中有动态记录的档案份数/份	健康档案使用率/%
杭州	10459556	85.71	8853799	72.55	7090975	67.79
宁波	8438818	88.42	7259296	76.06	6365697	75.38
温州	7696534	84.77	6308824	69.49	5353452	69.48
嘉兴	4663650	84.50	4145530	75.11	3658491	78.45
湖州	2834784	83.20	2508117	73.62	2152700	75.94
绍兴	4820630	90.32	4221856	79.10	3826982	79.38
金华	5865559	82.39	4620572	64.90	4149436	70.64
衢州	2134988	93.33	1717639	75.09	1705810	79.90
舟山	944276	81.05	837408	71.88	722296	76.49
台州	6132995	92.00	4818598	72.28	4274138	69.69
丽水	2126296	89.79	1783872	75.33	1457560	68.55
合计	56118086	86.74	47075511	72.76	40757537	72.60

第三节　重点人群管理

一、老年人健康管理

2023 年浙江省报告为 875.82 万名 65 岁及以上老年人建立了居民电子健康档案并进行了专项管理，为 638.53 万 65 岁及以上老年人进行了健康体检，65 岁及以上老年人城乡社区规范健康管理服务率为 68.31%，为 690.83 万 65 岁及以上常住居民提供过中医药健康管理服务，65 岁及以上老年人中医药健康管理率为 77.43%。具体情况如表 9.3.1 所示。

表9.3.1　2023年浙江省65岁及以上老年人健康管理情况一览表

地级市	辖区内 65 岁及以上常住居民数 / 人	65 岁及以上老年人城乡社区规范健康管理服务人数 / 人	65 岁及以上老年人城乡社区规范健康管理服务率 /%	建立老年人电子健康档案数 / 份	老年人电子健康档案建档率 /%	参加体检的老年人数 / 人	接受中医药健康管理服务 65 岁及以上居民数 / 人	老年人中医药健康管理率 /%
杭州	1513000	1024429	67.71	1455626	96.21	1081003	1196426	79.08
宁波	1203195	816984	67.90	1185561	98.53	843632	941583	78.26
温州	1110224	760760	68.52	1089696	98.15	780344	850043	76.56
嘉兴	793026	526325	66.37	787487	99.30	542887	618466	77.99
湖州	567055	389797	68.74	558590	98.51	404557	512069	90.30
绍兴	916037	687918	75.10	903976	98.68	706839	679887	74.22
金华	853612	555169	65.04	836898	98.04	607518	642231	75.24
衢州	452867	320354	70.74	446515	98.60	340101	336295	74.26
舟山	210466	136461	64.84	204984	97.40	142006	149612	71.09
台州	926420	617717	66.68	917961	99.09	668110	694095	74.92
丽水	375910	258779	68.84	370893	98.67	268308	287595	76.51
合计	8921812	6094693	68.31	8758187	98.17	6385305	6908302	77.43

二、0~6岁儿童健康管理

2023年浙江省累计报告活产新生儿28.87万人。其中，接受访视服务的新生儿数为28.64万人，新生儿访视率为99.23%。报告6周岁以下儿童278.43万人，接受健康管理的为274.18万人，健康管理率为98.48%；接受系统管理的为271.49万人，系统管理率为97.51%。具体情况如表9.3.2所示。

表9.3.2 2023年浙江省0~6岁儿童健康管理情况一览表

地级市	辖区内活产数/人	新生儿访视率/%	0~6岁儿童数/人	0~6岁儿童健康管理数/人	健康管理率/%	0~6岁儿童系统管理数/人	系统管理率/%
杭州	87366	98.78	658533	652125	99.03	643927	97.78
宁波	39878	99.47	383985	377246	98.24	373066	97.16
温州	33935	99.01	386477	379890	98.30	374976	97.02
嘉兴	17667	99.34	196859	195117	99.12	193221	98.15
湖州	13452	99.46	129466	126998	98.09	126015	97.33
绍兴	18937	99.75	190439	187865	98.65	186825	98.10
金华	25808	99.53	276484	272331	98.50	270647	97.89
衢州	11049	99.13	116599	115537	99.09	114838	98.49
舟山	2792	99.79	31080	30458	98.00	29932	96.31
台州	25535	99.49	285086	277005	97.17	275233	96.54
丽水	12241	99.75	129269	127249	98.44	126233	97.65
合计	288660	99.23	2784277	2741821	98.48	2714913	97.51

三、孕产妇健康管理

2023年浙江省报告孕产妇早孕建册数28.11万人，早孕建册率为97.37%，其中系统管理孕产妇28.01万人，孕产妇系统管理率为97.05%。接受产后访视服务的产妇28.41万人，产后访视率为98.41%，见表9.3.3。

表9.3.3　2023年浙江省孕产妇健康管理情况一览表

地级市	辖区内活产数 / 人	早孕建册数 / 人	早孕建册率 /%	产后访视产妇数 / 人	产后访视率 /%	孕产妇系统管理数 / 人	孕产妇系统管理率 /%
杭州	87366	85695	98.09	85987	98.42	85466	97.83
宁波	39878	38892	97.53	39327	98.62	38683	97.00
温州	33935	32598	96.06	33363	98.31	32240	95.01
嘉兴	17667	17114	96.87	17384	98.40	17100	96.79
湖州	13452	13228	98.33	13220	98.28	13153	97.78
绍兴	18937	18485	97.61	18695	98.72	18464	97.50
金华	25808	25257	97.87	25312	98.08	25206	97.67
衢州	11049	10828	98.00	10859	98.28	10769	97.47
舟山	2792	2661	95.31	2741	98.17	2657	95.16
台州	25535	24381	95.48	25125	98.39	24506	95.97
丽水	12241	11919	97.37	12051	98.45	11895	97.17
合计	288660	281058	97.37	284064	98.41	280139	97.05

四、慢性病患者及高危人群健康管理

（一）高血压社区管理工作情况

2023 年浙江省报告 1427 个基层卫生服务机构均开展了高血压患者随访管理工作，并且按照规范要求进行分级管理，分级管理机构覆盖率为 100.00%，高血压高危人群管理机构覆盖率亦达到 100.00%。

2023 年浙江省报告社区登记高血压患者 632.44 万人，高血压患者报告发现率为 9.83%。全省报告高血压社区管理患者 566.50 万人，健康管理率为 39.73%；报告高血压社区规范管理患者 410.57 万人，规范管理率为 72.47%，规范管理率较高的有丽水市（76.27%）、绍兴市（75.70%）、台州市（74.05%），宁波市（69.21%）最低；报告血压控制患者 417.95 万人，血压控制率为 73.78%，血压控制率较高的有绍兴市（77.89%）、舟山市（76.95%）、义乌市（76.59%），宁波市最低（69.07%）。具体情况如表 9.3.4 所示。

表9.3.4　2023年浙江省社区高血压患者发现、管理与控制情况

地区	高血压患者数/人	发现率/%	管理患者数/人	健康管理率/%	规范管理数/人	规范管理率/%	血压控制患者数/人	血压控制率/%
杭州市	889268	7.29	886988	32.80	640021	72.16	697276	78.61
宁波市	878665	9.55	828302	40.64	573262	69.21	572149	69.07
温州市	825963	9.10	790336	39.31	568908	71.98	552943	69.96
湖州市	409251	12.01	372155	49.30	269122	72.31	272021	73.09
嘉兴市	630947	11.43	502540	41.10	370947	73.81	377875	75.19
绍兴市	659048	12.35	561822	47.51	425310	75.70	437611	77.89
金华市	493526	9.43	417994	36.04	295266	70.64	311791	74.59
衢州市	273063	11.94	252511	49.82	184002	72.87	183104	72.51
舟山市	133044	11.41	101079	39.14	72136	71.37	77784	76.95
台州市	750973	11.25	625114	42.28	462920	74.05	454339	72.68
丽水市	229599	9.71	224839	42.91	171484	76.27	165018	73.39
义乌市	151003	8.00	101276	24.21	72282	71.37	77563	76.59
合计	6324350	9.83	5664956	39.73	4105660	72.47	4179474	73.78

　　2023 年浙江省报告社区高血压患者一级管理 37.19 万人，二级管理 282.72 万人，三级管理 246.59 万人，一级、二级、三级管理所占百分比分别为 6.56%、49.91% 和 43.53%。一级管理、二级管理、三级管理高血压患者的规范管理率分别为 68.01%、72.06%、73.62%。各地社区高血压患者分级管理构成合理，见表 9.3.5。一级管理、二级管理、三级管理高血压患者的血压控制率分别为 76.93%、75.37%、71.47%，随级别增加，血压控制率降低。

表9.3.5　2023年浙江省社区高血压分级管理构成情况

地市	一级管理				二级管理				三级管理			
	患者数/人	占比/%	规范管理率/%	血压控制率/%	患者数/人	占比/%	规范管理率/%	血压控制率/%	患者数/人	占比/%	规范管理率/%	血压控制率/%
杭州	61102	6.89	68.92	79.36	435528	49.10	71.15	80.98	390358	44.01	73.78	75.86
宁波	71651	8.65	66.35	73.64	447584	54.04	69.18	70.33	309067	37.31	69.91	66.20
温州	43837	5.55	71.56	72.28	352871	44.65	71.44	70.41	393628	49.81	72.52	69.30
湖州	14197	3.81	69.57	76.42	171691	46.13	71.75	74.73	186267	50.05	73.05	71.33
嘉兴	37766	7.52	67.98	81.27	270902	53.91	74.86	77.03	193872	38.58	73.49	71.44
绍兴	31241	5.56	68.51	80.54	285727	50.86	74.80	79.30	244854	43.58	77.68	75.91
金华	30874	7.39	66.18	75.46	203239	48.62	70.41	75.19	183881	43.99	71.64	73.79
衢州	12536	4.96	66.51	74.51	140919	55.81	72.57	74.03	99056	39.23	74.11	70.11
舟山	7149	7.07	65.16	82.85	59494	58.86	71.61	79.15	34436	34.07	72.24	71.93
台州	38681	6.19	64.98	78.29	295968	47.35	72.67	75.77	290465	46.47	76.67	68.79
丽水	13372	5.95	74.87	75.84	120529	53.61	76.57	74.37	90938	40.45	76.07	71.75
义乌	9454	9.33	67.16	78.92	42781	42.24	71.84	78.10	49041	48.42	71.78	74.81
合计	371860	6.56	68.01	76.93	2827233	49.91	72.06	75.37	2465863	43.53	73.62	71.47

2023 年浙江省报告社区登记高血压高危人群 181.78 万人，社区高血压高危人群报告发现率为 2.82%。全省高血压高危人群社区管理数 174.72 万人，管理率为 3.30%，见表 9.3.6。高血压高危人群重点管理人群比例为 71.06%，该比例较高的有杭州市（83.98%）、绍兴市（78.38%）、丽水市（70.58%），义乌市（63.00%）最低。

高血压高危人群规范管理数 119.87 万人，规范管理率为 68.61%，规范管理率较高的有丽水市（85.23%）、绍兴市（72.12%）、义乌市（72.12%），较低的是湖州市（64.00%），详见表 9.3.6。

表9.3.6　2023年浙江省社区高血压高危人群管理情况

地区	高危人群数 / 人	发现率 /%	社会管理数 / 人	管理率 /%	重点管理人群比例 /%	规范管理数 / 人	规范管理率 /%
杭州	317095	2.60	317094	3.16	83.98	207326	65.38
宁波	250618	2.72	246252	3.26	67.28	175028	71.08
温州	265315	2.92	254505	3.41	66.50	163195	64.12
湖州	92248	2.71	89760	3.21	70.41	57450	64.00
嘉兴	163188	2.96	149334	3.29	70.16	101414	67.91
绍兴	154681	2.90	150292	3.43	78.38	108397	72.12
金华	148520	2.84	144725	3.37	65.96	102480	70.81
衢州	69945	3.06	66372	3.53	68.19	44441	66.96
舟山	32389	2.78	32085	3.35	69.68	21014	65.49
台州	191408	2.87	178042	3.25	62.49	123010	69.09
丽水	76909	3.25	70972	3.65	70.58	60488	85.23
义乌	55437	2.94	47759	3.08	63.00	34443	72.12
合计	1817753	2.82	1747192	3.30	71.06	1198686	68.61

（二）糖尿病社区管理工作情况

2023 年浙江省报告 1427 个基层卫生服务机构开展糖尿病患者分级随访管理工作，糖尿病分级管理机构覆盖率为 100.00%，糖尿病高危人群管理机构覆盖率为 100.00%。

2023 年浙江省报告社区登记糖尿病患者 201.08 万人，社区糖尿病患者报告发现率为 3.12%。全省报告糖尿病社区管理患者 175.63 万人，健康管理率为 44.62%；报告糖尿病社区规范管理患者 126.74 万人，规范管理率为 72.16%，规范管理率较高的有绍兴市（75.72%）、台州市（74.98%）、丽水市（73.57%），宁波市（69.33%）最低；报告糖尿病空腹血糖控制患者 107.24 万人，空腹血糖控制率为 61.06%，该率较高的有嘉兴市（64.65%）、宁波市（64.21%）、温州市（64.20%），台州市（51.05%）最低（表9.3.7）。

表9.3.7 2023年浙江省社区糖尿病患者发现、管理与控制情况

地区	糖尿病患者数/人	发现率/%	管理患者数/人	健康管理率/%	规范管理数/人	规范管理率/%	空腹血糖控制患者数/人	空腹血糖控制率/%
杭州	255803	2.10	254932	34.15	181230	71.09	159921	62.73
宁波	280509	3.05	257808	45.83	178747	69.33	165545	64.21
温州	310370	3.42	296432	53.41	213159	71.91	190322	64.20
湖州	104500	3.07	95261	45.72	68136	71.53	58154	61.05
嘉兴	200160	3.63	148326	43.94	109066	73.53	95887	64.65
绍兴	209305	3.92	166819	51.11	126311	75.72	102194	61.26
金华	142878	5.46	117885	36.83	82603	70.07	67704	57.43
衢州	78808	3.45	71675	51.24	51977	72.52	42279	58.99
舟山	39065	3.35	30776	43.17	21553	70.03	19343	62.85
台州	262593	3.93	214791	52.63	161058	74.98	109642	51.05
丽水	69489	2.94	68009	47.02	50037	73.57	40581	59.67
义乌	57336	3.04	33577	29.08	23512	70.02	20791	61.92
合计	2010816	3.12	1756291	44.62	1267389	72.16	1072363	61.06

2023年浙江省报告糖尿病社区常规管理患者48.18万人，强化管理患者127.45万人，常规、强化管理患者所占比例分别为27.43%和72.57%，规范管理率分别为69.37%、73.22%。常规、强化管理患者的空腹血糖控制率分别为70.62%、57.45%，见表9.3.8。

表9.3.8 2023年浙江省糖尿病分级管理情况

地区	常规管理				强化管理			
	患者数 /人	占比 /%	规范管理率 /%	空腹血糖控制率 /%	患者数 /人	占比 /%	规范管理率 /%	空腹血糖控制率 /%
杭州	124884	48.99	69.90	72.27	130048	51.01	72.24	53.57
宁波	118296	45.89	68.93	69.07	139512	54.11	69.68	60.09
温州	53458	18.03	70.96	68.04	242974	81.97	72.12	63.36
湖州	8930	9.37	69.08	64.98	86331	90.63	71.78	60.64
嘉兴	55795	37.62	72.23	74.48	92531	62.38	74.31	58.72
绍兴	20943	12.55	66.90	74.16	145876	87.45	76.98	59.41
金华	19689	16.70	65.17	69.27	98196	83.30	71.05	55.06
衢州	9242	12.89	65.68	73.06	62433	87.11	73.53	56.90
舟山	22605	73.45	70.82	67.87	8171	26.55	67.86	48.95
台州	22408	10.43	65.17	69.97	192383	89.57	76.13	48.84
丽水	17694	26.02	70.28	69.16	50315	73.98	74.73	56.33
义乌	7825	23.30	64.01	68.26	25752	76.70	71.85	60.00
合计	481769	27.43	69.37	70.62	1274522	72.57	73.22	57.45

2023年浙江省报告社区登记糖尿病高危人群165.25万人，发现率为2.57%。糖尿病高危人群社区管理数157.64万人，管理率为3.54%。糖尿病高危人群重点管理人群比例为75.90%，该比例较高的有杭州市（88.66%）、绍兴市（87.42%）、义乌市（85.46%），台州市（66.71%）最低。

糖尿病高危人群规范管理数107.86万人，规范管理率为68.42%，规范管理率较高的有丽水市（84.38%）、绍兴市（72.03%）、宁波市（71.68%），湖州市（63.85%）最低，见表9.3.9。

表9.3.9 2023年浙江省社区糖尿病高危人群管理情况

地区	高危人群数 / 人	发现率 /%	社区管理数 / 人	管理率 /%	重点管理人群比例 /%	规范管理数 / 人	规范管理率 /%
杭州	270620	2.22	270618	3.21	88.66	175677	64.92
宁波	223879	2.43	219222	3.44	72.73	157148	71.68

续表

地区	高危人群数／人	发现率／%	社区管理数／人	管理率／%	重点管理人群比例／%	规范管理数／人	规范管理率／%
温州	259573	2.86	250562	3.99	70.05	161262	64.36
湖州	83117	2.44	79550	3.38	72.33	50794	63.85
嘉兴	151497	2.74	135694	3.55	77.03	89178	65.72
绍兴	141585	2.65	135081	3.66	87.42	97303	72.03
金华	122380	2.34	119735	3.31	70.87	84398	70.49
衢州	62473	2.73	60379	3.82	71.02	40439	66.98
舟山	27996	2.40	27621	3.43	68.31	18046	65.33
台州	181941	2.73	170057	3.68	66.71	119625	70.34
丽水	74020	3.13	67102	4.10	69.29	56620	84.38
义乌	53412	2.83	40763	3.12	85.46	28066	68.85
合计	1652493	2.57	1576384	3.54	75.90	1078556	68.42

第四节　健康宣传

一、媒体宣传

2023 年浙江省主承办世界无烟日等卫生宣传日活动 8 次，在省级及以上各类媒体发稿 81 篇，其中新华社等国家级媒体 11 篇。在浙江健康教育微信公众号发布信息 630 条，阅读量超 174 万人次；在视频号发布 54 个视频，播放量超 7.4 万次；在抖音号开展直播 27 期，观看量超 1700 万人次。

组织开展 2023 全省健康科普职业技能竞赛，各市及省级医疗卫生单位共举办 93 场初赛，参赛人数达 6100 余人。最终 16 支代表队 69 名参赛选手进入省级决赛，各模块前三名分别授予"浙江金蓝领"称号，杭州市代表队获得团体一等奖，竞赛通过新华社、浙江卫视等媒体广泛宣传，全网观看量超 39 万人次。

二、健康材料制作及省级科普资源库更新

在"浙里办"开设"健康科普"专区，同步接轨礼堂家、浙里科普板块，539 名第一批浙江省健康科普专家和近千件科普作品已上线。浙江省健康科普资源库年内新增省市县优秀科普作品 303 部，其中省级设计制作图文、视频健康科普资料 66 部，受益者超 2400 万人次。采用全数字 AI 技术为全省健康科普专家建设"数字医生"分身，已采集 197 位专家形象，录制生成近 5000 条科普小视频，并在全国首次采用"数字医生"形象开展科普直播。组织开展电视访谈、专家直播共 39 期，受益者超 1700 万人次。

积极发动、广泛组织全省医疗卫生单位参与多项国家级和省级健康科普活动，精选报送各类健康科普作品 3375 部，其中 207 部作品获得国家级奖项、300 部作品获得省级奖项，推选的参赛队员荣获第十届全国科普讲解大赛三等奖、2023 中国健康科普大赛演讲之星一等奖、全国疾控健康传播技能大赛一等奖等多项国家级大赛荣誉。

三、健康讲座

组织省级健康科普专家库成员开展进机关、进单位、进学校、进社区、进农村文化礼堂等开展健康讲座共 221 场，受益群众超 3 万人。

四、健康素养进农村文化礼堂

通过健康讲座、健康指导 / 服务、急救技能培训、中医药活动等方式服务全省农村居民。全省健康素养进农村文化礼堂活动覆盖率达 100.00%，举办健康讲座超 4.1 万场，健康指导 / 健康服务超 2.9 万次，急救技能培训超 1.8 万次，中医药活动超 1.8 万次，累计服务人数超 469 万人，见表 9.4.1。

表9.4.1 2023年浙江省健康素养进农村文化礼堂活动开展情况

地级市	文化礼堂总数/个	健康素养进文化礼堂数/个	健康讲座		健康指导/服务		急救技能培训		中医药活动		总场次	总受益人数
			场次	受益人数	次数	参与人数	次数	服务人数	次数	受益人数		
杭州	1895	1895	4337	210383	4541	243064	1920	92417	1753	83978	11752	569452
宁波	1981	1981	4754	279713	3809	188343	1898	66981	2155	78427	12616	613464
温州	2910	2910	6223	234320	3671	141720	2925	122015	3009	121925	15828	619980
湖州	862	862	1953	84928	1596	112499	923	47501	956	43238	5402	286848
嘉兴	779	779	2817	123054	2480	120101	1042	42901	876	34940	7215	320996
绍兴	1596	1596	3471	128141	2429	124153	1633	64423	1558	62140	9011	377743
金华	2649	2649	5365	199253	3242	146621	2591	88677	2616	98050	13814	531531
衢州	1316	1316	3206	138992	1734	88117	1356	61179	1427	58673	7723	346961
舟山	259	259	514	24853	418	24731	233	11015	196	9947	1361	69844
台州	3019	3019	6166	191077	3408	159913	3007	148367	2651	108747	15232	608104
丽水	1474	1474	2834	120244	2010	116762	1226	48795	1458	59689	7528	345490
合计	18740	18740	41640	1734958	29338	1466024	18754	794271	18655	759754	107482	4690413

第五节　烟草控制

一、居民吸烟情况

2023 年浙江省 15～69 岁居民现在吸烟率为 19.10%，较 2022 年（19.12%）下降了 0.02 个百分点。

（一）性别和年龄分布

2023 年浙江省男性居民的现在吸烟率为 36.06%，相比于 2022 年（36.32%）下降了 0.26 个百分点。女性居民现在吸烟率为 0.27%，与 2022 年保持一致。各年龄组的男性居民现在吸烟率都远高于女性居民。男性中 45～49 岁年龄组的现在吸烟率最高，为 45.30%；女性中 20～24 岁年龄组以及 45～49 岁年龄组的现在吸烟率均达到 0.73%。具体情况如图 9.5.1 所示。

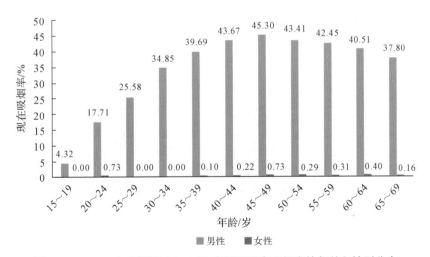

图 9.5.1　2023 年浙江省 15～69 岁居民现在吸烟率的年龄和性别分布

（二）文化程度分布

浙江省文化程度为初中的居民现在吸烟率最高，达到 24.48%；没上过学的居民现在吸烟率最低，为 10.63%。具体情况如图 9.5.2 所示。

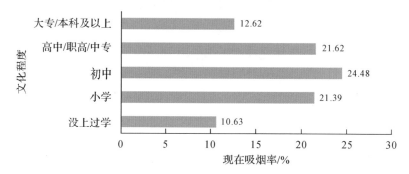

图 9.5.2　2023 年浙江省 15 ～ 69 岁居民不同文化程度人群的现在吸烟率

（三）城乡分布

2023 年浙江省 15 ～ 69 岁城市居民的现在吸烟率为 19.06%，比 2022 年（18.46%）上升了 0.60 个百分点；农村居民的现在吸烟率为 19.14%，比 2022 年（19.58%）下降了 0.44 个百分点。城市居民的现在吸烟率低于农村居民，见图 9.5.3。

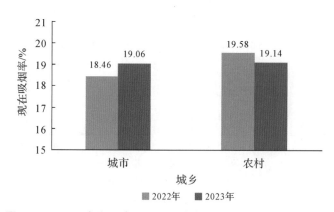

图 9.5.3　2023 年浙江省 15 ～ 69 岁居民现在吸烟率的城乡分布

二、控烟健康教育

为推动《"健康中国 2030"规划纲要》中控烟目标的实现，2023 年浙江省在世界无烟日前后组织开展了一系列宣传活动，深入普及吸烟、二手烟暴露及电子烟的危害，引导吸烟者戒烟，共建共享无烟环境。一是在浙江省肿瘤医院开展 2023 年浙江省第 36 个世界无烟日活动暨健康科普专家库分库工作启动仪式；二是策划开展以"绘少年力量，画无烟未来"为主题的浙江省青少年控烟绘画征集活动，共收到作品 242 幅，评选出优秀作品 30 幅，在世界无烟日活动现场进行宣传和展示，并优中选优，择优选取 20 份上报国家参加教育部和国家卫生健康委组织的中国青少年控烟绘画作品征集活动，有 6 份作品入选全国优秀作品；三是筹建健康科普专家库控烟分库，遴选符合申报要求的成员44 人，报送省卫生健康委；四是发起"无烟亚运，共享健康"的"浙"里健康系列直播 1 场；五是制作各类控烟传播资料，包括主题宣传栏 1 期、展板 1 套 12 张、视频 2 部、青少年控烟健康教育工具包 1 套，并下发电子版至全省，用于控烟宣传，在"浙江健康教育"公众号平台发布控烟科普文章 3 篇；六是全省各级疾控中心结合日常健康教育及慢性病防治工作，深入广场、社区、学校、机关单位、企业等场所开展控烟巡展、巡讲等日常科普，并结合义诊、控烟承诺签名、有奖竞猜等形式开展控烟宣传活动。

三、无烟工作场所和公共场所暗访

2023 年浙江省无烟工作场所和公共场所的控烟暗访评估工作，共调查省级和 11 个地级市各类工作场所和公共场所 1557 家，包括省级 51 家，市级 44 家，区县级 360 家；卫生健康机构包括公共卫生机构 109 家、医院 144 家、社区卫生服务中心 90 家；公共场所包括政府办事大厅 102 个、商场 11 家、餐厅 11 家、体育馆 11 家、电影院 11 家、火车站 59 个、青少年宫 88 个、星级宾馆 10 家、长途车站 / 港口 82 个；学校 374 所，包括大学（大专）20 所、职高 87 所、普通高中 88 所、初中 89 所、小学 90 所。

工作场所和公共场所控烟暗访工作按照政府部门印发的《无烟医疗卫生机构评估标

准评分表》中的相关指标,根据暗访实际情况选定本次暗访的指标和分值。其中党政机关、公共场所、公共卫生机构指标满分为 61 分（无戒烟门诊），医疗机构指标满分为 63 分，结果统计时将标准得分转化为百分制得分进行计算。

（一）总体结果

2023 年浙江省工作场所与公共场所控烟暗访调查综合评估得分为 81.23 分，其中党政机关、医疗卫生机构、公共场所、学校得分分别为 80.84 分、83.41 分、80.72 分、80.25 分。省级、市级、县级机构综合得分分别为 70.69 分、78.87 分、82.34 分，见表 9.5.1。

表9.5.1　浙江省不同等级、不同类别机构暗访综合评分

（分）

场所类型	综合评分	省级	市级	区县级
党政机关	80.84	71.94	84.99	81.60
省级党政机关	71.94	71.94	—	—
政府机关大楼	77.07	—	81.97	76.47
市场监管部门	81.19	—	83.76	80.87
教育部门	81.80	—	84.95	81.42
卫生部门	87.81	—	89.27	87.63
医疗卫生机构	83.41	69.65	82.66	85.01
公共卫生机构	88.19	69.40	88.67	90.03
医院	77.71	69.76	80.72	78.34
社区卫生服务中心	86.72	—	—	86.72
公共场所	80.72	72.13	74.78	82.64
长途车站 / 港口	82.17	—	78.48	82.57
电影院	77.65	—	77.65	—
青少年宫	86.98	—	81.31	87.70
办事大厅	80.18	72.13	76.60	80.71
火车站	78.41	—	79.18	78.25
体育馆	74.96	—	74.96	—
星级宾馆	72.30	—	72.30	—

续表

场所类型	综合评分	省级	市级	区县级
大型餐厅	69.00	–	69.00	–
大商场	65.28	–	65.28	–
学校	80.25	66.85	73.47	80.80
小学	83.15	–	–	83.15
初中	81.06	–	–	81.06
普通高中	80.11	–	–	80.11
职高	78.71	–	–	78.71
大学 / 大专	70.49	66.85	73.47	–
综合得分	81.23	70.69	78.87	82.34

注：所有分值均按 100 分标化。

（二）各指标得分情况

从各指标总体得分情况来看，"禁止出售烟草制品"得分最高，为 99.68 分；其次是"控烟劝阻"和"机构室内吸烟情况"，分别为 97.37 分和 91.85 分；"控烟监督巡查""入口处禁烟标识"得分分别为 88.95 分和 88.34 分；"医疗机构的戒烟服务"得分为 74.79 分；"所辖区域禁烟标识"得分为 63.16 分；"控烟宣传教育"和"室外吸烟区及标识"得分较低，分别为 46.35 分和 56.90 分。具体情况如表 9.5.2 所示。

表9.5.2　浙江省工作场所和公共场所各指标暗访评分

（分）

指标	总体得分	党政机关	医疗卫生机构	公共场所	学校
入口处禁烟标识	88.34	86.86	90.44	88.36	88.18
所辖区域禁烟标识	63.16	67.03	69.74	70.91	44.44
机构室内吸烟情况	91.85	91.18	91.38	91.05	93.93
室外吸烟区及标识	56.90	41.43	50.73	44.94	93.72
控烟监督巡查	88.95	91.43	84.26	83.64	95.72
控烟宣传教育	46.35	48.64	64.24	41.73	31.91
控烟劝阻	97.37	96.70	98.54	96.62	97.86

续表

指标	总体得分	党政机关	医疗卫生机构	公共场所	学校
禁止出售烟草制品	99.68	99.89	99.27	100.00	99.47
医疗机构的戒烟服务	74.79	–	74.79	–	–
总体得分	81.23	80.84	83.41	80.72	80.25

注：所有分值均按 100 分标化。

四、戒烟服务

2023 年浙江省继续强化戒烟门诊服务能力建设。一是织密服务网络，确保项目推进。各市维持二级以上综合性医院全覆盖的创建效果，由于合并或拆分等原因，2023 年维持运营的规范化戒烟门诊数量为 220 家，其中 22 家为国家级戒烟门诊。此外，2023 年新申报并成功创建 6 家国家级戒烟门诊，分别为临安区第一人民医院、瓯海区第三人民医院、长兴县人民医院、绍兴市文理学院附属医院、江山市中医院、松阳县人民医院。所有戒烟门诊的医院评估和病例录入通过 2023 年国家新上线的控烟数据管理平台进行数字化管理。二是开展培训指导，夯实创建质量。为提高全省戒烟门诊工作人员专业技能和业务水平，举办"浙江省戒烟干预技能培训"线上继续教育班，为全省戒烟门诊工作人员提供培训平台，全省累计有 210 名医护人员和健康教育工作人员完成省级在线课程。此外，开展浙江省戒烟门诊数据管理平台操作使用的线上培训，在线参与培训人数达 247 人。同时，及时开展精准指导。省级项目组赴临安区第一人民医院、江山市中医院、瓯海区第三人民医院开展戒烟门诊现场技术指导，针对创建工作过程中的薄弱点和困难提供指导意见，并在钉钉日常维护工作群提供线上技术指导和日常答疑，目前已有 463 人在线。三是做好数据管理，增加管理效率。所有创建的规范化戒烟门诊需做好戒烟门诊的外部评估和门诊病例数据的管理，2023 年完成 5468 例病例的录入，其中 1398 例完成了 6 个月随访，1961 例完成了 3 个月随访，1320 例完成了 1 个月随访，789 例完成了首诊的录入，以及完成了 134 家医院的评估。

第十章

健康素养

第一节　居民健康素养

2023 年浙江省居民具备健康素养的总体水平为 41.54%，比 2022 年（38.36%）提高了 3.18 个百分点，提高幅度为 8.29%。

一、性别和年龄分布

2023 年浙江省男性居民具备健康素养的比例为 42.17%，相比于 2022 年（37.71%）提高 4.46 个百分点；女性居民具备健康素养的比例为 40.84%，相比于 2022 年（39.07%）提高 1.77 个百分点。男性居民具备健康素养的比例略高于女性。

2023 年浙江省 20 ～ 24 岁居民具备健康素养的比例最高，为 67.84%，65 ～ 69 岁居民具备健康素养的比例最低，为 9.33%，见图 10.1.1。

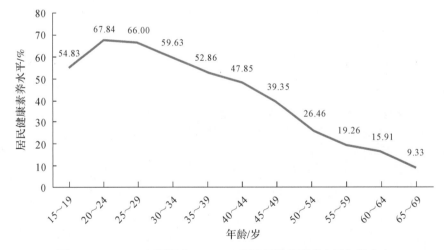

图 10.1.1　2023 年浙江省 15 ～ 69 岁居民健康素养水平年龄分布

二、文化程度分布

2023年浙江省大专/本科及以上文化程度居民具备健康素养的比例最高，为71.71%，不识字/少识字者健康素养水平最低，为3.13%。健康素养水平随着文化程度升高而升高，见图10.1.2。

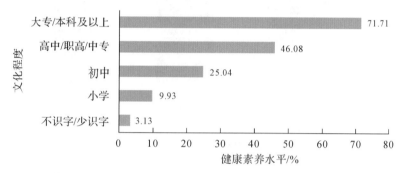

图 10.1.2　2023年浙江省不同文化程度人群健康素养水平

三、城乡分布

2023年浙江省城市居民健康素养水平为43.30%，较2022年（40.10%）提高了3.20个百分点；农村居民健康素养水平为40.02%，较2022年（37.15%）增长了2.87个百分点。城市居民具备健康素养的比例高于农村居民。

四、三方面素养

健康素养包括三个方面：基本知识和理念素养、健康生活方式与行为素养、基本技能素养。2023年浙江省居民具备基本知识和理念、健康生活方式与行为、健康基本技能素养的比例分别为53.65%、42.00%和35.48%。与2022年相比，2023年健康生活方式与行为素养提升最为明显，提高了 2.77 个百分点，增幅为 7.06%；而基本技能素养下降了 0.18 个百分点，降幅为 0.50%。具体情况如图 10.1.3 和附表 22 所示。

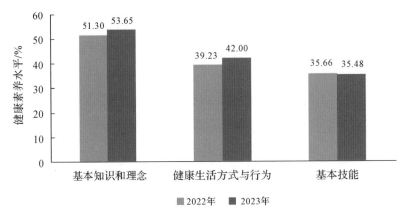

图 10.1.3　2022 和 2023 年浙江省居民三方面健康素养水平

五、六类健康问题素养

六类健康问题素养包括科学健康观素养、传染病防治素养、慢性病防治素养、安全与急救素养、基本医疗素养和健康信息素养。2023 年浙江省居民具备六类健康问题素养的比例由高到低分别为安全与急救素养 71.57%、科学健康观素养 65.72%、健康信息素养 50.05%、慢性病防治素养 44.53%、基本医疗素养 34.57% 和传染病防治素养 32.85%。与 2022 年相比，六类健康问题素养均有提高，其中基本医疗素养增幅最大，上升 3.31 个百分点，增幅为 10.59%；慢性病防治素养增幅位列第二，上升 1.84 个百分点，增幅为 4.31%；安全与急救素养（上升 1.71 个百分点，增幅为 2.45%）、科学健康观素养（上升 1.55 个百分点，增幅为 2.42%）、健康信息素养（上升 1.18 个百分点，增幅为 2.41%）、传染病防治素养（上升 0.67 个百分点，增幅为 2.08%）增幅相近，见图 10.1.4 和附表 22。

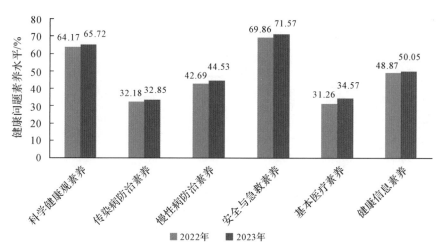

图 10.1.4　2022 和 2023 年浙江省居民六类健康问题素养水平

第二节　中医药健康文化素养

2023 年浙江省中医药健康文化素养水平为 30.52%，比 2022 年（27.26%）提高了 3.26 个百分点，增幅为 11.96%。

一、性别和年龄分布

2023 年浙江省男性居民具备中医药健康文化素养的比例为 28.49%，女性居民具备中医药健康文化素养的比例为 32.77%。女性居民具备中医药健康文化素养的比例略高于男性。

2023 年浙江省 20～24 岁居民具备中医药健康文化素养的比例最高，为 43.89%，65～69 岁居民具备健康素养的比例最低，为 10.73%，见图 10.2.1。

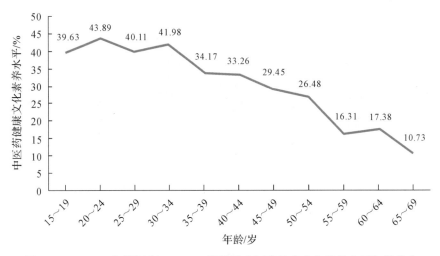

图 10.2.1　2023 年浙江省 15 ～ 69 岁居民中医药健康文化素养水平年龄分布

二、文化程度分布

2023 年浙江省大专 / 本科及以上文化程度居民具备中医药健康文化素养的比例最高，为 52.65%，不识字 / 少识字者中医药健康文化素养水平最低，为 4.86%。中医药健康文化素养水平随着文化程度升高而提升，见图 10.2.2。

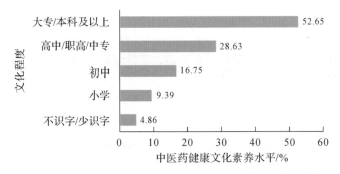

图 10.2.2　2023 年浙江省不同文化程度人群中医药健康文化素养水平

三、城乡分布

2023 年浙江省城市居民中医药健康文化素养水平为 31.16%，农村居民为 29.97%。城市居民中医药健康文化素养水平高于农村居民。

四、中医药健康文化知识普及情况

2023 年浙江省居民中医药健康文化知识普及率为 94.97%，阅读率为 90.82%，信任率为 92.59%，行动率为 61.76%，见表 10.2.1。

表10.2.1　2023年浙江省居民中医药健康文化知识普及情况

（%）

组别	知识普及率	阅读率	信任率	行动率
性别				
男	95.48	91.00	93.69	60.31
女	94.41	90.63	91.38	63.37
年龄 / 岁				
15～19	100.00	100.00	98.50	63.32
20～24	99.56	99.56	99.13	61.63
25～29	99.32	94.19	98.33	71.79
30～34	98.83	93.48	98.02	62.97
35～39	98.77	97.88	97.61	70.16
40～44	96.61	95.21	96.57	70.61
45～49	96.43	88.53	91.33	63.76
50～54	94.81	89.47	93.56	64.44
55～59	90.25	84.13	86.15	50.52
60～64	83.32	77.19	75.26	48.78
65～69	81.91	78.00	77.63	41.81

续表

组别	知识普及率	阅读率	信任率	行动率
文化程度				
不识字 / 少识字	60.49	49.00	47.07	12.98
小学	88.06	81.14	81.80	38.16
初中	94.73	89.74	93.31	58.14
高中 / 职高 / 中专	98.63	95.53	96.38	67.43
大专 / 本科及以上	99.20	96.89	98.62	75.17
职业				
机关 / 事业单位人员	99.81	98.46	99.02	82.02
学生	100.00	100.00	98.85	63.60
农民	85.69	81.04	83.58	46.58
工人	97.45	87.32	90.53	54.71
其他企业人员	99.04	94.59	96.82	70.41
其他	92.19	89.23	90.70	56.08
地区				
城市	94.93	90.12	92.61	61.06
农村	95.01	91.43	92.58	62.36
总计	94.97	90.82	92.59	61.76

五、五方面中医药健康文化素养

2023 年浙江省中医药健康文化素养水平为 30.52%，中医药基本理念、中医药健康生活方式、中医药公众适宜方法、中医药文化常识、中医药信息理解能力五方面素养水平分别为 50.39%、50.24%、6.27%、58.03%、64.64%，其中中医药公众适宜方法素养水平远低于其他几方面素养水平，详见表 10.2.2。

表10.2.2　2023年浙江省居民中医药健康文化素养水平

（%）

组别	中医药健康文化素养	中医药基本理念	中医药健康生活方式	中医药公众适宜方法	中医药文化常识	中医药信息理解能力
性别						
男	28.49	49.31	47.19	5.94	59.24	62.83
女	32.77	51.58	53.61	6.62	56.68	66.65
年龄/岁						
15～19	39.63	60.35	63.69	2.43	80.49	83.77
20～24	43.89	62.09	63.33	7.26	84.36	80.23
25～29	40.11	64.15	59.62	5.89	78.39	72.95
30～34	41.98	58.83	60.51	8.02	77.02	75.24
35～39	34.17	56.17	50.08	7.23	63.38	69.21
40～44	33.26	55.39	51.67	8.45	61.02	65.89
45～49	29.45	50.84	45.62	9.30	56.78	64.15
50～54	26.48	43.01	53.33	7.28	50.04	58.39
55～59	16.31	33.97	33.66	2.85	36.24	47.05
60～64	17.38	38.33	37.13	2.46	27.44	51.81
65～69	10.73	30.53	34.55	3.64	19.19	46.59
文化程度						
不识字/少识字	4.86	17.90	16.53	0.37	3.81	29.31
小学	9.39	27.77	33.90	1.77	22.77	45.03
初中	16.75	35.95	35.92	3.73	43.42	53.65
高中/职高/中专	28.63	53.31	51.96	3.77	68.68	70.38
大专/本科及以上	52.65	71.52	69.72	11.93	81.85	80.70
职业						
机关/事业单位人员	53.86	71.60	73.40	12.31	76.76	78.12
学生	44.81	61.57	65.58	5.05	80.89	87.22
农民	13.41	33.28	35.42	2.99	33.46	49.40
工人	19.81	39.37	38.19	3.78	46.45	51.43
其他企业人员	38.89	60.26	58.12	7.61	69.47	74.00

组别		中医药健康文化素养	中医药基本理念	中医药健康生活方式	中医药公众适宜方法	中医药文化常识	中医药信息理解能力
地区	其他	23.08	43.79	42.06	5.61	53.88	59.54
	城市	31.16	52.31	51.30	5.88	61.37	63.25
	农村	29.97	48.74	49.33	6.59	55.18	65.83
总计		30.52	50.39	50.24	6.27	58.03	64.64

第十一章

健康环境状况

第一节　空气质量

2023 年，浙江省收集到 10 个城市水平空气污染资料。分析显示，2023 年浙江省空气中可吸入颗粒物（PM_{10}）年平均浓度值为 48.60μg/m³，细颗粒物（$PM_{2.5}$）年平均浓度值为 27.38μg/m³，二氧化硫（SO_2）年平均浓度值为 6.01μg/m³，二氧化氮（NO_2）年平均浓度值为 26.64μg/m³，一氧化碳（CO）年平均浓度值为 0.56mg/m³，臭氧（O_3）日最大 8 小时滑动平均浓度值为 96.10μg/m³，见表 11.1.1。上述指标均达到国家标准。

表11.1.1　2023年浙江省各监测点空气污染物浓度

（μg/m³）

监测点污染物	$PM_{2.5}$	PM_{10}	SO_2	NO_2	CO*	O_3
杭州	31.22	54.32	6.41	30.04	0.65	100.76
宁波	23.91	44.28	6.84	23.97	0.58	98.25
温州	24.46	45.14	6.37	26.59	0.49	91.59
湖州	33.77	57.00	5.51	34.68	0.59	106.56
嘉兴	29.51	54.62	5.77	28.81	0.61	104.39
绍兴	27.69	47.95	5.92	24.51	0.63	94.71
金华	31.18	53.89	5.83	32.26	0.61	99.65
衢州	30.76	51.99	6.06	28.23	0.57	77.95
舟山	17.24	34.78	5.48	18.62	0.42	93.61
台州	23.73	42.32	5.90	18.71	0.48	93.67
丽水	—	—	—	—	—	—
合计	27.38	48.60	6.01	26.64	0.56	96.10

注：CO 浓度单位为 mg/m³。

第二节　饮用水

一、饮用水基本情况

　　2023年浙江省90个县（市、区）城区共有市政水厂160家、自建水厂12家、二次供水单位2985个，覆盖人口为2853.24万人。全省农村集中式供水水厂共有9672个，覆盖人口为2798.84万人，集中式供水覆盖人口比例达到99.78%（2798.84/2805.03）；分散式供水点共4820个，覆盖人口为6.19万人，覆盖人口比例为0.22%（6.19/2805.03）。从水源来看，以地表水为水源的水厂占91.66%（8865/9672），以地下水为水源的水厂占8.34%（807/9672）；从覆盖人口来看，以水库为水源的覆盖人口比例最高，为62.31%（1747.75/2805.03）。

二、饮用水卫生状况

　　全年水质卫生监测的城市供水总水样报告达标率为99.98%，农村集中式供水总水样报告达标率为98.78%。从达标饮用水人口覆盖率来看，城市为100.00%，农村为99.57%。城市和农村的各类监测水样中，主要超标指标以微生物指标、消毒指标、浑浊度为主，偶有金属类指标锰、铁超标，这与消毒不规范、水源受限有关，详见表11.2.1。

表11.2.1　2023年浙江省枯、丰水期出厂水和管网水超标指标达标率

（%）

序号	城市水	农村水	
	二次供水	出厂水	末梢水
1	菌落总数	余氯	总大肠菌群
	99.98%	98.60%	99.52%

续表

序号	城市水	农村水	
	二次供水	出厂水	末梢水
2	总大肠菌群	总大肠菌群	余氯
	99.98%	99.53%	99.52%
3	二氯乙酸	浑浊度	浑浊度
	99.98%	99.88%	99.95%
4		菌落总数	菌落总数
		99.88%	99.84%
5		可见物	pH
		99.88%	99.84%
6		pH	可见物
		99.88%	99.95%
7		锰	铁
		99.88%	99.95%
8			锌
			99.95%

2023 年浙江省城市二次供水水箱出水共检测样品 1943 份，其中 1942 份合格，合格率为 99.94%。

第三节　食品污染物

一、化学污染物和有害因素

2023 年浙江省食品化学污染物及有害因素监测共采集 18377 份食品样品，检测项目264项。全省对已经制定限量标准的食品中化学污染物及有害因素超标情况进行统计，总体超标率为3.11%，见表11.3.1。

表11.3.1　2023年浙江省监测食品中主要污染物超标情况

食品种类	样品数/份	主要污染物	检出率/%	超标率/%
即食海蜇	143	含铝添加剂	100.00	22.40
油条	175	含铝添加剂	90.90	2.86
红曲米	69	桔青霉素	100.00	100.00
红曲红色素	21	桔青霉素	90.50	90.50
红曲黄色素	13	桔青霉素	100.00	7.69
花生及其制品	234	黄曲霉毒素B1	39.30	1.29
鸡蛋	194	兽药	13.90	6.70
鸡蛋	194	甲硝唑	2.58	禁用
鸡蛋	103	强力霉素	4.12	1.55
鸭蛋	73	兽药	42.50	17.80
鸭蛋	73	恩诺沙星	8.22	5.48
鸭蛋	73	氟苯尼考	17.80	11.00
鹌鹑蛋	93	甲硝唑	6.45	禁用
鹌鹑蛋	93	恩诺沙星	11.80	6.45
鹌鹑蛋	93	灭蝇胺	60.20	31.20
地产大米	277	镉	78.70	3.97
扇贝柱	125	镉	100.00	9.60
芋头	70	镉	90.00	7.14
干豆	275	镉	89.10	3.66
梭子蟹	166	镉	100.00	13.20
虾蛄	193	镉	100.00	3.11
蔬菜	1031	农药多残留	79.50	7.18
蔬菜	1031	毒死蜱	3.59	1.16
韭菜	125	农药多残留	79.20	7.20
韭菜	125	腐霉利	31.20	3.20

续表

食品种类	样品数 / 份	主要污染物	检出率 /%	超标率 /%
菠菜	41	阿维菌素	12.20	12.20
菠菜	41	毒死蜱	9.76	7.32
香菜	105	有机磷	18.10	10.50
香菜	114	毒死蜱	11.40	6.67
豇豆	129	农药多残留	80.60	13.20
豇豆	129	噻虫胺	9.30	8.53
豇豆	129	噻虫嗪	12.40	6.20
豇豆	129	灭蝇胺	20.20	3.10
大黄花鱼	67	恩诺沙星	95.50	4.48
淡水鱼	211	恩诺沙星	72.50	20.40
武昌鱼（鳊鱼）	66	恩诺沙星	90.90	48.50
鲫鱼	43	恩诺沙星	58.10	11.60
淡水鱼	85	丁香酚	30.60	-
淡水虾	111	恩诺沙星	57.70	23.40
东风螺	104	氟苯尼考	70.20	24.00
双壳贝类	176	五氯酚钠	2.27	-
海捕虾	222	二氧化硫	62.20	6.31
馒头、辣条	327	甜蜜素	19.90	-
米线、河粉	437	脱氢乙酸	25.60	-
杨梅	336	甜蜜素	2.38	*
杨梅	336	糖精钠	1.49	*
木砧板	89	五氯酚钠	18.00	-
贻贝	120	麻痹性贝类毒素	2.50	0.00
豆芽	155	抗生素	4.52	*

注："-"表示无限量标准，"*"表示非法添加。

二、微生物及其致病因子

2023 年浙江省食品中微生物及其致病因子监测共采集 56027 份食品样品，检测项目 25 项，对食品中主要致病菌及检出率情况进行统计，见表 11.3.2。

表11.3.2　2023年浙江省食品中微生物及其致病因子主要结果

食品种类	样品数／份	食源性致病菌		
		总检出率／%	主要致病菌	主要致病菌检出率／%
生禽肉	271	59.41	沙门氏菌	41.33
熟肉制品（禽肉）	330	7.27	单核细胞增生李斯特氏菌	4.55
调理肉制品	228	42.54	单核细胞增生李斯氏菌	17.54
即食生制动物性水产品	360	28.71	副溶血性弧菌	15.28
双壳贝类	274	2.55	诺如病毒	2.55
淡水蟹、蝲蛄	224	0.45	并殖吸虫（囊蚴）	0.45
鲜银耳、湿木耳	220	24.55	唐菖蒲伯克霍尔德菌	18.64
烧烤类即食品	140	4.29	金黄色葡萄球菌	3.57
即食烘焙麦片	112	20.54	克罗诺杆菌属	13.39
含乳及乳制品冷制作调制饮品	462	2.16	金黄色葡萄球菌	2.16
凉拌及夹心类米面制品	436	17.20	蜡样芽胞杆菌	11.47
中式凉拌菜	414	12.32	单核细胞增生李斯特氏菌	7.25
沙拉	446	13.23	金黄色葡萄球菌	9.64
寿司	457	12.91	金黄色葡萄球菌	10.72
猪肝	226	3.54	戊肝病毒	3.54

三、放射性物质

对照《食品中放射性物质限制浓度标准》（GB 14882-1994）的要求，2023 年浙江省全部 167 份食品样品的 H-3、I-131、Ra-226、Cs-137、Sr-90 等 4 种放射性核素含量均远低于标准限值，其余监测的放射性核素无国家标准限值，但与以往监测结果都基本处于同一水平。其中 Cs–137 的检出来源主要是 20 世纪核爆实验的遗留物，核电站周围的检测结果值与对照点无显著差异。

综合分析，核电站对周围环境的放射性污染物排放未提升生物链中放射性核素的水平，其通过饮食致人群剂量不构成健康风险，居民可放心食用。

第四节　公共场所卫生

一、不同类型公共场所物理因素及化学指标

噪声在室内空气物理因素（温度、湿度、风速、噪声）中合格率最低，健身房和游泳馆的噪声合格率低至 19.23% 和 19.18%。场所室内空气 $PM_{2.5}$ 的样品合格率偏低，合格情况依次为宾馆 68.78%、商场 68.70%、理发店 60.26%、候车室 35.71%、美容店 53.33% 和健身房 53.85%。化学因素如氨、甲醛、苯、甲苯和二甲苯的样品合格率则较高，均在 90% 以上，见表 11.4.1。

表11.4.1　不同类型公共场所室内物理因素及化学指标检测合格率

（%）

监测项目	宾馆（酒店）	商场（超市）	理发店	候车室	沐浴场所	游泳场所（馆）	美容店	健身房
温度 /℃	91.19	94.66	96.15	89.29	80.39	95.89	83.33	84.62
湿度 /%	66.58	77.10	65.38	67.86	27.45	67.12	56.67	61.54
风速 /（m/s）	99.22	100.00	98.72	92.86	100.00	100.00	100.00	100.00
噪声 /dB（A）	77.72	22.90	44.87	82.14	62.75	19.18	80.00	19.23
苯 /（mg/m³）	98.98	—	100.00	—	—	—	100.00	100.00
甲苯 /（mg/m³）	100.00	—	97.33	—	—	—	100.00	100.00

续表

监测项目	宾馆（酒店）	商场（超市）	理发店	候车室	沐浴场所	游泳场（馆）	美容店	健身房
二甲苯 / （mg/m³）	99.49	—	100.00	—	—	—	100.00	100.00
甲醛 / （mg/m³）	95.69	—	98.68	—	—	—	86.67	100.00
氨 / （mg/m³）	—	—	90.67	—	—	—	96.67	
CO/ （mg/m³）	100.00	100.00	—	100.00	—	—		100.00
CO₂/%	99.75	100.00	—	100.00	—	—		100.00
PM₁₀/ （μg/m³）	85.79	93.89	98.72	100.00	—	—	93.33	100.00
PM₂.₅/ （μg/m³）	68.78	68.70	60.26	35.71	—	—	53.33	53.85

二、不同类型公共场所微生物指标

各类公共场所公共用品用具的菌落总数合格率，除理发店的毛巾（75.22%）和沐浴场所的拖鞋（71.88%）外，几类场所均高于90%，仅有候车室的自动扶梯和沐浴场所的毛巾菌落总数合格率是100.00%。用品用具及公共设施的大肠菌群和金黄色葡萄球菌的合格率较为理想，除宾馆（酒店）漱口杯和电梯按钮、商场的几类公共用品外，其余均100.00%合格，详见表11.4.2。宾馆（酒店）集中空调通风系统冷却塔冷却水嗜肺军团菌检测合格率为100.00%，见表11.4.3。

表11.4.2　不同类型公共场所内公共用品用具微生物指标检测合格率

场所类型	样本来源	样本量 / 份	菌落总数合格率 /%	大肠菌群合格率 /%	金黄色葡萄球菌合格率 /%
宾馆（酒店）	毛巾	989	93.12	100.00	100.00
	漱口杯	800	92.13	99.75	99.75
	公用电梯按钮	288	93.06	99.31	99.31
商场（超市）	购物车	328	95.73	96.95	100.00
	购物篮	328	95.73	96.95	100.00
	收银台	115	89.57	96.52	100.00

续表

场所类型	样本来源	样本量 / 份	菌落总数合格率 /%	大肠菌群合格率 /%	金黄色葡萄球菌合格率 /%
理发店	理发剪刀	104	96.15	100.00	100.00
	理发梳	108	99.07	100.00	100.00
	毛巾	226	75.22	100.00	100.00
美容店	毛巾	76	82.89	100.00	100.00
	床单	38	89.47	100.00	100.00
	面盆、工具	45	86.67	100.00	100.00
沐浴场所	毛巾	131	96.95	100.00	100.00
	拖鞋	96	71.88		
	浴衣	110	90.91	100.00	100.00
健身房	健身器械	101	85.15	100.00	100.00
候车室	自动扶梯	4	100.00	100.00	—
	候车座椅	94	100.00	100.00	—

表11.4.3　宾馆（酒店）集中空调通风系统冷却塔冷却水嗜肺军团菌检测结果

监测项目	样本数 / 份	阴性数 / 份	阳性数 / 份	阳性率 /%	评价参考值	合格率 /%
冷却水中嗜肺军团菌	64	64	0	0	不得检出	100.00

注：合格率 = 阴性数 ÷ 样本数 × 100%。

第五节　病媒生物

一、生态学

（一）蚊密度

2023 年 4～11 月浙江省各监测点共布诱蚊灯 3632 盏，捕蚊 82130 只，全省平均蚊密度为 22.61 只 /（灯·夜），与 2022 年蚊密度 6.87 只 /（灯·夜）相比，有所升高。全省以库蚊为主要优势种，占总捕获数的 91.41%。本监测主要采用诱蚊灯法，而白纹伊蚊对此监测方法不敏感，故本结果不能反映白纹伊蚊的实际情况，捕获的白纹伊蚊比重仅为 1.07%。2023 年 4～11 月蚊密度较高的监测点是台州市，平均蚊密度为 155.68 只 /（灯·夜），其次为湖州市，平均蚊密度为 122.98 只 /（灯·夜），蚊密度相对较低的地区为温州市、绍兴市、杭州市、衢州市和丽水市，范围在 1 只 /（灯·夜）～ 10 只 /（灯·夜）之间，见表 11.5.1。从全年时间分布来看，7 月达全年最高峰，蚊密度为 67.63 只 /（灯·夜），见图 11.5.1。在各监测生境中，牲畜棚 / 养殖场的蚊密度最高，为 125.81 只 /（灯·夜）。

表11.5.1　2023年浙江省蚊密度监测结果

监测点	布灯数 /盏	捕获雌蚊数 /只	密度/［只 /（灯·夜）］	各类雌蚊捕获数 / 只					
				淡色（致倦）库蚊	三带喙库蚊	白纹伊蚊	中华按蚊	骚扰阿蚊	其他
杭州	480	1510	3.15	1368	5	92	5	39	1
宁波	464	6249	13.47	2753	2890	256	240	110	0
温州	320	1894	5.92	1264	13	298	297	22	0
湖州	160	19676	122.98	2753	12939	13	3523	448	0
嘉兴	160	6516	40.73	598	5314	57	293	251	3
绍兴	768	2940	3.83	2937	0	3	0	0	0
金华	320	14637	45.74	805	13520	17	295	0	0
衢州	480	1023	2.13	901	26	57	10	29	0
舟山	160	2461	15.38	2434	0	6	0	21	0
台州	160	24908	155.68	3133	21141	63	554	17	0
丽水	160	316	1.98	256	26	18	0	16	0
合计	3632	82130	22.61	19202	55874	880	5217	953	4
构成比 /%	—	—	—	23.38	68.03	1.07	6.35	1.16	0.01

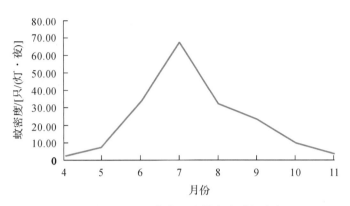

图 11.5.1　2023 年浙江省蚊密度时间分布

（二）蝇密度

2023 年浙江省各监测点共布诱蝇笼 1478 只，捕获蝇 4381 只，蝇密度为 2.96 只 / 笼，与 2022 年（2.72 只 / 笼）相比，蝇密度略有下降。优势蝇种为麻蝇，占总捕获量的 39.33%，其次为丝光绿蝇、家蝇和厕腐蝇，分别占 15.48%、11.96% 和 11.39%，与历年数据基本一致。各监测点中，湖州市蝇密度最高（5.88 只 / 笼），其次为杭州市和金华市，蝇密度分别为 5.70 只 / 笼和 5.23 只 / 笼，蝇密度最低的为宁波市（0.75 只 / 笼）。浙江省蝇活动一般从 4 月起逐月增多，7 月达到高峰，至 11 月仍有蝇类活动，活动周期较长，见图 11.5.2。不同生境中，农贸市场蝇密度最高。

表11.5.2　2023年浙江省蝇密度监测结果

监测点	笼数 / 只	捕获数 / 只	蝇密度 / （只/笼）	各类蝇捕获数 / 只							
				家蝇	市蝇	丝光绿蝇	铜绿蝇	大头金蝇	厕腐蝇	麻蝇	其他
杭州	192	1095	5.70	30	2	158	6	19	135	603	142
宁波	193	145	0.75	68	0	10	1	23	0	33	10
温州	128	298	2.33	135	15	16	23	19	12	71	7
湖州	64	376	5.88	28	5	97	13	14	51	90	78
嘉兴	64	242	3.78	0	0	6	11	1	102	50	72
绍兴	318	328	1.03	57	9	81	26	46	2	92	15

监测点	笼数/只	捕获数/只	蝇密度/（只/笼）	各类蝇捕获数/只							
				家蝇	市蝇	丝光绿蝇	铜绿蝇	大头金蝇	厩腐蝇	麻蝇	其他
金华	128	669	5.23	2	4	176	57	2	73	308	47
衢州	199	460	2.31	78	47	82	0	25	25	151	52
舟山	64	248	3.88	5	0	0	30	0	53	144	16
台州	64	259	4.05	2	44	51	2	3	46	69	42
丽水	64	261	4.08	119	0	1	20	3	0	112	6
合计	1478	4381	2.96	524	126	678	189	155	499	1723	487
构成比/%	—	—	—	11.96	2.88	15.48	4.31	3.54	11.39	39.33	11.12

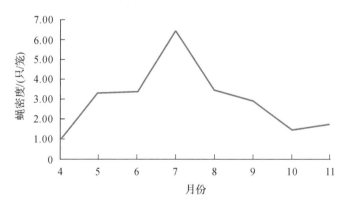

图 11.5.2　2023 年浙江省蝇密度时间分布

（三）蜚蠊密度

2023 年浙江省各监测点布放有效粘蟑纸 17773 张，共捕获蜚蠊 6310 只，蜚蠊密度为 0.36 只 / 张，与 2022 年（0.44 只 / 张）相比，蜚蠊密度略有下降。德国小蠊为本省优势种群，共捕获 5916 只，占总捕获数的 93.76%，其次为澳洲大蠊、美洲大蠊和黑胸大蠊，分别占总捕获数的 2.08%、1.82% 和 1.58%。在各监测点中，蜚蠊密度最高的为金华市（0.97 只 / 张），蜚蠊密度最低的为宁波市（0.01 只 / 张），见表 11.5.3。从季节分布来看，11 月为蜚蠊密度高峰，与 2022 年基本一致，见图 11.5.3。不同生境中，农贸市场蜚蠊密度最高。

表11.5.3　2023年浙江省蜚蠊密度监测结果

监测点	有效粘蟑纸数/张	捕获数/只	密度/（只/张）	各类蜚蠊捕获数/只						
				德国小蠊	美洲大蠊	澳洲大蠊	黑胸大蠊	褐斑大蠊	日本大蠊	其他
杭州	2357	1203	0.51	1197	0	0	6	0	0	0
宁波	2100	26	0.01	20	0	0	2	2	2	0
温州	1440	497	0.35	273	48	129	7	0	0	40
湖州	697	19	0.03	19	0	0	0	0	0	0
嘉兴	720	33	0.05	19	0	0	14	0	0	0
绍兴	3737	878	0.23	877	0	0	1	0	0	0
金华	1440	1398	0.97	1335	19	0	42	0	2	0
衢州	2203	947	0.43	896	21	2	26	0	2	0
舟山	1599	853	0.53	853	0	0	0	0	0	0
台州	760	220	0.29	219	0	0	1	0	0	0
丽水	720	236	0.33	208	27	0	1	0	0	0
合计	17773	6310	0.36	5916	115	131	100	2	6	40
构成比/%	—	—	—	93.76	1.82	2.08	1.58	0.03	0.10	0.63

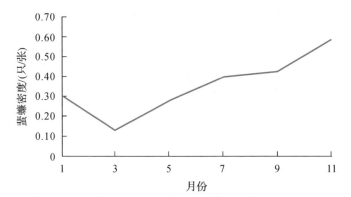

图 11.5.3　2023 年浙江省蜚蠊密度时间分布

＞ ＞ ＞ ＞ ＞

（四）鼠密度

2023 年 1 ～ 11 月浙江省各监测点布放有效鼠夹（笼／板）71249 只，共捕鼠类 381 只，鼠密度为 0.53%，与 2022 年同期（0.43%）相比，鼠密度有所上升。捕获的鼠类主要有 6 种，全省优势鼠类为褐家鼠，占总捕获数的 44.88%，其次为黄胸鼠，占总捕获数的 15.22%。2023 年鼠密度最高的监测点为金华市，鼠密度为 1.28%，其次为温州市，鼠密度为 1.08%。鼠密度最低的为宁波市，鼠密度为 0.04%，详见表 11.5.4。从季节性分布来看，浙江省全年均有鼠类活动，呈春秋季双峰状分布，9 月为高峰期（鼠密度为 0.76%），其次为 5 月（鼠密度为 0.55%），见图 11.5.4。三种不同生境中，农村居民区的鼠密度最高，为 0.58%，城镇居民区的鼠密度最低，为 0.45%。

表11.5.4　2023年浙江省鼠类监测结果

监测点	有效鼠夹/（笼／板）	捕获数/只	鼠密度/%	各类鼠捕获数／只						
				褐家鼠	黄胸鼠	小家鼠	黑线姬鼠	黄毛鼠	臭鼩鼱	其他
杭州	10913	19	0.17	9	4	2	2	0	1	1
宁波	7698	3	0.04	1	1	0	0	0	1	0
温州	6842	74	1.08	57	1	5	0	2	9	0
湖州	3654	4	0.11	3	1	0	0	0	0	0
嘉兴	3610	24	0.66	10	1	13	0	0	0	0
绍兴	9254	9	0.10	3	3	3	0	0	0	0
金华	7369	94	1.28	27	30	14	3	3	2	15
衢州	10849	93	0.86	28	6	13	0	0	29	17
舟山	3744	17	0.45	7	0	0	0	0	8	2
台州	3716	38	1.02	26	5	0	0	1	6	0
丽水	3600	6	0.17	0	6	0	0	0	0	0
合计	71249	381	0.53	171	58	50	5	6	56	35
构成比/%	—	—	—	44.88	15.22	13.12	1.31	1.57	14.70	9.19

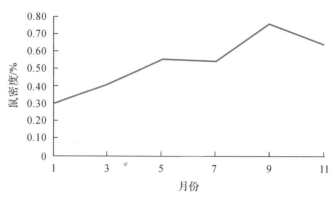

图 11.5.4　2023 年浙江省鼠类季节消长图

（五）蜱密度

　　2023 年浙江省采用布旗法共拖蜱 89425 m，拖蜱时间为 5324 min，共拖蜱 110 只，密度指数为 0.12 只 / 布旗·100 m，比 2022 年（0.08 只 / 布旗·100 m）有所上升，其中，长角血蜱占 89.09%。不同监测点中，台州市蜱密度最高，为 2.00 只 / 布旗·100 m，见表 11.5.5。从季节消长趋势看，2023 年浙江省游离蜱密度高峰为 5 月，与 2022 年的密度高峰（9 月）有所不同，见图 11.5.5。从监测生境看，农村外环境蜱密度指数较高，与往年一致。

表11.5.5 2023年浙江省游离蜱密度监测结果

监测点	拖蜱距离/m	拖蜱时间/min	拖蜱数/只	各类蜱数量/只								密度指数/(只/布旗·100 m)
				长角血蜱	中华硬蜱	龟形花蜱	镰形厨头蜱	血红厨头蜱	粒形硬蜱	微小厨头蜱	其他	
杭州	12935	760	0	0	0	0	0	0	0	0	0	0.00
宁波	8330	480	2	0	0	0	0	2	0	0	0	0.02
温州	8000	480	11	11	0	0	0	0	0	0	0	0.14
湖州	4000	240	0	0	0	0	0	0	0	0	0	0.00
嘉兴	4000	240	0	0	0	0	0	0	0	0	0	0.00
绍兴	20000	1200	0	0	0	0	0	0	0	0	0	0.00
金华	8000	480	1	0	0	0	1	0	0	0	0	0.01
衢州	12160	724	0	0	0	0	0	0	0	0	0	0.00
舟山	4000	240	16	7	0	0	9	0	0	0	0	0.40
台州	4000	240	80	80	0	0	0	0	0	0	0	2.00
丽水	4000	240	0	0	0	0	0	0	0	0	0	0.00
合计	89425	5324	110	98	0	0	10	2	0	0	0	0.12
百分比/%	—	—	—	89.09	0	0	9.09	1.82	0	0	0	—

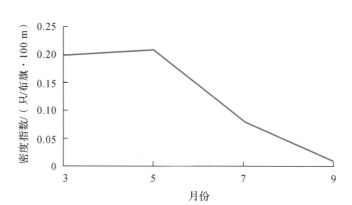

图 11.5.5　2023 年浙江省游离蜱密度时间分布

二、抗药性

（一）白纹伊蚊成蚊抗药性

杭州市白纹伊蚊现场品系对残杀威表现为可疑抗性，对马拉硫磷表现为敏感，对氯菊酯、溴氰菊酯、高效氯氰菊酯均已产生抗药性。宁波市白纹伊蚊成蚊对高效氯氰菊酯表现为抗性，对溴氰菊酯、氯菊酯和马拉硫磷表现为可疑抗性，对残杀威表现为敏感。衢州市白纹伊蚊成蚊对氯菊酯、溴氰菊酯、高效氯氰菊酯、马拉硫磷均表现为可疑抗性，对残杀威表现为敏感。

温州白纹伊蚊成蚊对氯菊酯已产生抗性，对高效氯氰菊酯、溴氰菊酯和马拉硫磷表现为可疑抗性，对残杀威表现为敏感。湖州市白纹伊蚊成蚊对溴氰菊酯和残杀威均表现为可疑抗性；对氯菊酯、高效氯氰菊酯和马拉硫磷表现为敏感。嘉兴市白纹伊蚊成蚊对高效氯氰菊酯表现出抗性，对氯菊酯、马拉硫磷表现为可疑抗性，对溴氰菊酯和残杀威表现为敏感。绍兴市白纹伊蚊成蚊对常用杀虫剂抗药性水平较高，仅对残杀威表现为可疑抗性种群，对氯菊酯、溴氰菊酯、高效氯氰菊酯、马拉硫磷均已产生抗性。

金华市白纹伊蚊成蚊对高效氯氰菊酯、溴氰菊酯、马拉硫磷产生抗性，对氯菊酯表现为可疑抗性，对残杀威表现为敏感。舟山市白纹伊蚊成蚊对马拉硫磷、溴氰菊酯、残杀威、高效氯氰菊酯表现为可疑抗性，对氯菊酯表现为抗性，对毒死蜱表现为敏感。台州市白纹伊蚊成蚊对高效氯氰菊酯等 3 种菊酯类杀虫剂已产生抗性，对残杀威、马拉硫磷表现为可疑抗性。丽水市白纹伊蚊成蚊对高效氯氰菊酯、溴氰菊酯、氯菊酯表现为抗性，对马拉硫磷和残杀威表现为可疑抗性。具体情况如表 11.5.6 所示。

表11.5.6　浙江省白纹伊蚊成蚊抗性测定结果

监测点	0.08% 高效氯氰菊酯		0.03% 溴氰菊酯		0.4% 氯菊酯		0.5% 马拉硫磷		0.05% 残杀威		2.0% 毒死蜱	
	死亡率/%	抗性水平	死亡率/%	抗性水平	死亡率/%	抗性水平	死亡率/%	抗性水平	死亡率/%	抗性水平	死亡率/%	抗性水平
杭州	32.86	抗性	17.33	抗性	41.43	抗性	100.00	敏感	96.00	可疑抗性	—	—
宁波	36.67	抗性	83.33	可疑抗性	88.57	可疑抗性	90.00	可疑抗性	98.33	敏感	—	—
衢州	93.33	可疑抗性	91.67	可疑抗性	95.00	可疑抗性	90.00	可疑抗性	98.33	敏感	—	—
温州	83.82	可疑抗性	85.71	可疑抗性	72.60	抗性	85.29	可疑抗性	100.00	敏感	—	—
湖州	98.98	敏感	95.79	可疑抗性	98.06	敏感	100.00	敏感	90.48	可疑抗性	—	—
嘉兴	75.00	抗性	98.33	敏感	86.67	可疑抗性	83.33	可疑抗性	100.00	敏感	—	—
绍兴	18.85	抗性	68.75	抗性	43.75	抗性	3.33	抗性	96.28	可疑抗性	—	—
金华	61.10	抗性	71.10	抗性	88.90	可疑抗性	18.90	抗性	100.00	敏感	—	—
舟山	82.92	可疑抗性	86.67	可疑抗性	72.50	抗性	90.42	可疑抗性	92.50	可疑抗性	100.00	敏感
台州	39.30	抗性	75.30	抗性	65.00	抗性	94.50	可疑抗性	82.80	可疑抗性	—	—
丽水	72.20	抗性	75.50	抗性	74.40	抗性	93.40	可疑抗性	87.80	可疑抗性	—	—

（二）家蝇抗药性

杭州市家蝇现场品系与敏感品系比较，对残杀威、高效氯氰菊酯和高效氟氯氰菊酯抗性水平较高，抗性倍数分别为大于 336.36、906.61 和 456.12，为极高抗种群；其次为溴氰菊酯，抗性倍数为 72.56，为高抗种群；对敌敌畏的抗性较低，抗性倍数为 3.08，为敏感种群。宁波市家蝇现场种群对溴氰菊酯和残杀威的抗性水平最高，抗性倍数达 551.67 和大于 293.64 倍，为极高抗种群；其次为高效氯氰菊酯和氯菊酯，抗性倍数分别为 140.42 和 86.69 倍，为高抗种群；敌敌畏的抗性相对较低，抗性倍数为 22.21 倍，为中抗种群。

衢州市家蝇自然品系对高效氯氰菊酯、溴氰菊酯、氯菊酯、敌敌畏的抗性倍数分别为 21.00、13.11、14.17 和 11.33，为中抗种群；对残杀威的抗药性倍数为 6.91 倍，为低抗种群。具体情况如表 11.5.7 所示。

表11.5.7　浙江省家蝇抗性测定结果

品系	高效氟氯氰菊酯			高效氯氰菊酯			溴氰菊酯			氯菊酯			敌敌畏			残杀威		
	LD50/（ug/只）	抗性倍数	抗性等级	LD50/（ug/只）	抗性倍数	抗性等级	LD50/（ug/只）	抗性倍数	抗性等级	LD50/（ug/只）	抗性倍数	抗性等级	LD50/（ug/只）	抗性倍数	抗性等级	LD50/（ug/只）	抗性倍数	抗性等级
敏感品系	0.0051	—	—	0.0036	—	—	0.0009	—	—	0.0108	—	—	0.0453	—	—	0.2973	—	—
杭州	2.3262	456.12	极高抗	3.2638	906.61	极高抗	0.0653	72.56	高抗	—	—	—	0.1396	3.08	敏感	＞100	＞336.36	极高抗
宁波	—	—	—	0.5055	140.42	高抗	0.4965	551.67	极高抗	0.9363	86.69	高抗	1.0061	22.21	中抗	＞87.3	＞293.64	极高抗
衢州	—	—	—	0.0756	21	中抗	0.0118	13.11	中抗	0.153	14.17	中抗	0.5132	11.33	中抗	2.0543	6.91	低抗

第六节　消毒质量

一、医疗机构消毒质量

（一）消毒质量监测

2023 年浙江省共监测各级各类医疗机构 475 家，监测范围覆盖全省各县（市、区），监测样本 11956 份，总体合格率为 95.00%。从监测机构来看，二级及以上医疗机构总体合格率高于二级以下医疗机构。从监测项目来看，医院污水和医疗用水合格率相对较低。具体情况如表 11.6.1 所示。

表11.6.1　2023年浙江省医疗机构消毒质量监测结果

监测项目	二级及以上医疗机构		二级以下医疗机构	
	数量／家	合格率／%	数量／家	合格率／%
环境空气	1042	98.85	774	98.19
使用中消毒液	664	99.85	489	100.00
医护人员手卫生	1591	90.13	1269	88.73
卫生手	1221	89.03	1202	88.35
外科手	370	93.78	67	95.52
环境物体表面	1997	99.10	1496	98.33
灭菌器	134	100.00	109	99.08
医院污水	194	79.38	194	74.23
医疗用水	779	94.09	467	83.73
软式内镜	345	100.00	79	100.00
无菌试验	222	97.75	111	94.59
合计	6968	95.94	4988	93.68

（二）医院消毒与感染控制监测

用 ATP 生物荧光法监测 366 件次医疗器械清洗效果，ATP 总体中位值为 87.00（1.30 ～ 294.25）amol。监测手术室空气 52 间次，不合格的有 9 间次。监测各类环境物体表面 603 份，总体合格率为 98.50%。监测医护人员手卫生 329 人次，卫生手消毒合格率为 87.45%，外科手消毒合格率为 92.94%。监测 77 条次内镜清洗消毒效果，3 条胃镜和 3 条肠镜不合格。监测医疗用水 189 份，1 份内镜终末漂洗水不合格。按生活饮用水标准评价，2 份口腔科用水不合格，4 份外科手洗手水不合格。监测 32 家医疗机构污水，1 家总余氯量超标，1 家总余氯量过低且粪大肠菌群检出阳性。监测 28 锅次压力蒸汽灭菌器和 20 锅次过氧化氢低温等离子体灭菌器灭菌效果，生物监测结果均合格。

二、重点场所消毒质量

（一）托幼机构消毒质量监测

2023 年浙江省共监测托幼机构 482 家，覆盖 11 个地级市。共监测托幼机构消毒样本 9349 份，包括环境空气、工作人员手卫生、环境物体表面、使用中消毒液、餐（饮）具、饮水、紫外线杀菌灯辐照强度，总体合格率为 93.89%。从监测项目来看，托幼机构工作人员手卫生和紫外灯辐照强度合格率相对较低，见表 11.6.2。

表11.6.2　2023年浙江省托幼机构消毒质量监测结果

监测项目	样本数 / 份	合格数 / 份	合格率 /%
环境空气	1409	1347	94.42
工作人员手卫生	1093	902	82.53
环境物体表面	2811	2679	95.30
使用中消毒液	384	384	100.00
餐（饮）具	1310	1281	97.79
饮水	1408	1346	95.60

续表

监测项目	样本数 / 份	合格数 / 份	合格率 /%
紫外线杀菌灯辐照强度	934	839	89.83
合计	9349	8778	93.89

（二）养老机构消毒质量监测

2023 年浙江省共监测养老机构 132 家，覆盖 11 个地级市。共监测样本 1876 份，包括环境空气、工作人员手卫生、环境物体表面、使用中消毒液、餐（饮）具、紫外线杀菌灯辐照强度，总体合格率为 85.71%。从监测项目来看，养老机构工作人员手卫生和环境物体表面消毒合格率相对较低，见表 11.6.3。

表11.6.3　2023年浙江省养老机构消毒质量监测结果

监测项目	样本数 / 份	合格数 / 份	合格率 /%
环境空气	265	258	97.36
工作人员手卫生	419	282	67.30
环境物体表面	744	632	84.95
使用中消毒液	103	103	100.00
餐（饮）具	254	250	98.43
紫外线杀菌灯辐照强度	91	83	91.21
合计	1876	1608	85.71

第七节 职业危害

一、职业病网络报告

（一）新发职业病

2023 年浙江省申请职业病诊断 1743 例，报告确诊新发职业病病例 863 例，其中男性 846 例（占 98.03%）。2022 年确诊新发职业病 541 例，与之相比 2023 年增加 322 例。

2023 年浙江省报告确诊新发职业病病例以尘肺病为主，共报告职业性尘肺病 650 例，占总病例数的 75.32%。另有其他呼吸系统疾病 9 例，职业性皮肤病 6 例，职业性眼病 3 例，职业性耳鼻喉口腔疾病 129 例，职业性化学中毒 24 例，物理因素所致职业病 41 例，职业性肿瘤 1 例。

1. 职业性尘肺病

2023 年浙江省报告新发职业性尘肺病 650 例，较 2022 年增加 327 例。其中，一期尘肺病 269 例，占比 41.38%；二期尘肺病 87 例，占比 13.38%；三期尘肺病 294 例，占比 45.23%。报告的尘肺病病例以男性工人为主（649 例，占 99.84%），女性仅 1 例。

2023 年浙江省报告的尘肺病病例中，新发矽肺 563 例，位居首位，占总病例数的 86.62%，其次为煤工尘肺，有 29 例，占总病例数的 4.46%（图 11.7.1）。

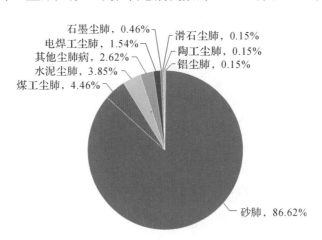

石墨尘肺，0.46%
滑石尘肺，0.15%
电焊工尘肺，1.54%
陶工尘肺，0.15%
其他尘肺病，2.62%
铝尘肺，0.15%
水泥尘肺，3.85%
煤工尘肺，4.46%
砂肺，86.62%

图 11.7.1 2023 年浙江省新发尘肺病病例的病种构成

报告新发尘肺病病例数居前 3 位的地级市依次为台州市、衢州市和温州市，其病例数共 552 例，占总病例数的 84.92%。其中台州市的 465 例中，有 449 例病例的申请诊断用工单位为乡镇、街道和村委会，为历史遗留诊断病例。衢州报告的 45 例病例中有 19 例与台州类似，为历史遗留病例。具体情况如图 11.7.2 所示。

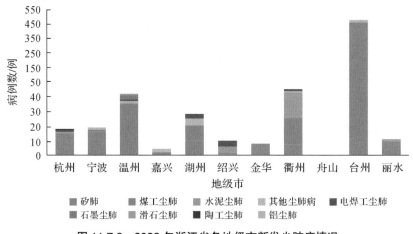

图 11.7.2　2023 年浙江省各地级市新发尘肺病情况

2023 年浙江省报告的新发职业性尘肺病病例主要分布在公共管理、社会保障和社会组织，制造业，以及采矿业，新发尘肺病病例数分别为 470 例、107 例和 67 例，占新发尘肺病总病例数的 99.08%，见图 11.7.3。

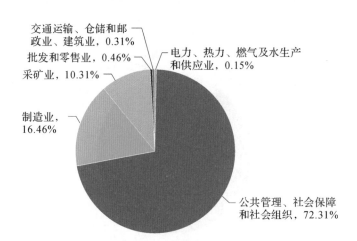

图 11.7.3　2023 年浙江省新发尘肺病病例的行业构成

2023 年浙江省报告的尘肺病病例工龄小于 5 年的 3 例，占尘肺病总病例数的 0.46%。新发尘肺病病例中，实际接尘工龄为 15～19 年、20～24 年和 10～14 年的数量较多，分别占总病例数的 22.92%、20.77% 和 20.31%，见图 11.7.4。

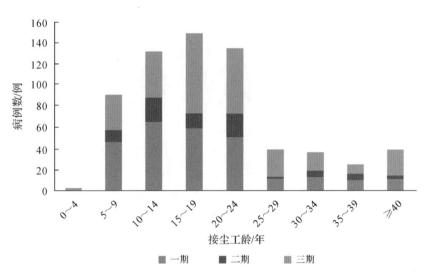

图 11.7.4　2023 年浙江省不同接尘工龄新发尘肺病情况

2. 其他职业病（不含尘肺病）

2023 年浙江省报告除尘肺病以外的各类职业病 213 例，其中，职业性耳鼻喉口腔疾病、物理因素所致职业病和职业性化学中毒为主要病种。杭州市、宁波市和嘉兴市新发其他职业病病例数居前 3 位，占总病例数的 63.85%（图 11.7.5）。

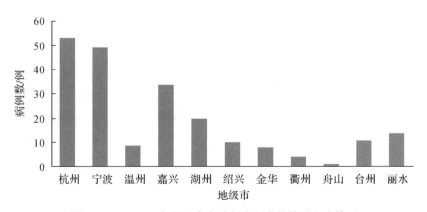

图 11.7.5　2023 年浙江省各地级市新发其他职业病情况

2023 年浙江省新发其他职业病主要分布于制造业（172 例，占 80.8%）和建筑业（21例，占 9.9%），详见图 11.7.6。

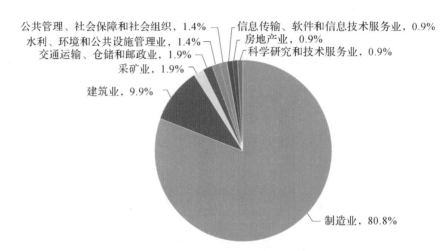

公共管理、社会保障和社会组织，1.4%　信息传输、软件和信息技术服务业，0.9%
水利、环境和公共设施管理业，1.4%　房地产业，0.9%
交通运输、仓储和邮政业，1.9%　科学研究和技术服务业，0.9%
采矿业，1.9%
建筑业，9.9%
制造业，80.8%

图 11.7.6　2023 年浙江省新发其他职业病病例的行业分布

（二）疑似职业病

2023 年浙江省报告检出疑似职业病病例 942 例，其中男性 860 例（占 91.30%）。报告疑似职业病病种主要为疑似职业性耳鼻喉口腔疾病和疑似职业性尘肺病，占比90.13%。报告疑似职业病病例数位列前 3 位的地级市依次为宁波市、温州市和嘉兴市，其病例数共占总病例数的 49.58%。疑似职业病病例主要分布于制造业，其病例数占总病例数的 84.71%，详见表 11.7.1。

表11.7.1　2023年浙江省各行业疑似职业病情况

（例）

行业	职业性尘肺病	其他呼吸系统疾病	职业性眼病	职业性耳鼻喉口腔疾病	职业性化学中毒	物理因素所致职业病	合计
采矿业	18	0	0	11	0	0	29
制造业	221	27	9	498	38	5	798
电力、热力、燃气及水生产和供应业	1	0	0	3	0	0	4

续表

行业	职业性尘肺病	其他呼吸系统疾病	职业性眼病	职业性耳鼻喉口腔疾病	职业性化学中毒	物理因素所致职业病	合计
建筑业	6	0	0	5	0	6	17
批发和零售业	2	0	0	0	1	0	3
交通运输、仓储和邮政业	12	0	0	4	0	0	16
信息传输、软件和信息技术服务业	0	1	0	0	0	0	1
房地产业	1	0	0	1	0	1	3
科学研究和技术服务业	3	0	0	1	0	0	4
水利、环境和公共设施管理业	0	0	0	2	2	0	4
居民服务、修理和其他服务业	0	0	1	1	2	0	4
公共管理、社会保障和社会组织	59	0	0	0	0	0	59
合计	323	28	10	526	43	12	942

（三）农药中毒

2023 年浙江省报告农药中毒病例 3765 例，死亡 159 人，病死率为 4.22%。其中，生产性中毒 369 例，死亡 1 例，病死率为 0.27%；非生产性中毒 3396 例，死亡 158 例，病死率为 4.65%。具体情况如图 11.7.7 所示。

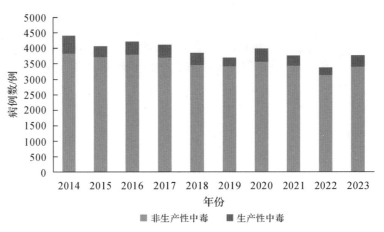

图 11.7.7　2014～2023 年浙江省农药中毒发生情况

二、重点职业病

（一）职业健康指标常规监测

2023 年浙江省共有 312 家职业健康检查机构经备案同意开展职业健康检查工作。截至 2023 年 11 月 15 日，6 家职业健康检查机构已取消备案，306 家职业健康检查机构仍在备案状态，其中 12 家职业健康检查机构因为各种原因未开展职业健康检查工作。2023 年全省所有职业健康检查机构共出具职业健康检查报告 2171798 人次，通过国家平台手工录入和省平台数据自动交换两种方式共报告职业健康检查个案卡 2156147 条，职业健康检查个案卡报告率为 99.3%，详见表 11.7.2、11.7.3 和 11.7.4。

全省职业接触总人数最多的职业病危害因素为噪声。重点职业病危害因素接触人数位居前 5 名的是嘉兴市、杭州市、宁波市、台州市、温州市。接触人群以男性为主，主要分布在中小型、内资、制造业企业。近 5 年，接触粉尘的劳动者胸片检查尘肺样改变异常率上下波动，2022 年最高，2020 年最低。接触噪声的劳动者检查人数不断上升。双耳高频平均听阈升高率相对稳定，维持在 10% 左右；接触苯的劳动者白细胞减少率相对稳定，维持在 3% 左右；接触铅的劳动者血铅升高率波动范围较大，2021 年最高，2020 年最低，尿铅升高率总体趋势与血铅升高率相似。

表11.7.2　辖区内重点职业病职业健康检查情况（上岗前）

有害因素	企业数* /家	职工人 数*/人	当年应接受职业健康 检查劳动者人数*/人	当年实际接受职业健康检 查的劳动者人数**/人	职业禁忌证 人数/人
全因素 a	21367	1885108	679477	675592	44357
矽尘	1854	122711	25413	25133	578
煤尘（煤矽尘）	320	74135	11314	11157	51
石棉粉尘	21	759	81	63	0
水泥粉尘	272	16013	2941	2908	20
电焊烟尘	3928	413789	81374	80038	596
其他类型粉尘 b （含其他粉尘）	11101	818867	197263	191226	2240
苯	3923	383356	57095	46302	1343
铅	218	102003	17935	9542	55
其他化学因素 c	12090	1079111	256791	243042	1782
噪声	16656	1421471	490900	480719	36738
其他物理因素 d	7260	669134	144430	142539	4543
布鲁氏菌	0	0	0	0	0

注：a 是指接触职业性有害因素的劳动者。

　　b 是指除矽尘、煤尘、石棉粉尘、水泥粉尘、电焊烟尘外的所有粉尘。

　　c 是指除苯、铅及其无机化合物外的所有其他化学因素。

　　d 是指除噪声外的其他物理因素。

　　* 表示数据从各职业健康检查机构获取。

　　** 表示数据根据上报与否，由系统或各职业健康检查机构获取。

表11.7.3　辖区内重点职业病职业健康检查情况（在岗期间）

有害因素	企业数* /家	职工人 数*/人	接触重点职业 病危害因素的 劳动者人数* /人	当年应接受 职业健康检 查人数* /人	当年实际接 受职业健康 检查的劳动 者人数**/人	职业禁 忌证人 数/人	疑似职 业病人 数/人
全因素 a	50951	2965913	1535575	1453411	1447454	12582	559
矽尘	3549	170206	60646	49440	48710	99	53
煤尘（煤矽尘）	470	63630	20389	12689	12377	14	2
石棉粉尘	55	10239	3936	535	525	1	0

续表

有害因素	企业数*/家	职工人数*/人	接触重点职业病危害因素的劳动者人数*/人	当年应接受职业健康检查人数*/人	当年实际接受职业健康检查的劳动者人数**/人	职业禁忌证人数/人	疑似职业病人数/人
水泥粉尘	551	28943	11640	9859	9833	13	12
电焊烟尘	10587	622325	138794	97388	86235	107	41
其他类型粉尘[b]（含其他粉尘）	29832	1266302	399621	382286	376998	572	98
苯	11206	586244	165949	127686	99454	57	15
铅	471	124641	25832	21506	12323	64	3
其他化学因素[c]	32055	1580540	602372	568903	560893	481	23
噪声	41688	2196077	1018300	986722	979708	8712	328
其他物理因素[d]	18887	885328	360992	278618	273501	2622	8
布鲁氏菌	1	551	13	13	13	0	0

注：a 是指接触职业性有害因素的劳动者。

　　b 是指除矽尘、煤尘、石棉粉尘、水泥粉尘、电焊烟尘外的所有粉尘。

　　c 是指除苯、铅及其无机化合物外的所有其他化学因素。

　　d 是指除噪声外的其他物理因素。

　　* 表示数据从各职业健康检查机构获取。

　　** 表示数据根据上报与否，由系统或各职业健康检查机构获取。

表11.7.4　辖区内重点职业病职业健康检查情况（离岗时）

有害因素	企业数*/家	职工人数*/人	接触重点职业病危害因素的劳动者人数*/人	当年应接受职业健康检查人数*/人	当年实际接受职业健康检查的劳动者人数**/人	疑似职业病人数/人
全因素[a]	5208	723511	115090	48801	48176	38
矽尘	376	40274	5454	2134	1713	9
煤尘（煤矽尘）	97	26494	4039	458	416	2
石棉粉尘	7	7498	2971	30	14	0
水泥粉尘	79	7867	1696	386	318	1
电焊烟尘	735	133712	20870	3817	3753	1

续表

有害因素	企业数*/家	职工人数*/人	接触重点职业病危害因素的劳动者人数*/人	当年应接受职业健康检查人数*/人	当年实际接受职业健康检查的劳动者人数**/人	疑似职业病人数/人
其他类型粉尘[b]（含其他粉尘）	2289	385990	46619	12716	12639	10
苯	852	231315	26155	4585	2945	0
铅	77	66281	7677	1357	1118	0
其他化学因素[c]	3248	485170	64764	24607	24410	0
噪声	3603	531262	79704	27631	27354	15
其他物理因素[d]	1513	233649	37133	8082	7476	1
布鲁氏菌	0	0	0	0	0	0

注：a 是指接触职业性有害因素的劳动者。

　　b 是指除矽尘、煤尘、石棉粉尘、水泥粉尘、电焊烟尘外的所有粉尘。

　　c 是指除苯、铅及其无机化合物外的所有其他化学因素。

　　d 是指除噪声外的其他物理因素。

　　* 表示数据从各职业健康检查机构获取。

　　** 表示数据根据上报与否，由系统或各职业健康检查机构获取。

（二）职业病主动监测

浙江省选取 24 个主动监测县（市、区）和 3 个主动监测备选（市、区）开展职业病主动监测，完成 13531 名接触苯、铅、粉尘和噪声的劳动者核心指标监测（任务数为 9600 名），以小型企业劳动者为主，主动监测完成率为 140.95%。主动监测接触粉尘劳动者尘肺样改变检出率为 0.09%，高于常规监测尘肺样改变率且略高于 2022 年主动监测尘肺样改变率（0.07%）；接触苯劳动者白细胞减少率略高于常规监测白细胞减少率，血小板减少率略低于常规监测血小板减少率；接触铅劳动者血铅升高率为 10.64%，远高于常规监测血铅升高率；接触噪声的劳动者双耳高频平均听阈升高率为 13.70%，高于常规监测。具体情况如表 11.7.5 ～ 11.7.8 所示。

表11.7.5　粉尘作业工人主动监测胸片专项检查情况（按接触粉尘类型）

有害因素	拍摄高仟伏或 DR 胸片人数 / 人			尘肺样改变检出率 /%
	正常	尘肺样改变	其他异常	
矽尘	3093	6	490	0.17
煤尘（煤矽尘）	240	0	13	0.00
石棉粉尘	0	0	0	–
水泥粉尘	240	1	17	0.39
电焊烟尘	3079	0	490	0.00
其他类型粉尘	0	0	0	–
合计	6652	7	1010	0.09

注：劳动者胸片同时出现尘肺样改变和其他异常时，按尘肺样改变计。

表11.7.6　苯作业人员主动监测专项检查情况（按地区）

地区	白细胞		白细胞减少率 /%	血小板		血小板减少率 /%	反 - 反式黏糠酸		反 - 反式黏糠酸异常率 /%
	< 4×10⁹/L	≥ 4×10⁹/L		< 80×10⁹/L	≥ 80×10⁹/L		< 2.4mmol/mol 或 3.0mg/g（以 Cr 校正）	≥ 2.4mmol/mol 或 3.0mg/g（以 Cr 校正）	
杭州市	12	168	6.67	0	180	0.00	48	2	4.00
宁波市	9	271	3.21	0	280	0.00	93	0	0.00
温州市	15	443	3.28	1	457	0.22	30	0	0.00
嘉兴市	6	334	1.76	0	340	0.00	53	2	3.64
湖州市	8	161	4.73	1	168	0.59	46	0	0.00
绍兴市	2	172	1.15	0	174	0.00	30	0	0.00
金华市	12	363	3.20	0	375	0.00	0	0	–
衢州市	3	202	1.46	0	205	0.00	30	1	3.23
舟山市	7	187	3.61	0	194	0.00	0	0	–
台州市	6	265	2.21	0	271	0.00	34	0	0.00
丽水市	0	0	–	0	0	–	0	0	–
合计	80	2566	3.02	2	2644	0.08	364	5	1.36

表11.7.7 铅作业工人主动监测专项检查情况（按地区）

地区	血铅 /（μg/L）			血铅升高率 /%
	< 400	400 ～ 600	≥ 600	
杭州市	10	0	0	0.00
宁波市	1	0	0	0.00
温州市	140	0	0	0.00
嘉兴市	250	3	0	1.19
湖州市	0	0	0	–
绍兴市	141	14	0	9.03
金华市	266	76	11	24.65
衢州市	0	0	0	–
舟山市	0	0	0	–
台州市	191	14	1	7.28
丽水市	0	0	0	–
合计	999	107	12	10.64

注：血铅升高为血铅≥ 400μg/L。

表11.7.8 噪声作业工人主动监测双耳高频平均听阈检查情况（按地区）

地区	双耳高频平均听阈		双耳高频听阈升高率 /%
	< 40dB	≥ 40dB	
杭州市	782	142	15.37
宁波市	609	57	8.56
温州市	391	85	17.86
嘉兴市	964	96	9.06
湖州市	682	130	16.01
绍兴市	663	87	11.60
金华市	488	86	14.98
衢州市	337	95	21.99
舟山市	150	20	11.76
台州市	1397	224	13.82

地区	双耳高频平均听阈		双耳高频听阈升高率 /%
	< 40dB	≥ 40dB	
丽水市	486	81	14.29
合计	6949	1103	13.70

（三）哨点医院尘肺病筛查

全省共选取了 17 家二级以上医疗机构开展尘肺病筛查，2023 年共筛查 464143 名呼吸系统门诊就诊患者，发现 213 名患者影像学检查结果显示尘肺样改变。2022 年全省筛查出的 145 例尘肺样改变患者共追踪到进入职业病诊断程序的患者 5 例，临床诊断尘肺病患者 81 例，拒绝诊断患者 30 例，无法取得联系患者 29 例。

（四）职业病患者死亡情况

2023 年，对全省 2006 ~ 2022 年职业病患者的根本死因及全人群中根本死因为尘肺病、间皮瘤和肝血管肉瘤的人数进行调查。结果显示：全省 2006 ~ 2022 年共报告职业病患者 8965 人，与 2022 年死因库匹配人数 140 人，其中 120 人为尘肺病患者；2006 ~ 2022 年因尘肺、间皮瘤和肝血管肉瘤死亡的人数分别为 3946 人、788 人和 102 人，其中 2022 年因尘肺、间皮瘤和肝血管肉瘤死亡的人数分别为 494 人、104 人和 9 人。

（五）职业性尘肺病随访

浙江省 2022 年新诊断的尘肺病患者以及至 2022 年底仍存活的职业性尘肺病患者共 11797 例，在 2023 年的尘肺病随访调查中共随访 11457 例，随访率为 97.12%，其中有 10837 例病例存活，620 例患者死亡，见表 11.7.9。

表11.7.9　职业性尘肺病随访情况汇总表

地区	任务数*/例	已完成随访病例数*/例					随访率/%
		现患	占比/%	死亡	占比/%	合计	
杭州市	1343	1216	90.54	108	8.04	1324	98.59
宁波市	1011	920	91.00	31	3.07	951	94.07
温州市	1145	940	82.10	68	5.94	1008	88.03
嘉兴市	206	194	94.17	5	2.43	199	96.60
湖州市	1534	1439	93.81	74	4.82	1513	98.63
绍兴市	206	192	93.20	7	3.40	199	96.60
金华市	489	435	88.96	38	7.77	473	96.73
衢州市	2585	2408	93.15	155	6.00	2563	99.15
舟山市	129	119	92.25	5	3.88	124	96.12
台州市	2699	2575	95.41	99	3.67	2674	99.07
丽水市	450	399	88.67	30	6.67	429	95.33
合计	11797	10837	91.86	620	5.26	11457	97.12

注：2022年存活＋失访病例及2022年新诊断病例。

三、工作场所职业病危害因素

（一）监测项目总体情况

2023年在浙江省11个地级市和90个县区开展了工作场所职业病危害因素监测，监测工作区县覆盖率为100%。省疾控中心全年分4次对全省拟承担2023年监测工作的职业卫生技术支撑机构（包括职防院和疾控机构）以及职业卫生技术服务机构的专业技术人员进行了相关培训和督导。全省通过随机抽查企业、现场督导、检测结果实验室复核、监测过程性资料抽查等多种方式开展了质量抽查和现场核实活动，对约73.6%以上的用人单位监测数据进行了线上审核，并对10%的数据进行了现场复核，同时抽取了部分监测企业的游离二氧化硅、粉尘和化学物质等其他职业病危害因素进行了复测。

（二）用人单位监测完成情况

2023 年全省共监测了 3638 家企业，经过省、市两级审核，共筛选出符合要求的企业 3244 家，最终被认可为 2023 年的国家监测任务，纳入统计。国家计划监测任务为 2700 家，浙江省的完成率为 121.15%，其中重点行业企业完成了 3229 家，占比 99.54%。卫生健康部门下属机构检测企业数为 2599 家，占比 80.12%。金华市和嘉兴市的监测工作均全部由疾控系统完成。

工作场所职业病危害因素监测工作项目执行情况如表 11.7.10 所示。

（三）监测结果

2023 年全省共监测重点行业企业 3229 家，其中超标企业占比较高的地级市为宁波市、湖州市和台州市，超标企业占比最高的为宁波市（77.51%），最低的为杭州市（43.37%），各地级市平均有 50% 以上的企业存在超标的情况，详见表 11.7.11。

表11.7.10　工作场所职业病危害因素监测工作项目执行情况

地级市	监测任务数/家	完成监测企业数/家	监测任务完成率/%	完成监测重点行业企业数/家	重点行业企业占比/%	卫生健康部门下属机构检测企业数/家	卫生健康部门下属机构检测企业占比/%	卫生健康部门下属机构参与监测企业数/家	任务县区数/个	已开展工作县区数/个
杭州	390	393	100.77	3920	99.75	280	71.25	393	13	13
宁波	300	382	127.33	378	98.95	290	75.92	382	10	10
温州	360	402	111.67	4020	100.00	393	97.76	402	12	12
嘉兴	210	266	126.67	266	100.00	266	100.00	266	7	7
湖州	150	180	120.00	180	100.00	170	94.44	180	5	5
绍兴	180	240	133.33	240	100.00	214	89.17	240	6	6
金华	270	346	128.15	346	100.00	345	99.71	346	9	9
衢州	180	279	155.00	277	99.28	231	82.80	279	6	6
舟山	120	127	105.83	127	100.00	120	94.49	127	4	4
台州	270	314	116.30	306	97.45	290	92.36	314	9	9
丽水	270	315	116.67	315	100.00	0	0.00	315	9	9
合计	2700	3244	120.15	3229	99.54	2599	80.12	3244	90	90

表11.7.11 重点行业用人单位监测结果总体情况

地级市	监测用人单位数 / 家	超标企业数 / 家	超标企业占比 /%
杭州	392	170	43.37
宁波	378	293	77.51
温州	402	204	50.75
嘉兴	266	135	50.75
湖州	180	135	75.00
绍兴	240	127	52.92
金华	346	200	57.8
衢州	277	125	45.13
舟山	127	71	55.91
台州	306	198	64.71
丽水	315	190	60.32
合计	3229	1848	57.23

从主要危害因素的监测结果来看，超标率最高的三种危害因素分别为噪声（岗位超标率为 31.020%）、矽尘（呼尘）（岗位超标率为 34.805%）和水泥粉尘（呼尘）（岗位超标率为 11.921%），详见表 11.7.12 和表 11.7.13。

表11.7.12 重点行业用人单位主要职业病危害因素监测结果（粉尘和化学有害因素）

| 危害因素 | 用人单位数/家 | 作业总人数/人 | 场所检测结果 | | | | C_{TWA}检测结果 | | | | 岗位超标率/% |
			检测点个数/个	短时间浓度中位数/(mg/m³)	测量值范围/(mg/m³)	超标率/%	检测样本数/份	C_{TWA}中位数/(mg/m³)	测量值范围/(mg/m³)	超标率/%	
煤尘（呼尘）	30	339	68	0.7	0.150~20.480	4.412	63	0.4	0.020~0.910	0	4.762
矽尘（呼尘）	918	9591	2821	0.7	0.150~33.210	22.226	2764	0.23	0.014~13.060	27.533	34.805
水泥粉尘（呼尘）	46	569	153	0.77	0.150~33.100	5.229	151	0.4	0.100~42.500	10.596	11.921
电焊烟尘	989	14132	1630	1	0.150~101.130	1.288	1474	0.4	0.042~64.300	1.628	2.714
苯	1261	11076	2867	0.14	0.015~30.970	0.628	2784	0.1	0.007~21.600	0.539	0.898
甲苯	1408	12510	3286	1	0.019~506.000	1.339	3202	0.5	0.009~507.100	1.999	2.280
二甲苯	1452	12090	3292	1	0.029~965.480	1.306	3207	0.5	0.011~367.830	0.717	1.684
乙苯	864	7841	2053	2	0.027~474.930	0.146	2010	1	0.009~92.220	0.050	0.149
正己烷	555	4622	1281	2	0.024~380.330	0.468	1270	1	0.012~247.690	0.709	0.709
1，2-二氯乙烷	488	4090	1094	0.065	0.030~134.800	2.651	1093	0.1	0.030~160.430	2.287	2.928
三氯甲烷	443	3713	988	0.135	0.080~202.240	0.810	988	0.2	0.067~225.220	1.113	1.113
三氯乙烯	448	3884	1050	0.6	0.135~85.770	0.000	1050	0.3	0.075~61.000	0.286	0.286
铅尘	57	464	119	0.007	0.001~0.260	0.840	117	0.004	0.001~0.260	1.709	1.709
铅烟	126	1259	258	0.007	0.001~0.200	1.163	250	0.005	0.000~0.130	0.400	0.800
锰及其无机化合物	985	13582	1612	0.011	0.001~2.430	1.551	1465	0.007	0.001~2.740	3.208	3.891

表11.7.13 重点行业用人单位主要职业病危害因素监测结果（噪声）

危害因素	用人单位数/家	作业总人数/人	场所检测结果					岗位检测结果		
			工作场所检测点数/个	噪声强度中位数/dB（A）	测量值范围/dB（A）	超85dB（A）点数构成比/%	检测样本数/份	$L_{EX.8h}/L_{EX.40h}$中位数/dB（A）	测量范围/dB（A）	超标率/%
噪声	3077	57146	11790	83.4	70.000～116.430	36.726	11325	82.6	70.000～117.100	31.020

四、重点人群职业健康素养

（一）监测开展情况

2023 年浙江省重点人群职业健康素养监测与干预项目共调查第二、三产业的 9 个行业，全省 68 个县（市、区）276 家企事业单位配合参与调查工作，共计调查完成 10181 人，其中有效问卷 8640 人，远超国家分配计划 7200 人的目标要求。第二产业调查 4 个行业 192 家企业 4863 人，其中有效问卷 3840 人，每个行业 960 人；第三产业计划调查由国家统一抽样，指定北仑区、嘉善县、东阳市和缙云县具体承担，共计调查 5318 人，其中有效问卷 4800 人，每个行业 960 人。

（二）主要监测结果

对有效问卷调查结果和所属行业进行统计分析，结果显示，第二产业职业健康素养水平总体略低于第三产业，分别为 41.6% 和 42.6%。第二产业中职业健康素养水平最高的为橡胶和塑料制品业（46.6%），最低的是金属制品业（37.1%）；第三产业中职业健康素养水平最高的为医疗卫生业（71.9%），最低的是快递 / 外卖配送业（20.4%）。

综合 9 个行业调查问卷，对比四个方面职业健康素养水平后发现，浙江省"职业健康保护基本知识"和"健康工作方式和行为"两方面职业健康素养水平较高，分别为 72.8% 和 52.0%，"职业健康法律知识"和"职业健康保护基本技能"两方面职业健康素养水平较低，分别为 40.0% 和 28.8%。

对比 9 个行业劳动者心理健康问题发生率情况发现，职业紧张检出率最高的三个行业分别为快递 / 外卖配送业（35.2%）、环境卫生业（23.3%）和交通运输业（23.2%）；抑郁症状检出率最高的三个行业分别为教育业（81.8%）、医疗卫生业（78.4%）和快递 / 外卖运输业（74.7%）；焦虑检出率最高的三个行业分别为教育业（54.1%）、快递 / 外卖运输业（45.3%）和医疗卫生业（36.4%）；睡眠障碍检出率最高的三个行业分别为教育业（40.9%）、医疗卫生业（40.7%）和快递 / 外卖运输业（40.6%）。具体情况如表 11.7.14 ～ 11.7.19 所示。

表11.7.14　不同行业劳动者职业健康素养水平

组别	有效样本量/人	具备职业健康素养人数/人	职业健康素养水平/%
纺织、服装、服饰业	960	421	43.9
皮革、毛皮、羽毛及其制品和制鞋业	960	375	39.1
橡胶和塑料制品业	960	447	46.6
金属制品业	960	356	37.1
医疗卫生业	960	690	71.9
教育业	960	579	60.3
环境卫生业	960	221	23.0
交通运输业	960	358	37.3
快递/外卖配送业	960	196	20.4
合计	8640	3643	42.2

表11.7.15　不同行业劳动者四个方面职业健康素养水平

组别	职业健康法律知识		职业健康保护基本知识		职业健康保护基本技能		健康工作方面和行为	
	具备人数/人	素养水平/%	具备人数/人	素养水平/%	具备人数/人	素养水平/%	具备人数/人	素养水平/%
纺织、服装、服饰业	422	44.0	719	74.9	214	22.3	572	59.6
皮革、毛皮、羽毛及其制品和制鞋业	424	44.2	686	71.5	213	22.2	527	54.9
橡胶和塑料制品业	444	46.3	758	79.0	271	28.2	628	65.4
金属制品业	400	41.7	733	76.4	180	18.8	610	63.5
医疗卫生业	537	55.9	872	90.8	566	59.0	574	59.8
教育业	502	52.3	811	84.5	443	46.1	669	69.7
环境卫生业	221	23.0	468	48.8	174	18.1	295	30.7
交通运输业	332	34.6	725	75.5	254	26.5	393	40.9
快递/外卖配送业	173	18.0	517	53.9	173	18.0	221	23.0
合计	3455	40.0	6289	72.8	2488	28.8	4489	52.0

表11.7.16　不同行业劳动者心理健康问题发生率

组别	样本量/人	职业紧张人数/人（发生率/%）	抑郁症状人数/人（发生率/%）	焦虑人数/人（发生率/%）	睡眠障碍人数/人（发生率/%）
纺织、服装、服饰业	960	136（14.2）	573（59.7）	179（18.6）	276（28.8）
皮革、毛皮、羽毛及其制品和制鞋业	960	165（17.2）	569（59.3）	196（20.4）	224（23.3）
橡胶和塑料制品业	960	199（20.7）	600（62.5）	211（22.0）	288（30.0）
金属制品业	960	169（17.6）	579（60.3）	178（18.5）	247（25.7）
医疗卫生业	960	158（16.5）	753（78.4）	349（36.4）	391（40.7）
教育业	960	164（17.1）	785（81.8）	519（54.1）	393（40.9）
环境卫生业	960	224（23.3）	475（49.5）	192（20.0）	280（29.2）
交通运输业	960	223（23.2）	655（68.2）	273（28.4）	329（34.3）
快递/外卖配送业	960	338（35.2）	717（74.7）	435（45.3）	390（40.6）
合计	8640	1776（20.6）	5706（66.0）	2532（29.3）	2818（32.6）

表11.7.17　不同行业劳动者职业紧张得分及检出率

行业	样本量/人	社会支持得分`X±SD	组织与回报得分`X±SD	要求与付出得分`X±SD	自主性得分`X±SD	职业紧张得分`X±SD	职业紧张检出率N（%）
纺织、服装、服饰业	960	18.79±3.39	13.59±4.03	10.74±3.09	5.34±1.83	42.21±7.18	136（14.2）
皮革、毛皮、羽毛及其制品和制鞋业	960	19.09±3.62	13.82±4.17	10.78±3.17	5.56±1.92	41.95±7.87	165（17.2）
橡胶和塑料制品业	960	19.52±3.25	14.30±4.46	10.83±3.15	5.36±1.81	42.26±8.42	199（20.7）
金属制品业	960	18.91±3.49	14.04±4.02	10.95±3.03	5.43±1.81	42.65±7.53	169（17.6）
医疗卫生业	960	19.84±3.69	13.37±4.24	11.33±3.11	5.35±1.69	41.52±8.28	158（16.5）
教育业	960	19.60±3.81	12.03±4.15	12.47±3.64	5.67±1.77	41.23±9.04	164（17.1）
环境卫生业	960	18.69±3.86	15.49±4.78	11.09±3.32	5.55±1.89	44.34±7.17	224（23.3）
交通运输业	960	18.69±3.85	14.74±4.68	11.20±3.24	5.57±1.88	43.69±8.23	223（23.2）
快递/外卖配送业	960	17.15±4.87	15.63±4.91	11.40±3.72	5.84±2.02	46.04±7.77	338（35.2）
合计	8640	18.92±3.85	14.11±4.51	11.20±3.32	5.52±1.85	42.88±8.10	1776（20.6）

表11.7.18　不同行业劳动者抑郁症状检出率

行业	样本量/人	没有抑郁症状人数/人（检出率/%）	轻度抑郁症状人数/人（检出率/%）	中度抑郁症状人数/人（检出率/%）	中重度抑郁症状人数/人（检出率/%）	重度抑郁症状人数/人（检出率/%）	抑郁症状人数/人（检出率/%）
纺织、服装、服饰业	960	387（40.3）	472（49.2）	80（8.3）	18（1.9）	3（0.3）	573（59.7）
皮革、毛皮、羽毛及其制品和制鞋业	960	391（40.7）	453（47.2）	92（9.6）	14（1.5）	10（1.0）	569（59.3）
橡胶和塑料制品业	960	360（37.5）	424（44.2）	128（13.3）	33（3.4）	15（1.6）	600（62.5）
金属制品业	960	381（39.7）	455（47.4）	87（9.1）	27（2.8）	10（1.0）	579（60.3）
医疗卫生业	960	207（21.6）	521（54.3）	160（16.7）	61（6.4）	11（1.1）	753（78.4）
教育业	960	175（18.2）	475（49.5）	211（22.0）	75（7.8）	24（2.5）	785（81.8）
环境卫生业	960	485（50.5）	354（36.9）	86（9.0）	20（2.1）	15（1.6）	475（49.5）
交通运输业	960	305（31.8）	486（50.6）	118（12.3）	32（3.3）	19（2.0）	655（68.2）
快递/外卖配送业	960	243（25.3）	404（42.1）	192（20.0）	76（7.9）	45（4.7）	717（74.7）
合计	8640	2934（34.0）	4044（46.8）	1154（13.4）	356（4.1）	152（1.8）	5706（66.0）

表11.7.19　不同行业劳动者焦虑检出率

行业	样本量/人	没有焦虑人数/人（检出率/%）	轻度焦虑人数/人（检出率/%）	中度焦虑人数/人（检出率/%）	重度焦虑人数/人（检出率/%）	焦虑人数/人（检出率/%）
纺织、服装、服饰业	960	781（81.4）	150（15.6）	21（2.2）	8（0.8）	179（18.6）
皮革、毛皮、羽毛及其制品和制鞋业	960	764（79.6）	149（15.5）	36（3.8）	11（1.1）	196（20.4）
橡胶和塑料制品业	960	749（78.0）	163（17.0）	33（3.4）	15（1.6）	211（22.0）

续表

行业	样本量/人	没有焦虑人数/人（检出率/%）	轻度焦虑人数/人（检出率/%）	中度焦虑人数/人（检出率/%）	重度焦虑人数/人（检出率/%）	焦虑人数/人（检出率/%）
金属制品业	960	782（81.5）	132（13.8）	37（3.9）	9（0.9）	178（18.5）
医疗卫生业	960	611（63.6）	284（29.6）	44（4.6）	21（2.2）	349（36.4）
教育业	960	441（45.9）	383（39.9）	82（8.5）	54（5.6）	519（54.1）
环境卫生业	960	768（80.0）	145（15.1）	33（3.4）	14（1.5）	192（20.0）
交通运输业	960	687（71.6）	202（21.0）	46（4.8）	25（2.6）	273（28.4）
快递/外卖配送业	960	525（54.7）	302（31.5）	103（10.7）	30（3.1）	435（45.3）
合计	8640	6108（70.7）	1910（22.1）	435（5.0）	187（2.2）	2532（29.3）

表11.7.20　不同行业劳动者睡眠障碍检出率

行业	样本量/人	入睡困难人数/人（检出率/%）	夜里易醒人数/人（检出率/%）	晨醒过早人数/人（检出率/%）	睡眠障碍人数/人（检出率/%）
纺织、服装、服饰业	960	262（27.3）	40（4.2）	27（2.8）	276（28.8）
皮革、毛皮、羽毛及其制品和制鞋业	960	210（21.9）	28（2.9）	17（1.8）	224（23.3）
橡胶和塑料制品业	960	265（27.6）	46（4.8）	42（4.4）	288（30.0）
金属制品业	960	226（23.5）	43（4.5）	34（3.5）	247（25.7）
医疗卫生业	960	374（39）	46（4.8）	46（4.8）	391（40.7）
教育业	960	370（38.5）	75（7.8）	71（7.4）	393（40.9）
环境卫生业	960	256（26.7）	33（3.4）	34（3.5）	280（29.2）
交通运输业	960	302（31.5）	63（6.6）	54（5.6）	329（34.3）
快递/外卖配送业	960	372（38.8）	69（7.2）	57（5.9）	390（40.6）
合计	8640	2637（30.5）	443（5.1）	382（4.4）	2818（32.6）

第八节　放射危害

一、放射危害因素

（一）医疗卫生机构医用辐射防护监测

1. 2023 年浙江省放射诊疗机构基本概况

2023 年，全省共有放射诊疗机构 2669 家（不含牙科诊所）。其中，省级及以上医疗机构 17 家，地市级医疗机构 102 家，县级及以下医疗机构 2557 家。2023 年，放射诊疗机构开展的放射诊疗活动可分为 4 类：X 射线影像诊断、介入放射学、核医学和放射治疗，见表 11.8.1。2023 年共调查了 1572 家放射诊疗机构的基本情况，覆盖率为 58.9%，见表 11.8.2。

表11.8.1　2023年浙江省医疗卫生机构放射诊疗开展项目情况

等级	机构数 / 家	开展 4 类工作机构数 / 家			
		放射治疗	核医学	介入放射学	X 射线影像诊断
省级及以上	18	9	9	14	18
地市级	94	23	20	47	94
县级及以下	2557	30	22	102	2557
合计	2669	62	51	163	2669

表11.8.2　2023年浙江省1572家放射诊疗机构放射诊疗频次

地区	X 射线摄影 / 万人次	X 射线透视 / 万人次	CT 诊断 / 万人次	乳腺摄影 / 万人次	牙科摄影 / 万人次	骨密度检查 / 万人次	介入治疗 / 万人次	放射治疗 / 人	核医学诊断 / 人次	核医学治疗 / 人
杭州	569.0	19.2	613.3	14.4	42.9	11.6	10.4	22110	90839	6348
宁波	491.6	22.0	531.6	8.0	29.8	10.9	5.4	10051	28400	1850
温州	244.4	8.7	253.3	3.0	8.4	7.5	2.8	2348	2079	35

续表

地区	X射线摄影/万人次	X射线透视/万人次	CT诊断/万人次	乳腺摄影/万人次	牙科摄影/万人次	骨密度检查/万人次	介入治疗/万人次	放射治疗/人	核医学诊断/人次	核医学治疗/人
嘉兴	129.6	4.9	153.1	0.9	6.8	2.8	1.6	1881	6445	304
湖州	32.5	1.1	34.7	2.2	3.7	1.5	0.9	1305	1837	0
绍兴	210.1	8.4	242.1	3.2	17.3	5.5	2.6	2984	2959	77
台州	149.0	7.2	212.1	4.2	13.0	6.0	3.7	4012	10346	842
金华	291.1	13.3	675.3	5.2	27.8	8.4	3.8	3972	18872	865
丽水	32.0	1.6	29.4	1.5	1.6	0.2	0.1	1328	2625	86
衢州	136.1	2.1	134.2	1.6	4.9	3.8	1.1	1441	3211	152
舟山	47.7	2.2	44.6	1.0	2.3	1.2	0.1	640	0	0
合计	2333.0	90.8	2923.9	45.4	158.6	59.4	32.5	52072	167613	10559

2. 放射诊疗设备及场所放射防护抽样监测

按照《2023年浙江省放射性危害因素监测工作方案》实施监测，2023年浙江省在11个地级市共选取98家医疗机构作为监测医院，其中三级、二级和一级医院分别为24家、21家和53家，县（市、区）覆盖率达到92%。在监测医院共检测放射诊疗设备321台，见表11.8.3。

表11.8.3 监测设备分布表

设备类型	设备名称	设备数量/台
放射诊断	DR1、CT2、牙科摄影设备、影像增强器透视设备、乳腺机、屏片X射线摄影设备	260
介入放射学	DSA	21
核医学	PET/CT、SPECT	5
放射治疗	医用直线加速器、头部γ刀、后装机、钴-60治疗机	35
合计	–	321

注：1.DR（Digital Radiology，数字X线成像）；2.CT（Computed Tomography，计算机体层摄影）；3.DSA（Digital Subtraction Angiography，数字减影血管造影）；4.PET/CT（Positron Emission Tomography/Computed Tomography，正电子发射断层显像/计算机体层成像）；5.SPECT（Single-Photon Emission Computed Tomography，单光子发射计算机断层成像）。

设备性能指标 156 项，检测结果数据 3956 条，其中 3037 条合格。6 台设备的初检不合格，维修后复检均合格；771 条数据显示不具备检测条件，139 条数据为建立基线值。设备初检不合格率为 1.9%，复检合格率为 100.00%。

对应放射诊疗设备的工作场所放射防护检测点位 3260 个，其中 417 个点位不具备检测条件，其余各检测点位均符合标准要求，场所放射防护合格率为 100%。

3. 放疗设备输出剂量核查

2023 年在宁波市、台州市、衢州市、舟山市、金华市共对 10 家放疗机构的 10 台医用电子直线加速器开展放疗设备输出剂量核查工作，10 台设备输出剂量偏差均在 ±5.00% 内，合格率为 100.00%。

4. 放射诊断患者的剂量调查

在杭州市、宁波市和湖州市开展 DR、CT、乳腺 DR、DSA 放射诊断患者的剂量调查工作，分别收集到患者剂量信息 1737 例、1992 例、808 条、614 例，详见表 11.8.4 ～ 11.8.7。

表11.8.4　DR受检者各受照部位剂量平均值

（mGy）

部位	1 岁以下	1 ～ 5 岁	6 ～ 10 岁	11 ～ 15 岁	16 ～ 40 岁	41 ～ 70 岁
胸部正位	0.32	0.60	0.60	0.60	0.69	0.78
胸部侧位	—	—	—	—	0.67	0.67
胸椎正位	—	—	—	—	0.69	0.78
胸椎侧位	—	—	—	—	0.72	0.73
腰椎正位	—	—	—	—	0.72	0.3
腰椎侧位	—	—	—	—	0.69	0.74
腹部正位	0.66	0.54	0.62	0.66	0.86	0.82
骨盆正位	—	—	—	—	0.79	0.84

表11.8.5 CT受检者各受照部位剂量平均值

（mGy）

部位	1岁以下	1～5岁	6～10岁	11～15岁	16～40岁	41～70岁
头颅	402.70	550.00	685.30	695.20	883.60	878.40
胸部	72.70	62.50	102.30	173.70	284.30	313.40
腹部	164.70	157.90	334.50	337.40	549.60	559.00
腰椎	—	—	—	—	400.50	420.40

表11.8.6 乳腺DR受检者平均受照剂量

（mGy）

体位	15～40岁	41～70岁
轴位	1.746	1.502
内斜位	1.659	1.500

表11.8.7 DSA受检者累积剂量平均值

（mGy）

介入程序	累积剂量平均值
冠状动脉造影（CA）	226.10
外周血管介入	537.30
心脏导管射频消融术（RF）	126.10
脑血管造影术	768.20
儿童心脏介入程序	160.50
肝动脉栓塞化疗术（TACE）	641.20
冠脉造影＋经皮冠脉腔内成形术（CA+PTCA）	792.00
冠状动脉支架植入术	1102.50
脑血管栓塞术（CE）	1457.00
其他	705.40

（二）非医用辐射危害因素监测

1.浙江省非医疗机构放射工作单位概况

2023年对全省非医疗机构放射工作单位开展基本情况调查和职业健康管理情况调查，覆盖全省核电厂、γ辐照装置、非医用加速器、工业探伤、核仪表、X射线行包安检仪、非密封放射性物质工作场所、地下非铀金属矿山和其他等 9 类非医疗放射工作单位（不含豁免源及装置使用单位），总计完成 1516 家非医疗机构的概况调查。经统计，55.21% 的非医疗放射工作单位集中在杭州、宁波和嘉兴三个地区，且其分布与当地制造业发展有关。1516 家非医疗放射工作单位共有放射工作人员 13178 人，参加放射防护培训的有 11603 人，个人剂量监测率和职业健康检查率分别为 91.49% 和 96.39%。

2. 监测单位详细情况抽样调查

2023 年，共选取重点监测单位 77 家，包括核电厂、γ 辐照装置、加速器辐照装置、工业探伤、行包检测仪、核仪表、非密封放射性物质工作场所和地下非铀金属矿山等 8 类非医疗放射工作单位，各类监测单位数量如下：核电厂 1 家、γ 辐照装置 1 家、非医用加速器 3 家、行包检测仪 24 家、工业探伤 12 家、核仪表 23 家、非密封放射性物质工作场所 5 家和地下非铀金属矿山 8 家。

3. 监测单位放射工作场所放射危害因素监测

在 77 家监测单位开展放射工作场所放射危害因素抽样监测，具体情况如表 11.8.8 所示。

表11.8.8　监测单位放射性危害因素监测结果

监测单位类型	监测单位数量／家	监测指标	监测结果	单位	评价结果
核电站	1	γ 射线周围剂量当量率	0.03 ～ 25.0	μSv/h	合格
		气溶胶放射性核素	小于探测限	Bq/m³	合格
		中子周围剂量当量	< 0.03	μSv/h	合格
		表面污染	0.19 ～ 0.21	Bq/cm²	合格
γ 辐照装置	1	γ 射线周围剂量当量率	0.09 ～ 0.19	μSv/h	合格
行包安检仪	24	X 射线剂量率	0.09 ～ 4.48	μSv/h	合格
非医用加速器	3	X、γ 周围剂量当量率	0.15 ～ 0.91	μSv/h	合格
核仪表	23	贮源罐外表面 5cm 处的辐射水平	0.05 ～ 43.38	μSv/h	合格
		贮源罐外表面 100cm 处的辐射水平	0.01 ～ 18.14	μSv/h	合格

续表

监测单位类型	监测单位数量/家	监测指标	监测结果	单位	评价结果
探伤机	12	辐照室屏蔽体外 X、γ 周围剂量当量率	0.09～2.45	μSv/h	合格
		控制区边界辐射水平	≤14.28	μSv/h	合格
		监督区边界辐射水平	≤2.40	μSv/h	合格
		贮源灌外表面 0cm 处的辐射水平	—	—	—
		贮源灌外表面 5cm 处的辐射水平	1.65～53.39	μSv/h	合格
		贮源灌外表面 100cm 处的辐射水平	1.46～29.73	μSv/h	合格
非密封放射物质工作场所	5	γ 射线周围剂量当量率	0.09～4.36	μSv/h	合格
		气溶胶放射性核素	0.09～29.60	Bq/m³	合格
		表面污染	探测限～5.91	Bq/cm²	合格
非铀地下金属矿山	8	氡及其子体浓度	29.34～1382.11	Bq/m³	合格

（三）职业性放射性疾病监测

1. 浙江省放射诊疗机构分布情况

2023 年浙江省共有 2751 家放射诊疗机构（不包括口腔诊所类），放射诊疗机构主要分布在杭州，杭州的放射诊疗机构数占全省总放射诊疗机构数的 22.5%，见图 11.8.1。

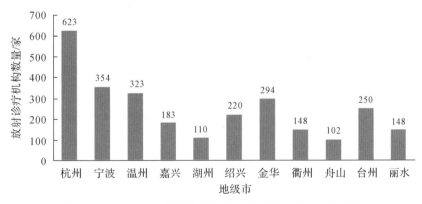

图 11.8.1　2023 年浙江省各地级市放射诊疗机构分布情况

2. 浙江省放射工作人员个人剂量监测情况汇总

2023 年，浙江省放射诊疗机构放射工作人员个人剂量监测率为 98.93%，各地级市放射诊疗机构放射工作人员个人剂量监测率在 95.47% ～ 100.00% 之间，见图 11.8.2。

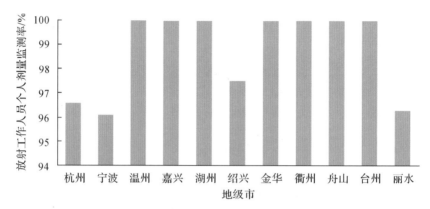

图 11.8.2　2023 年浙江省各地级市放射工作人员个人剂量监测情况

2023 年浙江省放射工作人员个人剂量监测机构报告 354 例监测结果，达到调查水平，引起个人剂量异常的前三种原因为：（1）曾佩戴剂量计接受放射性检查；（2）剂量计曾留置于放射场所内；（3）其他原因。经调查核实，无实际职业受照年剂量达到 20mSv 的放射工作人员，详见表 11.8.9。

表11.8.9　个人剂量监测结果异常原因分布情况汇总表

异常原因	异常人次	单周期监测剂量 /mSv		
		≥ 1.25	≥ 5	≥ 20
剂量计曾被打开	9	6	3	0
剂量计曾被水浸泡	31	18	6	7
剂量计曾留置于放射场所内	109	66	34	9
曾佩戴剂量计接受放射性检查	119	46	64	9
曾佩戴剂量计扶持患者接受检查	14	9	4	1
铅围裙内外混戴剂量计	6	5	1	0

续表

异常原因	异常人次	单周期监测剂量 /mSv		
		≥ 1.25	≥ 5	≥ 20
佩戴期间工作量增加	21	17	4	0
其他原因	45	25	19	1
合计	354	192	135	27

3. 浙江省医疗机构职业健康检查情况

2023 年浙江省放射诊疗机构放射工作人员职业健康检查率为 82.78%，见图 11.8.3。

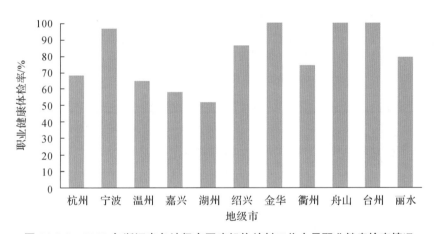

图 11.8.3　2023 年浙江省各地级市医疗机构放射工作人员职业健康检查情况

4. 浙江省放射工作人员职业健康检查机构概况

2023 年浙江省共有职业健康检查备案机构 32 家，其中 31 家机构已开展放射工作人员职业健康检查业务，见表 11.8.10。

表11.8.10 2023年浙江省开展放射工作人员职业健康检查机构汇总表

序号	地级市	数量/家	职业健康检查机构名称
1	杭州	4	浙江大学医学院附属第一医院、杭州市职业病防治院、杭州城东医院、杭州下沙健桥中西医结合门诊部
2	宁波	3	宁波市镇海区炼化医院、宁波市第一医院、宁波明州医院
3	温州	2	温州市人民医院、温州医科大学附属第二医院南浦院区
4	湖州	2	湖州市中心医院、湖州市第一人民医院
5	嘉兴	4	嘉兴市第一医院、嘉兴市第二医院、海盐县中医院、海盐县人民医院
6	绍兴	3	绍兴市人民医院、绍兴市上虞人民医院、绍兴市越城区人民医院
7	舟山	2	舟山医院、舟山市妇幼保健院
8	金华	3	金华市职业病防治所、永康瑞侦医院、金华市中心医院
9	衢州	5	衢州市人民医院、衢州市衢化医院、衢州柯城区人民医院、树兰（衢州）医院、衢州市中医院
10	台州	2	浙江省台州医院、台州市立医院
11	丽水	2	丽水市中心医院、丽水市人民医院

5. 监测医院放射工作人员职业健康管理情况

2023 年浙江省调查 96 家监测医院的放射工作人员职业健康管理状况，其放射工作人员总计 2356 人，个人剂量监测率为 100.00%，应开展职业健康检查人数 2004 人，实际检查人数 2002 人（检查率为 99.9%）。96 家监测医院共有从事介入放射学工作人员 527 人，开展双剂量监测 527 人，监测率为 100%。

2023 年，对浙江大学医学院附属第二医院、浙江省肿瘤医院、杭州市临平区第一人民医院、台州市立医院等 4 家医疗机构共 52 名从事介入放射学的工作人员开展眼晶状体剂量监测，52 名监测人员的眼晶状体剂量均值为 1.932 mSv，总体处于 0.096 ~ 59.373 mSv 范围内，眼晶状体年当量剂量超过 20 mSv 的人员 1 人，见表 11.8.11。

表11.8.11 介入放射工作人员眼晶状体剂量监测结果汇总

监测周期	监测数量 / 人	剂量均值 /mSv	中位数 /mSv	范围 /mSv
1	13	5.804	0.545	0.096 ～ 59.373
2	29	0.829	0.949	0.096 ～ 1.542
3	1	0.096	0.096	—
4	9	0.096	0.096	—
合计	52	1.932	0.620	0.096 ～ 59.373

6. 浙江省放射工作人员职业健康检查结果统计

2023 年 32 家职业健康检查机构共开展 38396 人次放射工作人员职业健康体检，外周血淋巴细胞染色体畸变分析 18815 人次，其中染色体畸变异常人数为 115 人次，异常比例为 0.61%，见表 11.8.12。

表11.8.12 职业健康检查信息汇总表

体检机构	在本机构健康检查的放射工作单位数 / 家	在本机构健康检查的放射诊疗机构数 / 家	完成健康检查人次	外周血淋巴细胞染色体畸变分析人次	染色体畸变分析异常人数 / 人	染色体畸变分析异常率 /%
宁波市镇海区炼化医院	26	3	554	554	5	0.90
宁波明州医院有限公司	63	37	1775	248	0	0.00
舟山医院	89	75	609	82	0	0.00
舟山市妇女儿童医院	10	5	692	0	0	0.00
浙江省医疗健康集团衢州医院	134	107	461	461	0	0.00
树兰（衢州）医院	25	22	74	74	0	0.00
衢州市中医医院	1	1	55	55	19	34.55
衢州市柯城区人民医院	11	10	144	144	0	0.00
永康瑞侦医院	68	53	209	209	2	0.96

续表

体检机构	在本机构健康检查的放射工作单位数/家	在本机构健康检查的放射诊疗机构数/家	完成健康检查人次	外周血淋巴细胞染色体畸变分析人次	染色体畸变分析异常人数/人	染色体畸变分析异常率/%
海盐县人民医院	125	34	3885	3885	0	0.00
海盐县中医院	41	4	1393	1393	4	0.29
嘉兴市第一医院	316	231	2023	1960	1	0.05
嘉兴市第二医院	152	75	988	988	1	0.10
金华市职业病防治所	354	308	1189	1189	2	0.17
金华市中心医院	4	4	139	139	0	0.00
丽水市人民医院	6	6	30	30	0	0.00
丽水市中心医院	138	112	501	435	31	7.13
绍兴市人民医院	127	127	854	854	13	1.52
绍兴市上虞人民医院	52	39	242	40	0	0.00
衢州市人民医院	52	38	585	428	2	0.47
宁波大学附属第一医院	865	653	4217	1420	0	0.00
湖州市中心医院	77	55	603	464	0	0.00
湖州市第一人民医院	8	7	33	24	1	4.17
温州市人民医院	592	499	2502	743	8	1.08
温州医科大学附属第二医院	1	1	66	66	1	1.52
绍兴市越城区人民医院	0	0	0	0	0	0.00
台州市立医院	95	95	557	108	0	0.00
浙江省台州医院	372	290	2512	0	0	0.00
杭州下沙健桥中西医结合门诊部	56	18	498	0	0	0.00
杭州城东医院	11	2	154	0	0	0.00

续表

体检机构	在本机构健康检查的放射工作单位数/家	在本机构健康检查的放射诊疗机构数/家	完成健康检查人次	外周血淋巴细胞染色体畸变分析人次	染色体畸变分析异常人数/人	染色体畸变分析异常率/%
浙江大学医学院附属第一医院	580	371	3707	2822	25	0.89
杭州市职业病防治院	1388	1133	7145	0	0	0.00
合计	5839	4415	38396	18815	115	0.61

7. 诊断与鉴定机构调查结果

根据 3 家职业病诊断与鉴定机构（浙江大学医学院附属第一医院、杭州市职业病防治院和丽水市中心医院）提供的数据分析，2023 年浙江省无新增职业性放射性病例，前 5 年内共有 0 例诊断病例。

二、核电站周围环境媒介物辐射水平

2023 年对秦山核电站、三门核电站、三澳核电站（在建）周围监测点及对照监测点（杭州、舟山）进行沉降灰、饮用水、食品及环境 γ 外照射累积剂量进行分析测定，共检测样品 672 份，包括水样 168 份、食品 28 份、沉降灰 12 份、环境 γ 外照射累积剂量元件 464 份，累计获得可用数据 880 个。

（一）大气沉降灰放射性核素

2023 年在杭州监测点（1 个）、秦山核电站周围监测点（2 个）开展大气沉降灰放射性核素监测，未发现异常情况，见表 11.8.13 和表 11.8.14。

表11.8.13　2023年杭州地区大气沉降灰中放射性核素测定结果

（Bq/m²）

核素	第一季度	第二季度	第三季度	第四季度
^{90}Sr	3.968	0.997	0.600	4.063
^{137}Cs	0.0263	0.0336	0.0251	0.0274

表11.8.14　2023年秦山核电站周围大气沉降灰中放射性核素测定结果

（Bq/m²）

核素	第一季度		第二季度		第三季度		第四季度	
	东	西	东	西	东	西	东	西
^{90}Sr	0.584	0.480	1.268	1.695	2.176	2.103	0.389	0.495
^{137}Cs	0.0217	0.0178	0.0160	0.0277	0.0140	0.0162	0.0131	0.0172

（二）水样监测

2023 年浙江省对总 α、总 β、放射性核素 ^{90}Sr、^{137}Cs 进行测定分析。水样监测结果显示杭州、舟山、秦山核电站、三门核电站和三澳核电站（在建）监测点 ^{90}Sr 和 ^{137}Cs 放射性都趋于毫贝可每升水平，与 2022 年相比未发现有异常的变化，总 α、总 β 未发现超标，详见表 11.8.15 ～ 11.8.24。

表11.8.15　2023年杭州对照点环境水样测定结果

（10^{-3} Bq/L）

样品名	采样时间	^{90}Sr	^{137}Cs
西湖水	上半年	4.286	0.1612
	下半年	10.313	0.3380
自来水	上半年	1.193	0.1445
	下半年	4.831	0.3425
钱江水	上半年	6.003	0.1616
	下半年	14.131	0.2918

表11.8.16　2023年秦山核电站周围环境水样测定结果

（10^{-3} Bq/L）

样品名	采样时间	^{90}Sr	^{137}Cs
水源水	上半年	8.346	0.1939
	下半年	6.276	0.3897
出厂水	上半年	7.507	0.1325
	下半年	1.707	0.2642
末梢水	上半年	4.400	0.1681
	下半年	2.257	0.2576

表11.8.17　2023年三门核电站周围环境水样测定结果

（10^{-3} Bq/L）

样品名	采样时间	^{90}Sr	^{137}Cs
水库水（罗岙水库）	上半年	6.857	0.1730
	下半年	4.258	0.3456
井水	上半年	5.176	0.1339
	下半年	2.576	0.2519
出厂水	上半年	2.777	0.1671
	下半年	2.735	0.2874
末梢水	上半年	1.122	0.1451
	下半年	1.964	0.3287

表11.8.18　2023年三澳核电站（在建）周围环境水样测定结果

（10^{-3} Bq/L）

样品名	采样时间	^{90}Sr	^{137}Cs
马站镇井水	上半年	3.379	0.1011
	下半年	3.668	0.1311
云遮水库水源水	上半年	6.846	0.1145
	下半年	8.384	0.1799
铁场水库水源水	上半年	8.128	0.1962
	下半年	4.825	0.2241

续表

样品名	采样时间	^{90}Sr	^{137}Cs
铁场水厂出厂水	上半年	4.751	0.2454
	下半年	3.713	0.1637
长沙村委会末梢水	上半年	3.436	0.1117
	下半年	1.251	0.2070
霞关卫生院末梢水	上半年	2.949	0.1338
	下半年	2.070	0.1488

表11.8.19　2023年舟山对照点环境水样测定结果

（ 10^{-3} Bq/L ）

样品名	采样时间	^{90}Sr	^{137}Cs
鸭蛋岭井水	上半年	4.810	0.1383
	下半年	2.697	0.2318
定海水厂出厂水	上半年	3.466	0.1452
	下半年	2.799	0.1989
岛北水厂出厂水	上半年	3.727	0.2506
	下半年	1.688	0.1277

表11.8.20　2023年杭州对照点环境水样中总α、总β测定结果

（ Bq/L ）

样品名	采样时间	总 α	总 β
西湖水	上半年	＜ 0.016	0.120
	下半年	0.02	0.140
钱江水	上半年	0.018	0.120
	下半年	＜ 0.02	0.069
自来水	上半年	＜ 0.016	0.089
	下半年	＜ 0.02	0.066
湘湖水	上半年	0.024	0.160
	下半年	＜ 0.02	0.120

续表

样品名	采样时间	总 α	总 β
虎跑水	上半年	0.022	0.029
	下半年	0.110	0.092
千岛湖湖心水	上半年	< 0.016	0.047
	下半年	< 0.02	0.082
千岛湖码头水	上半年	< 0.016	0.034
	下半年	< 0.02	0.051
千岛湖湖边水	上半年	< 0.016	0.049
	下半年	< 0.02	0.068
千岛湖出水口水	上半年	< 0.016	0.030
	下半年	< 0.02	0.059
清泰水厂出厂水	上半年	< 0.016	0.054
	下半年	< 0.016	0.053
九溪水厂出厂水	上半年	< 0.016	0.061
	下半年	< 0.016	0.054
南星水厂出厂水	上半年	< 0.016	0.047
	下半年	< 0.016	0.058
祥符水厂出厂水	上半年	< 0.016	0.066
	下半年	< 0.016	0.058
赤山埠水厂出厂水	上半年	< 0.016	0.054
	下半年	< 0.016	0.054
淳安县姜家水厂出厂水	上半年	< 0.016	< 0.01
	下半年	< 0.016	< 0.01
淳安县汾口水厂出厂水	上半年	< 0.016	< 0.01
	下半年	< 0.016	< 0.01
淳安县夏山水厂出厂水	上半年	< 0.016	< 0.01
	下半年	< 0.016	< 0.01
淳安县叶家水厂出厂水	上半年	< 0.016	< 0.01
	下半年	< 0.016	< 0.01
淳安县梓桐镇自来水厂出厂水	上半年	< 0.016	< 0.01
	下半年	< 0.016	< 0.01

表11.8.21　2023年秦山核电站周围环境水样中总 α、总 β 测定结果

（Bq/L）

样品名	采样时间	总 α	总 β
天仙制水有限公司出厂水	上半年	＜0.016	0.174
	下半年	＜0.016	0.169
海盐县疾控中心末梢水	上半年	＜0.016	0.180
	下半年	0.020	0.183
三地自来水有限公司水源水	上半年	0.021	0.161
	下半年	0.019	0.231
千亩荡东侧出厂水	上半年	＜0.016	0.169
	下半年	0.018	0.156
永宁社区末梢水	上半年	＜0.016	0.196
	下半年	＜0.016	0.147
中和酒家末梢水	上半年	0.020	0.170
	下半年	＜0.016	0.165
秦山社区卫生服务中心末梢水	上半年	＜0.016	0.229
	下半年	＜0.016	0.167
南北湖水源水	上半年	0.016	0.154
	下半年	＜0.016	0.180
紫金山村末梢水	上半年	0.019	0.201
	下半年	＜0.016	0.167
长山河水源水	上半年	＜0.016	0.178
	下半年	0.021	0.227
中核二厂出厂水	上半年	＜0.016	0.192
	下半年	＜0.016	0.149
通元中学末梢水	上半年	0.017	0.162
	下半年	＜0.016	0.143

表11.8.22　2023年三门核电站周围环境水样中总 α、总 β 测定结果

（Bq/L）

样品名	采样时间	总 α	总 β
红岩坑水库水	上半年	< 0.016	0.031
	下半年	< 0.016	0.054
石滩村水源水	上半年	< 0.016	0.071
	下半年	< 0.016	0.039
石滩村出厂水	上半年	< 0.016	0.038
	下半年	< 0.016	0.041
横渡溪水	上半年	0.073	0.612
	下半年	< 0.016	0.070
卫生大楼末梢水	上半年	< 0.016	0.039
	下半年	< 0.016	0.024
三岔水库水	上半年	0.024	0.072
	下半年	< 0.016	0.052
大冲村井水	上半年	< 0.016	0.044
	下半年	< 0.016	0.066
健跳医院末梢水	上半年	< 0.016	0.043
	下半年	< 0.016	0.033
健跳水务公司出厂水	上半年	< 0.016	0.046
	下半年	< 0.016	0.042
毛张村末梢水	上半年	< 0.016	0.049
	下半年	< 0.016	0.037
洀浦水厂出厂水	上半年	< 0.016	0.046
	下半年	< 0.016	0.059
罗岙水库水	上半年	< 0.016	0.048
	下半年	< 0.016	0.048

表11.8.23　2023年三澳核电站（在建）周围环境水样中总 α 总 β 测定结果

（Bq/L）

样品名	采样时间	总 α	总 β
马站卫生院末梢水	上半年	< 0.016	0.045
	下半年	< 0.02	0.062
霞关卫生院末梢水	上半年	< 0.016	0.039
	下半年	< 0.02	0.080
霞关镇末梢水	上半年	< 0.016	0.040
	下半年	< 0.02	0.066
长沙村委会末梢水	上半年	< 0.016	0.035
	下半年	0.030	0.078
南坪村委会末梢水	上半年	< 0.016	0.045
	下半年	< 0.02	0.068
铁场水厂出厂水	上半年	< 0.016	0.030
	下半年	< 0.02	0.032
云遮水厂出厂水	上半年	< 0.016	0.037
	下半年	< 0.02	< 0.03
十八孔水库水	上半年	< 0.016	0.083
	下半年	< 0.02	0.086
铁场水库水	上半年	< 0.016	0.036
	下半年	< 0.02	0.040
云遮水库水	上半年	< 0.016	0.056
	下半年	< 0.02	0.038
马站镇井水	上半年	< 0.016	< 0.028
	下半年	0.022	0.039
澄海村末梢水	上半年	0.028	0.074
	下半年	< 0.02	0.110

表11.8.24　2023年舟山对照点环境水样中总α总、β测定结果

（Bq/L）

样品名	采样时间	总 α	总 β
东山公园井水	上半年	0.094	0.229
	下半年	0.101	0.297
百绿园井水	上半年	0.020	0.198
	下半年	0.029	0.145
鸭蛋岭井水	上半年	< 0.02	0.037
	下半年	0.038	0.074
西溪岭井水	上半年	< 0.02	0.054
	下半年	0.026	0.051
岛北水厂出厂水	上半年	< 0.02	0.194
	下半年	0.022	0.169
定海水厂出厂水	上半年	< 0.02	0.154
	下半年	< 0.02	0.179
普陀水厂出厂水	上半年	< 0.02	0.105
	下半年	0.022	0.125
朱家尖净水处出厂水	上半年	< 0.02	0.063
	下半年	0.029	0.071
临城水厂出厂水 1	上半年	< 0.02	0.162
	下半年	0.034	0.092
临城水厂出厂水 2	上半年	< 0.02	0.191
	下半年	0.030	0.106

（三）食品监测

对照监测点（杭州、舟山地区）有鲜奶、大米、毛毛菜、海带、海鲫鱼、海杂鱼、鲫鱼、茶叶 8 种；秦山核电站监测点有大米、包菜、鲫鱼、海杂鱼、茶叶、鸡肉 6 种；三门核电站监测点有大米、包菜、鲫鱼、海鱼、茶叶、鸡肉 6 种；三澳核电站（在建）监测点有大米、茶叶、青菜、鸡肉、海鱼、鲜奶、海带、鲫鱼 8 种。按当地居民生活习惯进行清洗整理，然后烘干经前处理后，进行 ^{90}Sr、^{137}Cs 分析测定。监测结果未发现异常，

详见表 11.8.25 ～ 11.8.28。

表11.8.25　2023年对照监测点食品放射性核素^{90}Sr、^{137}Cs测定结果

（Bq/kg）

核素	鲜奶	大米	毛毛菜	海带	黑鲷鱼	鸡肉	鲫鱼	茶叶
^{90}Sr	0.074	0.011	0.116	0.053	0.581	0.524	0.841	0.401
^{137}Cs	0.0170	0.0215	0.0428	0.0991	0.1013	0.0714	0.0937	0.1442

表11.8.26　2023年秦山核电站监测点食品放射性核素^{90}Sr、^{137}Cs测定结果

（Bq/kg）

核素	海鱼	大米	包菜	鲫鱼	茶叶	鸡肉
^{90}Sr	0.669	0.016	0.110	0.319	0.586	0.123
^{137}Cs	0.0850	0.0101	0.0213	0.0964	0.2906	0.0487

表11.8.27　2023年三门核电站监测点食品放射性核素^{90}Sr、^{137}Cs测定结果

（Bq/kg）

核素	大米	包菜	鲫鱼	鲻鱼	茶叶	鸡肉
^{90}Sr	0.028	0.125	1.917	0.136	0.924	0.404
^{137}Cs	0.0241	0.0201	0.0575	0.0400	0.1956	0.1482

表11.8.28　2023年三澳核电站（在建）监测点食品放射性核素^{90}Sr、^{137}Cs测定结果

（Bq/kg）

核素	大米	茶叶	青菜	鸡肉	海鱼	海带	鲫鱼	鲜奶
^{90}Sr	0.167	0.386	0.136	0.160	0.094	0.137	0.702	0.011
^{137}Cs	0.0248	0.2870	0.0221	0.1273	0.2561	0.1177	0.0699	0.0294

（四）外环境TLD元件

2023 年浙江省对分布在秦山核电站周围 28 个监测点和三门核电站周围 30 个监测点的 TLD 元件进行及时布放和回收监测，分别对第一、二、三、四季度 TLD 元件进行

采集、布点和分析测定工作，测定结果见表11.8.29。

表11.8.29　2023年秦山核电站、三门核电站周围环境γ累积剂量测定结果

（mSv）

核电站	第一季度	第二季度	第三季度	第四季度	合计
秦山核电站	0.306	0.063	0.251	0.202	0.822
三门核电站	0.183	0.111	0.169	0.204	0.667

（五）人群死因监测资料

2022年三门县居民平均人口为443784人，其中男性232156人，女性211628人，男、女性别比为1.10∶1。各乡镇共计报告死亡2701例（其中男性1550例，女性1151例），死亡率为608.63/10万。2022年男性死因排前10位的为：恶性肿瘤、脑血管病、呼吸系统疾病、损伤和中毒、心脏病、内分泌疾病、神经系统疾病、泌尿生殖系统疾病、消化系统疾病、传染病和寄生虫病。女性死因排前10位的为：脑血管病、恶性肿瘤、心脏病、损伤和中毒、呼吸系统疾病、内分泌疾病、神经系统疾病、精神和行为障碍、消化系统疾病、泌尿生殖系统疾病。因恶性肿瘤死亡人数占总死亡人数的30.29%，男性构成比为36.58%，女性构成比为21.81%。男性恶性肿瘤死亡率明显高于女性。

2022年海盐县户籍平均人口为383666人，其中男性187512人，女性196154人，男女性别比为0.96∶1。2022年海盐县户籍居民共报告死亡3087人，死亡率为805.23/10万。发病率位居前10位的恶性肿瘤为气管＆支气管＆肺癌、甲状腺癌、肠癌、乳腺癌、肝癌、胃癌、其他、前列腺癌、胰腺癌、胆囊癌、非霍奇金淋巴瘤（并列第10），前十位恶性肿瘤发病数之和占恶性肿瘤总发病数的83.33%。恶性肿瘤死亡率居前10位的依次为：气管＆支气管＆肺癌、肠癌、肝癌、胰腺癌、胃癌、其他、食管癌、胆囊癌和其他、乳腺癌及膀胱癌，因此死亡人数占恶性肿瘤总死亡人数的76.42%，男性恶性肿瘤死亡人数最多的为气管＆支气管＆肺癌，男性前10位恶性肿瘤死亡人数占总死亡人数的82.58%，女性肿瘤死亡人数最多的为肠癌，女性前10位恶性肿瘤死亡人数占总死亡人数的77.44%。

2022 年杭州市上城区、拱墅区、西湖区、滨江区、萧山区、钱塘区和风景名胜区内城区居民平均人口为 6017135 人，报告死亡 13252 例（其中男性 7307 例，女性 5945 例），死亡率为 220.24/10 万。死因排前 10 位的为：恶性肿瘤（3735 例），脑血管病（2403 例），心脏病（2293 例），呼吸系统疾病（1450 例），损伤和中毒外部原因（1032 例），神经系统疾病（653 例），内分泌、营养和代谢疾病（501 例），症状、体征和临床实验室异常（诊断不明）（290 例），消化系统疾病（261 例），泌尿生殖系统疾病（180 例）。因此死亡人数占总死亡人数的 96.57%。因恶性肿瘤死亡人数占总死亡人数的 28.18%，男性构成比为 32.02%，女性构成比为 23.47%，男性比例明显高于女性。恶性肿瘤死亡人数排前 10 位的分别为：肺癌、胃癌、胰腺癌、肝癌、结肠癌、直肠癌、食管癌、乳腺癌、前列腺癌、胆囊癌。与辐射相关的肿瘤白血病共 129 例，甲状腺癌共 4 例。

2022 年舟山市户籍平均人口 954455 人，其中男性 469185 人，女性 485270 人，男、女性别比为 0.97 ：1。2022 年舟山市居民前 5 位死因依次是恶性肿瘤、脑血管病、心脏病、呼吸系统疾病、损伤和中毒，因这 5 种疾病死亡人数占总死亡人数的 82.49%。2022 年全市共报告肿瘤死亡病例 2596 例，报告死亡率为 271.99/10 万，其中恶性肿瘤死亡病例 2557 例（占肿瘤死亡总病例的 98.50%），报告死亡率为 267.90/10 万（男性为 371.28/10 万，女性为 167.95/10 万）。死亡数量居前 5 位的恶性肿瘤依次为肺癌（占 28.31%）、肝癌（占 14.74%）、胃癌（占 13.48%）、结直肠和肛门癌（占 8.99%）、胰腺癌（占 5.63%），其死亡人数共占恶性肿瘤报告死亡人数的 71.18%。除胆囊癌、乳腺癌、输尿管恶性肿瘤和生殖系统恶性肿瘤外，其余各恶性肿瘤的报告死亡率男性均高于女性。恶性肿瘤报告死亡率随着年龄的增长呈上升趋势。2022 年舟山市报告辐射相关肿瘤 59 例（男性 36 例，女性 23 例），均为白血病，报告死亡率为 6.18/10 万（男性死亡率为 7.67/10 万，女性死亡率为 4.74/10 万）。

三、海产品放射性污染

2023 年在嘉兴市、宁波市、舟山市、台州市和温州市 5 个监测点，分别采集居民日常食用的 5 类原生海产品（海鱼、海虾、海蟹、海贝、食用海藻），按当地居民生活习惯进行清洗整理，然后分析测定其中组织自由氚、有机结合氚、碳 –14、锶 –90 和 γ核素（钾 –40、钴 –58、钴 –60、锰 –54、锌 –65、锆 –95、钌 –106、银 –110m、锑 –125、铯 –134、铯 –137、碘 –131、铈 –144、铅 –210、镭 –226、镭 –228、钍 –232、铀 –238 等），共检测样品 52 份，累计获得可用数据 1144 条。

（一）海产品放射性污染监测结果

监测结果显示，5 类海产品中氚、碳 –14、锶 –90 和 γ 核素放射性活度浓度较低，氚放射性活度浓度均低于国内外标准，处于本底水平；嘉兴、宁波、台州、温州与舟山5 个监测点海产品中氚、碳 –14 和锶 –90 放射性活度浓度较低，核电站运行未对周围海产品中氚、碳 –14 和锶 –90 放射性活度浓度造成明显影响，详见表 11.8.30 ～ 11.8.32。

表11.8.30　浙江省5大类海产品放射性水平

（Bq/kg・鲜）

放射性核素		海鱼	海虾	海蟹	海贝	海藻	均值
	组织自由氚	0.10 ～ 6.91	0.54 ～ 8.14	0.38 ～ 8.39	0.43 ～ 52.96	0.41 ～ 2.98	7.43
	有机结合氚	0.03 ～ 1.05	0.10 ～ 0.63	0.06 ～ 1.11	0.06 ～ 2.26	0.02 ～ 0.56	0.37
人工核素	钴 –58	< MDA	< MDA	< MDA	< MDA	< MDA	< MDA
	钴 –60	< MDA	< MDA	< MDA	< MDA	< MDA	< MDA
	锰 –54	< MDA	< MDA	< MDA	< MDA	< MDA	< MDA
	锌 –65	< MDA	< MDA	< MDA	< MDA	< MDA	< MDA
	锶 –90	0.03 ～ 0.67	0.03 ～ 0.30	0.24 ～ 0.48	0.03 ～ 0.22	0.02 ～ 0.95	0.22
	锆 –95	< MDA	< MDA	< MDA	< MDA	< MDA	< MDA
	钌 –106	< MDA	< MDA	< MDA	< MDA	< MDA	< MDA
	银 –110m	< MDA	< MDA	< MDA	< MDA	< MDA	< MDA
	锑 –125	< MDA	< MDA	< MDA	< MDA	< MDA	< MDA
	碘 –131	< MDA	< MDA	< MDA	< MDA	< MDA	< MDA
	铯 –134	< MDA	< MDA	< MDA	< MDA	< MDA	< MDA
	铯 –137	MDA ～ 0.074	< MDA	< MDA	MDA ～ 0.006	< MDA	0.0021
	铈 –144	< MDA	< MDA	< MDA	< MDA	< MDA	< MDA

续表

放射性核素		海鱼	海虾	海蟹	海贝	海藻	均值
天然核素	碳 -14	4.93 ～ 61.24	3.42 ～ 41.85	4.76 ～ 61.44	6.57 ～ 37.64	2.55 ～ 39.12	13.77
	钾 -40	33.3 ～ 107.6	39.2 ～ 287	40.4 ～ 80.9	13.5 ～ 62.8	27.9 ～ 931	115.6
	铅 -210	MDA ～ 2.33	<MDA	MDA ～ 0.56	MDA ～ 1.76	MDA ～ 10.1	0.35
	镭 -226	MDA ～ 0.541	MDA ～ 2.34	MDA ～ 2.94	MDA ～ 0.79	MDA ～ 1.4	0.30
	镭 -228	MDA ～ 1.38	MDA ～ 2.70	0.19 ～ 13.09	MDA ～ 1.44	MDA ～ 6.2	1.23
	钍 -232	MDA ～ 1.38	MDA ～ 2.70	0.19 ～ 13.09	MDA ～ 1.44	MDA ～ 6.2	1.23
	铀 -238	<MDA	<MDA	<MDA	MDA ～ 1.2	MDA ～ 11.2	0.37

注：MDA 为最小可探测活度。

表11.8.31　浙江省沿海城市海产品放射性水平

（Bq/kg·鲜）

放射性核素	嘉兴	宁波	台州	温州	舟山
组织自由氚	1.46 ～ 52.96	0.74 ～ 2.89	0.43 ～ 6.78	0.29 ～ 8.39	0.10 ～ 2.61
有机结合氚	0.11 ～ 2.26	0.11 ～ 0.60	0.06 ～ 1.11	0.06 ～ 1.05	0.02 ～ 0.82
钴 -58	< MDA	< MDA	< MDA	< MDA	< MDA
钴 -60	< MDA	< MDA	< MDA	< MDA	< MDA
锰 -54	< MDA	< MDA	< MDA	< MDA	< MDA
锌 -65	< MDA	< MDA	< MDA	< MDA	< MDA
锶 -90	0.02 ～ 0.67	0.04 ～ 0.12	0.03 ～ 0.95	0.03 ～ 0.48	0.05 ～ 0.58
锆 -95	< MDA	< MDA	< MDA	< MDA	< MDA
钌 -106	< MDA	< MDA	< MDA	< MDA	< MDA
银 -110m	< MDA	< MDA	< MDA	< MDA	< MDA
锑 -125	< MDA	< MDA	< MDA	< MDA	< MDA
碘 -131	< MDA	< MDA	< MDA	< MDA	< MDA
铯 -134	< MDA	< MDA	< MDA	< MDA	< MDA
铯 -137	MDA ～ 0.006	< MDA	< MDA	MDA ～ 0.074	MDA ～ 0.054
铈 -144	< MDA	< MDA	< MDA	< MDA	< MDA
碳 -14	4.76 ～ 15.95	6.16 ～ 25.79	3.42 ～ 61.44	4.03 ～ 34.00	2.55 ～ 61.24
钾 -40	13.5 ～ 77	37.4 ～ 931	42 ～ 484	32.4 ～ 484	27.9 ～ 103.5

续表

放射性核素	嘉兴	宁波	台州	温州	舟山
铅 –210	MDA ～ 1.76	MDA ～ 1.9	MDA ～ 10.1	MDA ～ 3.2	MDA ～ 0.243
镭 –226	MDA ～ 2.94	MDA ～ 2.87	MDA ～ 0.77	MDA ～ 2.34	MDA ～ 0.323
镭 –228	0.13 ～ 6.21	MDA ～ 13.09	MDA ～ 7.28	MDA ～ 2.73	MDA ～ 2.89
钍 –232	0.13 ～ 6.21	MDA ～ 13.09	MDA ～ 7.28	MDA ～ 2.73	MDA ～ 2.89
铀 –238	<MDA	MDA ～ 11.2	MDA ～ 6	MDA ～ 2.8	<MDA

注：MDA 为最小可探测活度。

表11.8.32　浙江省各监测体系海产品放射性水平

（Bq/kg·鲜）

放射性核素	海岸线	海岛链	渔场
组织自由氚	0.29 ～ 52.96	0.10 ～ 8.39	0.22 ～ 6.70
有机结合氚	0.10 ～ 2.26	0.02 ～ 0.56	0.03 ～ 0.82
钴 –58	<MDA	<MDA	<MDA
钴 –60	<MDA	<MDA	<MDA
锰 –54	<MDA	<MDA	<MDA
锌 –65	<MDA	<MDA	<MDA
锶 –90	0.02 ～ 0.67	0.03 ～ 0.48	0.03 ～ 0.58
锆 –95	<MDA	<MDA	<MDA
钌 –106	<MDA	<MDA	<MDA
银 –110m	<MDA	<MDA	<MDA
锑 –125	<MDA	<MDA	<MDA
碘 –131	<MDA	<MDA	<MDA
铯 –134	<MDA	<MDA	<MDA
铯 –137	MDA ～ 0.07	<MDA	<MDA
铈 –144	<MDA	<MDA	<MDA
碳 –14	3.42 ～ 61.44	2.55 ～ 44.45	6.72 ～ 61.24
钾 –40	13.50 ～ 103.50	27.90 ～ 931	32.40 ～ 131.70
铅 –210	MDA ～ 10.10	MDA ～ 2.33	MDA ～ 3.20

续表

放射性核素	海岸线	海岛链	渔场
镭 –226	MDA ～ 2.94	MDA ～ 2.34	MDA ～ 0.72
镭 –228	MDA ～ 13.09	MDA ～ 6.20	MDA ～ 1.73
钍 –232	MDA ～ 13.09	MDA ～ 6.20	MDA ～ 1.73
铀 –238	MDA ～ 6	MDA ～ 11.2	MDA ～ 2.40

注：MDA 为最小可探测活度。

（二）人群健康风险评估

浙江省鱼、虾、贝、蟹、藻 5 类海产品中，根据全人群人均年消费量，估算单类海产品所致年待积有效剂量分别为 1.78×10^{-2}、2.51×10^{-2}、9.30×10^{-4}、6.91×10^{-3} 和 4.00×10^{-3} mSv/ 年，远低于全球内照射所致年待积有效剂量（1 mSv/ 年），人群剂量负担轻微，详见表 11.8.33。

表11.8.33　浙江省5大类海产品年待积有效剂量估算结果

种类	全人群人均年消费量 /（kg/ 年，鲜重）	单类海产品所致年待积有效剂量 /（mSv/ 年）	年待积有效剂量总值 /（mSv/ 年）
海鱼	16.392	1.78×10^{-2}	—
海虾	4.152	2.51×10^{-2}	—
海贝	3.054	9.30×10^{-4}	5.47×10^{-2}
海蟹	0.779	6.91×10^{-3}	—
海藻	0.634	4.00×10^{-3}	—

第十二章

指标说明

一、人口基本情况

（一）常住人口

1. 常住人口数

（1）定义和计算方法

常住人口是指全年在该地累计居住超过 6 个月以上者。

年度常住人口数＝（年初人口数＋年末人口数）/2。

（2）数据来源

中国疾病预防控制中心统一从国家统计局获得的常住人口资料。

2. 抚养比

（1）定义和计算方法

总抚养比：总体人口中非劳动年龄人口数与劳动年龄人口数之比，用百分比表示。非劳动年龄人口指少年儿童人口（0～14 岁）和老年人口（65 岁及以上），劳动年龄人口指 15～64 岁人口。该指标反映每 100 名劳动年龄人口要负担多少名非劳动年龄人口。

少儿抚养比：少年儿童人口数与劳动年龄人口数之比，用百分比表示。该指标反映每 100 名劳动年龄人口要负担多少名少年儿童。

老年抚养比：老年人口数与劳动年龄人口数之比，用百分比表示。该指标反映每 100 名劳动年龄人口要负担多少名老年人。

（2）数据来源

中国疾病预防控制信息系统中的基本信息系统。

（二）户籍人口

1. 户籍人口数

（1）计算方法

年度户籍人口数＝（年初人口数＋年末人口数）/2。

（2）数据来源

浙江省公安厅提供的户籍人口报表。

2. 出生率

（1）定义和计算方法

出生率是指某年某地区出生人数（活产数）与同期平均人口数之比。

出生率＝（出生人数／同期平均人口数）×1000‰。

（2）数据来源

浙江省公安厅提供的户籍人口报表。

3. 出生性别比

出生性别比是指某年某地区男性出生人数（活产数）与女性出生人数（活产数）之比。

出生性别比＝男性出生人数／女性出生人数。

4. 死亡数

（1）定义和计算方法

按照报告死亡个案的"死亡日期"统计，即统计"死亡日期"在当年1月1日至12月31日的死亡个案数。

（2）数据来源

浙江省慢性病监测信息管理系统。

5. 粗死亡率

（1）定义和计算方法

粗死亡率是指某年某地区的死亡人数与同期平均人口数之比。

粗死亡率＝（死亡人数／同期平均人口数）×1000‰。

（2）数据来源

浙江省慢性病监测信息管理系统。人口资料采用浙江省公安厅提供的户籍人口资料。

6. 标化死亡率

（1）定义和计算方法

标化死亡率是指按中国2010年标准人口年龄构成计算的死亡率。

标化死亡率＝ Σ（各年龄组死亡率 × 标准人口的相应年龄组的比重）。

表12.1　2010年中国标准人口年龄构成

年龄／岁	人口数	构成比 /%
1 岁以下	13814161	0.01
1～4	61859647	0.05
5～9	70965292	0.05
10～14	74886034	0.06
15～19	99832077	0.07
20～24	127462868	0.10
25～29	101227255	0.08
30～34	97423899	0.07
35～39	118332523	0.09
40～44	124996066	0.09
45～49	105811899	0.08
50～54	78936414	0.06
55～59	81509713	0.06
60～64	58820012	0.04
65～69	41213084	0.03
70～74	33052450	0.02
75～79	23901354	0.02
80～84	13399403	0.01
85 岁及以上	7627526	0.01
合计	1335071677	

（2）数据来源

浙江省慢性病监测信息管理系统。

7. 死因顺位

（1）定义和计算方法

采用 ICD10 进行死因分类（以疾病监测系统大类为准），根据某年某地区各类死因构成比大小由高到低排列，报告前 5 位死因的粗死亡率及标化死亡率。

相关疾病 ICD10 编码范围：恶性肿瘤为 C00-C97，心脏病为 I05-I09、I11、I20-I27、I30-I52，脑血管病为 I60-I69，损伤和中毒为 V01-Y89，传染病和寄生虫病为 A00-A99、B00-B94、B99。

（2）数据来源

浙江省慢性病监测信息管理系统。

8.人口自然增长率

人口自然增长率是指某年某地区的人口自然增加数（出生人数与死亡人数之差）与同期平均人口数之比。

人口自然增长率＝粗出生率－粗死亡率。

二、传染病

（一）总体情况

1.报告发病数、报告死亡数

（1）定义和计算方法

报告发病数和报告死亡数分别按照报告病例个案的"发病日期""死亡日期"统计，即分别统计"发病日期""死亡日期"在当年 1 月 1 日至 12 月 31 日的病例。

统计规则：仅统计"临床诊断病例""确诊病例"；统计病例为"已审核卡"，"未审核卡"不纳入统计；按病例"现住址"统计，现住址按照 2022 年底最新维护更新的地区编码统计。

（2）数据来源

传染病信息报告管理系统。

2.报告发病率、报告死亡率

（1）定义和计算方法

在上述报告发病数、报告死亡数的基础上，用报告发病数、报告死亡数除以同期平均人口数，再乘以 10 万，分别得到报告发病率、报告死亡率。

各年龄组报告发病率和报告死亡率为年龄组内报告发病数和报告死亡数除以年龄组内平均人口数，再乘以 10 万得到。

（2）数据来源

传染病信息报告管理系统。人口资料采用中国疾病预防控制中心统一从国家统计局获得的常住人口资料。

3. 标化发病率、标化死亡率

（1）定义和计算方法

标化发病率是指按中国 2010 年标准人口年龄构成计算的报告发病率。

标化报告发病率＝∑（各年龄组发病率 × 标准人口的相应年龄组的比重）。

标化报告死亡率＝∑（各年龄组死亡率 × 标准人口的相应年龄组的比重）。

（2）数据来源

传染病信息报告管理系统。

4. 报告发病数、报告死亡数的上升 / 下降百分比

（1）计算方法

报告发病数的上升 / 下降百分比＝（本年度报告发病数－去年同期报告发病数）/ 去年同期报告发病数 ×100%。

报告死亡数的上升 / 下降百分比＝（本年度报告死亡数－去年同期报告死亡数）/ 去年同期报告死亡数 ×100%。

（2）数据来源

传染病信息报告管理系统。

5. 发病顺位

（1）定义和计算方法

按报告传染病病种分类，根据各类报告传染病的构成比大小由高到低排列，报告前 10 位传染病的报告发病数、报告发病率及标化发病率。

（2）数据来源

传染病信息报告管理系统。

（二）HIV感染者/AIDS病例

1. 新报告 HIV 感染者 /AIDS 病例数

（1）定义和计算方法

按报告病例的"终审日期"统计，当年 1 月 1 日至 12 月 31 日报告的现住址在浙江省的 HIV 感染者和 AIDS 患者数。

（2）数据来源

艾滋病防治基本信息系统。

2. 报告现存活 HIV 感染者 /AIDS 病例数

（1）定义和计算方法

截至当年 12 月 31 日，已发现的现住址在浙江省且存活的 HIV 感染者和 AIDS 患者数。

（2）数据来源

艾滋病防治基本信息系统。

3. 估计现存活 HIV 感染者 /AIDS 病例数

（1）定义和计算方法

应用 EPP（Estimation and Projection Package）/Spectrum 模型，截至当年 12 月 31 日，估计现住址在浙江省且存活的 HIV 感染者和 AIDS 患者数。

（2）数据来源

EPP/Spectrum 模型。

4. 报告人群 HIV 感染率

（1）定义和计算方法

某年某地区每 10 万人口中已发现且存活的 HIV 感染者和 AIDS 患者数。

报告人群 HIV 感染率＝（报告现存活 HIV 感染者 /AIDS 病例数 / 当年某地人口数）× 100000/10 万。

（2）数据来源

艾滋病防治基本信息系统。人口资料采用中国疾病预防控制中心统一从国家统计局获得的常住人口资料。

5. 估计人群 HIV 感染率

（1）定义和计算方法

估计人群 HIV 感染率是指某年某地区每 10 万人口中估计存活的 HIV 感染者和 AIDS 患者数。

估计人群 HIV 感染率 =（估计现存活 HIV/AIDS 病例数 / 当年某地人口数）× 100000/10 万。

（2）数据来源

EPP/Spectrum 模型。

6. 传播途径构成比

（1）定义和计算方法

各传播途径所致 HIV 感染者和 AIDS 患者所占的比重，包括男男同性性传播、异性性传播、注射吸毒传播、母婴传播、血液传播、其他 / 不详等途径。

（2）数据来源

艾滋病防治基本信息系统。

7. 丙肝抗体阳性率

（1）定义

在各类人群中开展丙肝抗体检测，检出丙肝抗体阳性的人数占开展检测人数的百分比。

（2）数据来源

丙肝国家级哨点监测数据库；艾滋病防治基本信息系统。

（三）肺结核

1. 新登记肺结核数

（1）定义和计算方法

当年新登记的肺结核患者，包括单纯性结核性胸膜炎，即当年 1 月 1 日至 12 月 31 日的病例数。

（2）数据来源

结核病信息管理系统。

2. 新登记肺结核登记率

（1）定义和计算方法

新登记肺结核登记率是指当年新登记的肺结核患者数与同期平均人口数之比。

新登记肺结核登记率＝当年新登记的肺结核患者数／同期平均人口数 ×100000/10 万。

（2）数据来源

结核病信息管理系统。人口资料采用中国疾病预防控制中心统一从国家统计局获得的常住人口资料。

3. 新登记肺结核类型构成

（1）定义

新登记肺结核类型构成是指各类型（痰涂片阳性、阴性，结核性胸膜炎，未查痰）新登记肺结核患者数占新登记肺结核患者总数的比例。

（2）数据来源

结核病信息管理系统。

4. 肺结核患者成功治疗率

（1）定义和计算方法

肺结核患者成功治疗率是指登记的肺结核患者中成功治疗（治愈或完成疗程）人数占同期登记肺结核患者数的比例。

肺结核患者成功治疗率＝［成功治疗的肺结核患者人数／（同期登记的肺结核患者数－诊断变更患者数－转入耐药治疗患者数）］×100%。

（2）数据来源

结核病信息管理系统。

（四）戊型肝炎

1. 报告发病数

（1）定义和计算方法

按照报告病例的"发病日期"统计戊型肝炎，即当年 1 月 1 日至 12 月 31 日的病例数。

（2）数据来源

数据来源于大疫情网以及戊型肝炎疫情处置报告。

（五）流行性感冒

1. 报告流感样病例占门急诊总数比例

（1）定义和计算方法

流感样病例（Influenza-like illness，ILI）是指发热（体温大于等于 38℃），伴咳嗽或咽痛之一者。

报告流感样病例占门急诊病例总数比例（ILI%）＝（报告流感样病例/门急诊总数）×100%。

（2）数据来源

中国流感监测信息系统。

2. 流感病毒检测阳性率

（1）定义和计算方法

流感病毒检测阳性率是指流感阳性例数占实验室流感检测总数的比例。

流感病毒检测阳性率＝（流感检测阳性例数/实验室流感检测总数）×100%。

（2）数据来源

中国流感监测信息系统。

（六）登革热

布雷图指数

（1）定义和计算方法

布雷图指数（Breteau index，BI）是每百户人家的伊蚊阳性容器数。BI＞20，表明登革热有区域流行风险（即高度风险）；10 < BI ≤ 20，有暴发风险（即中度风险）；5 < BI ≤ 10，有传播风险（即低度风险）；BI ≤ 5，符合防控要求。

计算公式：布雷图指数（BI）＝（阳性容器数 / 检查户数）×100。

（2）数据来源

浙江省各登革热监测点提供的监测数据。

（七）发热伴血小板减少综合征

游离蜱密度

（1）定义和计算方法

布旗法用于游离蜱的调查。用 90 cm×60 cm 的白色或浅色布旗，窄的一边两端用绳子固定，将旗子平铺在地面，拖拉绳子前进，每步行 10 m 可停下检视附着的蜱数。根据调查地段内植被情况选择不同的方法进行定距离均匀地拖或挥旗。如果是较平整的草地，可拖拉布旗在草地上行走；如果是灌木丛，则手持木杆在灌木丛和杂草上来回挥动布旗。再每一样地将附着在布旗上和拖蜱者身上的蜱用镊子捡起装入采样管内并计数。一般每一样地拖（挥）旗不少于 500 m，时间不少于 30 min。游离蜱密度以每布旗每小时所捕获蜱数进行统计，单位：只 / 布旗人工小时。计算公式如下：

$$游离蜱密度 = \frac{\left(\dfrac{x_1}{t_1} + \dfrac{x_2}{t_2} + \dots \dfrac{x_n}{t_n}\right) \times 60 分钟 / 小时}{n}$$

x_1，x_2，$\dots x_n$ 分别为各布旗采获蜱数，单位是只；t_1，t_2，$\dots t_n$ 分别为各布旗相应拖蜱时间，单位是分钟（min）；游离蜱密度单位是只 / 布旗人工小时。

（2）数据来源

浙江省各发热伴血小板减少综合征监测点提供的监测数据。

（八）鼠疫

1. 鼠密度

（1）定义和计算方法

夹夜法鼠密度以每百只鼠夹捕获鼠数量，即捕获率表示。

计算公式：捕获率（只/百夹）＝ $\dfrac{捕鼠总数（只）}{有效夹（笼）总数（夹）} \times 100\%$

有效夹数＝布夹总数－无效夹（笼）数

无效夹是指丢失或不明原因击发的鼠夹（笼）。

（2）数据来源

浙江省各鼠疫监测点提供的宿主监测数据。

2. 鼠体蚤

（1）定义和计算方法

总蚤指数指某种啮齿动物体外寄生所有蚤类的总数与检蚤总鼠数的比值，又称鼠体蚤指数。

计算公式：总蚤指数＝ $\dfrac{总蚤数（只）}{总鼠数（只）}$

鼠体染蚤率指某种啮齿动物体外寄生有蚤类的鼠数占总检蚤鼠的百分比。

计算公式：鼠体染蚤率＝ $\dfrac{带蚤鼠数（只）}{总鼠数（只）} \times 100\%$

（2）数据来源

浙江省各鼠疫监测点提供的宿主媒介监测数据。

（九）疟疾

1. 平均灯诱按蚊密度

（1）定义和计算方法

平均灯诱按蚊密度指使用诱蚊灯法捕捉的按蚊密度。

平均灯诱按蚊密度＝每次灯诱法捕捉按蚊的总数/（诱蚊灯数量 × 捕捉夜晚数）。

（2）数据来源

浙江省传疟媒介监测点数据。

2. 平均人诱按蚊密度

（1）定义和计算方法

平均人诱按蚊密度是指使用人诱法捕捉的按蚊密度。

平均人诱按蚊密度＝通宵一夜捕捉按蚊总数/（人饵数 × 捕捉小时数）。

（2）数据来源

浙江省传疟媒介监测点数据。

（十）其他指标

除上述指标外，还分别统计了病毒性肝炎（甲肝、乙肝、丙肝）、梅毒、淋病、水痘、流行性腮腺炎、手足口病、其他感染性腹泻病、诺如病毒感染、猴痘、麻疹、百日咳、登革热、狂犬病、布鲁氏菌病等传染病的报告发病数、报告死亡数、报告发病率、报告死亡率、标化发病率、标化死亡率等指标，计算方法和数据来源同前。

三、慢性非传染性疾病

1. 发病数

（1）定义和计算方法

恶性肿瘤、糖尿病按照报告病例的"确诊日期"进行统计，即统计"确诊日期"在当年 1 月 1 日至 12 月 31 日的病例数。冠心病急性事件、脑卒中按照报告病例的"发病日期"进行统计，即统计"发病日期"在当年 1 月 1 日至 12 月 31 日的病例数。

（2）数据来源

浙江省慢性病监测信息管理系统。

2. 粗发病率

（1）定义和计算方法

粗发病率是指某年某地区的新发病人数与同期平均人口数之比。

粗发病率＝（某年某地区新发病人数 / 同期平均人口数）×1/10 万。

（2）数据来源

浙江省慢性病监测信息管理系统。

3. 标化发病率

（1）定义和计算方法

标化发病率是指按中国 2010 年标准人口年龄构成标化后的发病率。

标化发病率＝ Σ（各年龄组发病率 × 标准人口的相应年龄组的比重）。

（2）数据来源

浙江省慢性病监测信息管理系统。

四、伤害

1. 伤害病例数

（1）定义和计算方法

当年新报告的伤害病例数，即"报告时间"为当年 1 月 1 日至 12 月 31 日的病例数。

（2）数据来源

浙江省慢性病管理信息系统。

2. 伤害构成比

（1）定义

指不同（职业、年龄、月份、地点、原因、性质、严重程度、部位、结局、意图）伤害病例数占总伤害病例数的比重。

（2）数据来源

浙江省慢性病管理信息系统。

五、地方病

（一）碘缺乏病

1.合格碘盐食用率

（1）定义和计算方法

合格碘盐食用率是指食盐中碘含量符合本地区碘含量最新标准的盐样份数占检测盐样份数的百分率。

合格碘盐食用率＝（符合碘含量最新标准的盐样份数／检测份数）×100%。

（2）数据来源

浙江省碘营养水平监测。

2.甲状腺容积

（1）定义和计算方法

甲状腺容积是指采用超声检测仪测量的甲状腺左叶容积与右叶容积之和。

甲状腺容积＝0.479×（甲状腺左叶长度×左叶宽度×左叶厚度＋甲状腺右叶长度×右叶宽度×右叶厚度）/1000。（注：甲状腺容积的单位为ml，甲状腺长度、宽度和厚度的单位为mm）。

（2）数据来源

浙江省碘缺乏病病情监测与健康教育。

3.8～10周岁儿童甲状腺肿大率

（1）定义和计算方法

8～10周岁儿童甲状腺肿大率是指采用超声检查出的8～10周岁儿童甲状腺肿大人数占受检8～10周岁儿童人数的百分比。

8～10周岁儿童甲状腺肿大率＝（8周岁儿童甲状腺容积大于4.5 ml的人数＋9周岁儿童甲状腺容积大于5.0 ml的人数＋10周岁儿童甲状腺容积大于6.0 ml的人数）/检查人数×100%。

（2）数据来源

浙江省碘缺乏病病情监测与健康教育。

4. 知晓率

（1）计算方法

知晓率＝答对题目数 /（调查对象 ×3）×100%。

（2）数据来源

浙江省碘缺乏病病情监测与健康教育。

（二）地方性氟中毒

1. 氟斑牙检出率

（1）计算方法

氟斑牙检出率＝极轻度及以上的病例数 / 被检查人数 ×100%。

（2）数据来源

浙江省饮水型地方性氟中毒监测与健康教育。

2. 氟斑牙指数

（1）计算方法

氟斑牙指数＝（可疑数 ×0.5 ＋极轻度 ×1 ＋轻度数 ×2 ＋中度数 ×3 ＋重度数 ×4）/ 被检查人数。

（2）数据来源

浙江省饮水型地方性氟中毒监测与健康教育。

3. 外环境水氟含量

（1）计算方法

如果监测村已经改水，则调查改水工程运转情况，并采集 1 份末梢水水样测定水氟含量（每份水样进行 2 次平行测定，计算平均值）；如果监测村尚未改水，则按照东、西、南、北、中五个方位在饮用水源各采集 1 份水样，饮用水源不足 5 个的则全部采集，测定氟含量。

（2）数据来源

浙江省饮水型地方性氟中毒监测与健康教育。

4.知晓率

（1）计算方法

知晓率＝答对题目数／（调查对象 ×3.×100%。

（2）数据来源

浙江省饮水型地方性氟中毒监测与健康教育。

六、食源性疾病

1.食源性疾病病例报告发病数

（1）定义

指按照报告病例的"发病日期"统计当年 1 月 1 日至 12 月 31 日的病例数。

（2）数据来源

浙江省食源性疾病监测报告系统。

2.食源性疾病病例人群分布构成比

（1）定义

指食源性疾病病例各年龄段、各职业所占的比重。

（2）数据来源

浙江省食源性疾病监测报告系统。

3.食源性疾病暴发事件报告起数

（1）定义

指按照暴发事件"发生日期"统计当年 1 月 1 日至 12 月 31 日的发生起数。

（2）数据来源

浙江省食源性疾病暴发监测系统。

七、儿童青少年健康

（一）中小学生健康状况

1. 营养不良率

（1）定义和计算方法

营养不良是指因能量和蛋白质摄入不足而导致的营养不良，不包括其他特异性维生素、矿物质缺乏性营养不良。

营养不良率＝生长迟缓检出率＋轻度消瘦检出率＋中重度消瘦检出率。

（2）数据来源

浙江省学生常见病和健康影响因素监测与干预项目。

2. 超重率和肥胖率

（1）定义和计算方法

超重率和肥胖率是指超重和肥胖者各占体检人数的百分比。

根据体重指数（BMI）进行判断，当 BMI 值大于或等于相应性别、年龄组的超重值而小于相应组段的肥胖值时，判断为超重；当 BMI 值大于或等于相应性别、年龄组的肥胖值时，判断为肥胖。

（2）数据来源

浙江省学生常见病和健康影响因素监测与干预项目。

3. 视力低下率

（1）定义和计算方法

视力低下率是指裸眼视力低于 5.0 者占体检人数的百分比。

视力低下率＝（裸眼远视力低于 5.0 人数 / 体检人数）×100%

（2）数据来源

浙江省学生常见病和健康影响因素监测与干预项目。

4. 沙眼检出率

（1）定义和计算方法

沙眼检出率是指检出沙眼者占体检人数的百分比。

沙眼检出率＝（检出沙眼人数／体检人数）×100%

（2）数据来源

浙江省学生常见病和健康影响因素监测与干预项目。

5. 恒牙龋患率

（1）定义和计算方法

恒牙龋患率是指有恒牙龋齿者占体检人数的百分比。

恒牙龋患率＝（检出恒牙龋齿人数／体检人数）×100%

（2）数据来源

浙江省学生常见病和健康影响因素监测与干预项目。

6. 贫血率

（1）定义和计算方法

贫血是指被检者血红蛋白值低于相应组段血红蛋白值下限值。

贫血率＝（贫血的人数／体检人数）×100%

（2）数据来源

浙江省学生常见病和健康影响因素监测与干预项目。

7. 因病缺课率

（1）计算方法

因病缺课率＝（因病缺课总人天数／监测总人天数）×100%

（2）数据来源

浙江省学生常见病和健康影响因素监测与干预项目。

8. 身高发育等级百分比

（1）定义和计算方法

身高发育等级百分比是指身高发育5个等级各占体检人数的百分比。

按照男、女生身高发育等级划分标准数值将身高发育水平分为5个等级，身高＜-2SD 为下等，身高≥ -2SD 且＜ -1SD 为中下等，身高≥ -1SD 且≤＋ 1SD 为中等，身高＞＋ 1SD 且≤＋ 2SD 为中上等，身高＞＋ 2SD 为上等。

（2）数据来源

浙江省学生常见病和健康影响因素监测与干预项目。

9. 血压偏高检出率

（1）计算方法

血压偏高检出率＝（血压偏高检出人数／体检人数）×100%

（2）数据来源

浙江省学生常见病和健康影响因素监测与干预项目。

（二）学校健康相关环境因素

1. 教室人均面积

（1）计算方法

教室人均面积＝被测教室面积／该教室学生人数

评价标准：小学 ≥ 1.36 平方米，中学 ≥ 1.39 平方米，为合格。

（GB 50099—2011）

（2）数据来源

浙江省学生常见病和健康影响因素监测与干预项目。

2. 课桌或课椅符合率

（1）计算方法

课桌或课椅符合率＝（课桌或课椅号与就座学生身高相符合的人数／被测学生数）×100%。

评价标准：课桌或课椅符合率 ≥ 80%。

（GB/T 3976—2014，GB/T 18205—2012）

（2）数据来源

浙江省学生常见病和健康影响因素监测与干预项目。

3. 黑板

（1）定义和计算方法

黑板宽度：黑板实际可以书写的部分的宽度。

黑板高度：黑板实际可以书写的部分的高度。

黑板反射比＝反射照度／入射照度。

评价标准：黑板宽度：小学≥3.6m，中学≥4m；高度≥1.0m。黑板反射比：0.15～0.20。

（GB 28231—2011，GB 7793—2010）

（2）数据来源

浙江省学生常见病和健康影响因素监测与干预项目。

4. 照明

（1）计算方法

课桌面照度均匀度＝课桌面最小照度／平均照度

黑板面照度均匀度＝黑板面最小照度／平均照度

评价标准：课桌椅平均照度≥300lx，课桌面照度均匀度≥0.7；黑板面平均照度≥500lx，黑板面照度均匀度≥0.8。

（GB 7793—2010）

（2）数据来源

浙江省学生常见病和健康影响因素监测与干预项目。

5. 噪声

（1）评价标准

噪声：≤50dB。

（GB 9669—1996，GB50096—2011）

（2）数据来源

浙江省学生常见病和健康影响因素监测与干预项目。

6. 学校生活饮用水

（1）评价标准

游离余氯：≥0.05mg/L。菌落总数：≤100CFU/mL。总大肠菌群：不得检出。浑浊度：≤1。pH值：6.5～8.5。色度：≤15。肉眼可见物：无。嗅味：无异臭异味。

（GB 5749—2022）

（2）数据来源

浙江省学生常见病和健康影响因素监测与干预项目。

八、居民营养与健康状况

1. 膳食营养

（1）定义和计算方法

膳食营养是指各大类食物的摄入量及营养素摄入量。

将不同年龄、性别、体力活动人群的各类食物摄入量转换成标准人的摄入量后计算食物大类摄入的平均水平，与《中国居民平衡膳食宝塔》进行比较。计算个体膳食营养素摄入量，与《中国居民膳食营养素参考摄入量》进行比较。

（2）数据来源

2022 年浙江省居民营养与健康监测项目。

2. 超重率

（1）定义

超重率是指成人体质指数（BMI）大于 18.5 同时小于 23.5 的人数占该年龄、性别的总人数的比例。儿童青少年判定方法见国家标准。

（2）数据来源

2022 年浙江省居民营养与健康监测项目。

3. 肥胖率

（1）定义

肥胖率是指成人体质指数（BMI）大于 23.5 的人数占该年龄、性别的总人数的比例。儿童青少年判定方法见国家标准。

（2）数据来源

2022 年浙江省居民营养与健康监测项目。

4. 中心性肥胖率

（1）定义

中心性肥胖率是指男性腰围大于 90cm，女性腰围大于 85cm 的人数占该年龄、性别的总人数的比例。

（2）数据来源

2022 年浙江省居民营养与健康监测项目。

5. 贫血率

（1）定义

5～11 岁儿童血红蛋白含量小于 115g/L，12～14 岁儿童血红蛋白含量小于 120g/L，15 岁以上非孕女性血红蛋白含量小于 120g/L，男性血红蛋白含量小于 130g/L 的为贫血。贫血率为贫血的人数占该年龄、性别的总人数比例。

（2）数据来源

2022 年浙江省居民营养与健康监测项目。

6. 维生素 D 缺乏和不足率

（1）定义

人体内血清 25 羟 – 维生素 D 小于 12ng/ml 为缺乏，小于 20g/ml 为不足。维生素 D 缺乏和不足率为维生素 D 缺乏和不足人数占该年龄、性别的总人数比例。

（2）数据来源

2022 年浙江省居民营养与健康监测项目。

九、公共卫生服务

（一）疫苗接种

1. 儿童常规免疫疫苗报告接种率

儿童常规免疫疫苗报告接种率包括儿童基础免疫疫苗报告接种率和加强免疫疫苗报告接种率。

（1）定义

接种率是指在疫苗的预防接种过程中，某疫苗（剂次）实际接种人数占应接种人数的百分比。应接种人数是指某一区域范围内，达到免疫程序规定应接受某疫苗（剂次）预防接种的适龄儿童数，加上次预防接种时该疫苗（剂次）应种儿童中漏种者。实际接种人数是指某疫苗（剂次）应种人数中实际受种人数。

乙型肝炎疫苗首针及时接种率是指新生儿在出生 24 小时内完成该疫苗首针接种的百分比。

（2）数据来源

中国免疫规划信息管理系统。

2. 入学入托儿童接种证查验率

（1）定义

入学入托儿童接种证查验率是指所有入托入学儿童（包括新入学和转学）中接种证查验的儿童所占的百分比。

（2）数据来源

浙江省儿童入托入学查验预防接种证工作情况汇总表。

3. 全程补种率

（1）定义和计算方法

全程补种率是指接种证查验需补种的儿童中完成全部需补种疫苗的儿童所占的百分比。

（2）数据来源

浙江省儿童入托入学查验预防接种证工作情况汇总表。

（二）居民健康档案

1. 电子健康档案建档率

（1）计算方法

电子健康档案建档率 = 建立电子健康档案人数 / 辖区内常住居民数 ×100%。

（2）数据来源

浙江卫生健康信息网络直报系统。

2. 居民规范化电子健康档案覆盖率

（1）定义和计算方法

居民规范化电子健康档案覆盖人数是指到统计时间点，历年累计规范化电子健康档案覆盖人数。规范化电子健康档案覆盖人数是指电子健康档案管理系统完成健康档案封面和个人基本信息表，按照《国家基本公共卫生服务规范》规范记录健康体检结果、重点人群健康管理记录，以及其他医疗卫生服务记录等。其中 0～6 岁儿童不需要填写个人基本信息表，其基本信息填写在"新生儿家庭访视记录表"上。辖区内规范化电子健康档案覆盖人数应减去死亡、迁出、失访（即不明去向的永久性失访）的健康档案终止人数。注意排除重复建档情况。

居民规范化电子健康档案覆盖率＝居民规范化电子健康档案覆盖人数 / 辖区内常住居民数 ×100%。

（2）数据来源

浙江卫生健康信息网络直报系统。

3. 健康档案使用率

（1）定义和计算方法

健康档案使用率＝档案中有动态记录的档案份数 / 电子健康档案总份数 ×100%。

有动态记录的档案是指 1 年内有符合各类服务规范要求的相关服务记录的健康档案。

（2）数据来源

浙江卫生健康信息网络直报系统。

（三）老年人健康管理

1. 65 岁及以上老年人城乡社区规范健康管理服务率

（1）定义和计算方法

65 岁及以上老年人城乡社区规范健康管理服务率＝ 65 岁及以上老年人城乡社区规

范健康管理服务人数 / 辖区内 65 岁及以上常住居民数 ×100%。

65 岁及以上老年人城乡社区规范健康管理服务人数是指从年初到统计时间点，在基层医疗卫生机构接受健康管理的 65 岁及以上常住居民数。接受健康管理是指建立了健康档案、接受了健康体检，健康指导、健康体检表填写完整。

（2）数据来源

浙江卫生健康信息网络直报系统。

2. 老年人电子健康档案建档率

（1）计算方法

老年人电子健康档案建档率 = 建立老年人电子健康档案数 / 辖区内 65 岁及以上常住居民数 ×100%。

（2）数据来源

浙江卫生健康信息网络直报系统。

3. 老年人中医药健康管理服务率

（1）计算方法

老年人中医药健康管理服务率 = 接受中医药健康管理服务 65 岁及以上居民数 / 辖区内 65 岁及以上常住居民数 ×100%。

（2）数据来源

浙江卫生健康信息网络直报系统。

（四）0～6 岁儿童健康管理

1. 新生儿访视率

（1）计算方法

新生儿访视率 = 辖区内接受 1 次及以上访视的新生儿人数 / 辖区内活产数 ×100%。

（2）数据来源

浙江卫生健康信息网络直报系统。

2.儿童健康管理率

（1）计算方法

儿童健康管理率＝辖区内接受 1 次及以上随访的 0 ～ 6 岁儿童数 / 辖区内应管理的 0 ～ 6 岁儿童数 ×100%。

（2）数据来源

浙江卫生健康信息网络直报系统。

3.儿童系统管理率

（1）计算方法

儿童系统管理率＝辖区中按相应频次要求管理的 0 ～ 6 岁儿童数 / 辖区内应管理的 0 ～ 6 岁儿童数 ×100%。

（2）数据来源

浙江卫生健康信息网络直报系统。

（五）孕产妇健康管理

1.早孕建册率

（1）计算方法

早孕建册率＝辖区内早孕建册人数 / 该地该时间段内活产数 ×100%。

（2）数据来源

浙江卫生健康信息网络直报系统。

2.产后访视率

（1）计算方法

产后访视率＝辖区内产妇产后访视人数 / 该地该时间内活产数 ×100%。

（2）数据来源

浙江卫生健康信息网络直报系统。

3.孕产妇系统管理率

（1）计算方法

孕产妇系统管理率＝辖区内产妇产前检查 5 次及以上人数 / 该地该时间内活产数

$\times 100\%$。

（2）数据来源

浙江卫生健康信息网络直报系统。

（六）慢性病患者及高危人群健康管理

1. 患者发现率

（1）计算方法

患者发现率＝年末登记患者数 / 辖区常住人口数 $\times 100\%$。

（2）数据来源

浙江卫生健康信息网络直报系统。

2. 健康管理率

（1）计算方法

健康管理率＝管理患者数 / 辖区估算患者数 $\times 100\%$。

（2）数据来源

浙江卫生健康信息网络直报系统。

3. 规范管理率

（1）计算方法

规范管理率＝规范管理数 / 管理患者数 $\times 100\%$。

（2）数据来源

浙江卫生健康信息网络直报系统。

4. 血压控制率

（1）计算方法

血压控制率＝血压控制患者数 / 管理患者数 $\times 100\%$。

（2）数据来源

浙江卫生健康信息网络直报系统。

5. 空腹血糖控制率

（1）计算方法

空腹血糖控制率＝空腹血糖控制患者数 / 管理患者数 ×100%。

（2）数据来源

浙江卫生健康信息网络直报系统。

6. 高危人群发现率

（1）计算方法

高危人群发现率＝年末登记人数 / 辖区常住人口数 ×100%。

（2）数据来源

浙江卫生健康信息网络直报系统。

7. 高危人群管理率

（1）计算方法

高危人群管理率＝当年管理人数 / 辖区估算高危人群数 ×100%。

（2）数据来源

浙江卫生健康信息网络直报系统。

8. 高危人群规范管理率

（1）计算方法

高危人群规范管理率＝当年规范管理人数 / 当年管理高危人数 ×100%。

（2）数据来源

浙江卫生健康信息网络直报系统。

（七）居民吸烟情况

15 岁及以上成人吸烟率

（1）定义

吸烟者：一生中曾经吸烟的成人。

现在吸烟者：调查时在吸烟的人。

现在吸烟率：现在吸烟者在成人人群中所占的比例。

（2）数据来源

2023 年浙江省居民健康素养监测。

样本情况：2023 年浙江省居民健康素养监测通过分层多阶段随机抽样抽取浙江省 30 个县（市、区）作为监测点，采用问卷调查，掌握浙江省成人（15～69 岁人群）烟草使用流行情况。样本量 19200 份，有效问卷 17545 份，见附表 23。

十、健康素养

1. 健康素养水平

（1）定义和计算方法

健康素养水平是指具备基本健康素养的人在总人群中所占的比例。判定具备基本健康素养的标准：问卷得分达到总分 80% 及以上，被判定具备基本健康素养。2023 年问卷总分为 66 分，达到 53 分及以上者为具备基本健康素养。

三个方面健康素养水平定义：《健康素养 66 条（2015 年版）》将健康素养划分为三个方面，即基本知识和理念、健康生活方式与行为、基本技能。某方面健康素养水平，是指具备某方面健康素养的人在总人群中所占的比例。判定具备某方面健康素养的标准：以考察某方面素养所有题目的分值之和为总分，实际得分达到该总分 80% 及以上者，被判定具备该方面的健康素养。

六类健康问题素养水平定义：依据《健康素养 66 条（2015 年版）》，结合主要公共卫生问题，将健康素养划分为六类健康问题素养，即科学健康观、传染病防治素养、慢性病防治素养、安全与急救素养、基本医疗素养和健康信息素养。某类健康问题素养水平，是指具备某类健康问题素养的人在总人群中所占的比例。判定具备某类健康问题素养的标准：以考察某类健康问题素养所有题目的分值之和为总分，实际得分达到该总分 80% 及以上者，被判定具备该类健康问题素养。

分值计算：调查问卷包含判断题、单选题、多选题。判断题及单选题答对计 1 分，答错计 0 分；多选题全部答对计 2 分，多选、少选、错选均计 0 分。

权重计算：采取国家提供的标化方法进行统一标化，根据浙江省 2023 年人口数据，对性别、年龄进行标化处理。标化处理按照复杂抽样步骤逐步标化，分为抽样权重、无应答权重及事后分层权重。抽样权重分为 4 个阶段，确定城市 / 农村监测点数量，从监测点抽取街道 / 乡镇，从街道 / 乡镇抽取社区 / 村，从社区 / 村抽取家庭户；无应答权重则是由抽取的调查对象数除以完成调查的调查对象数；事后分层权重则是将年龄以 5 岁为一个年龄段，分男、女性别将 15 ～ 69 岁人群分为 22 层，以 2022 年全省人口中该层的人数除以监测对象中该层的加权人数。本报告中未作特殊说明的数据均经过权重标化处理，非样本结果。

（2）数据来源

2023 年浙江省居民健康素养监测。调查区域为杭州市拱墅区、富阳区、淳安县，宁波市奉化区、慈溪市等 30 个监测县（市、区），样本量为 19200 份，有效问卷为 17545 份。

2. 中医药健康文化素养水平

（1）定义和计算方法

中医药健康文化素养水平，是指具备基本中医药健康文化素养的人在总人群中所占的比例，在问卷第二部分得分达到总分 80% 及以上，则判定为具备基本中医药健康文化素养。

中医药基本理念、中医药健康生活方式、中医药公众适宜方法、中医药文化常识、中医药信息理解能力五方面素养，以考查某维度中医药健康文化素养所有题目的分值之和为总分，实际得分达到该总分 80% 及以上者，被判定具备该维度中医药健康文化素养。

中医药健康文化知识普及率，是指通过日常生活、工作、学习、就医、大众媒体以及其他公共场所能够接触到中医药健康文化知识的人口占总人群的比例。

中医药健康文化知识阅读率，是指通过中医药健康文化知识宣传栏、印刷材料、音像材料、公共场所等形式和渠道，以及大众媒体有效获取中医药健康文化知识的人在总人群中所占的比例。

中医药健康文化知识信任率，是指认识到中医药健康文化知识有助于改善自身健康

状况或向家人 / 其他人推荐介绍过中医药健康文化知识的人在总人群中所占的比例。

中医药健康文化知识行动率，是指将学习到的中医药健康文化知识应用于日常生活当中的人在总人群中所占的比例。

分值计算：调查问卷包含判断题、单选题、多选题。判断题及单选题答对计 2 分，答错计 0 分；多选题全部答对计 4 分，多选、少选得 3 分或 2 分，全部错选计 0 分。

权重计算：采取国家提供的标化方法进行统一标化，根据浙江省 2022 年人口数据，对性别、年龄进行标化处理。标化处理按照复杂抽样步骤逐步标化，分为抽样权重、无应答权重及事后分层权重。抽样权重分为 4 个阶段，确定城市 / 农村监测点数量，从监测点抽取街道 / 乡镇，从街道 / 乡镇抽取社区 / 村，从社区 / 村抽取家庭户；无应答权重则是由抽取的调查对象数除以完成调查的调查对象数；事后分层权重则是将年龄以 5 岁为一个年龄段，分男、女性别将 15 ～ 69 岁人群分为 22 层，以浙江省 2023 年人口数据中该层的人数除以监测对象中该层的加权人数。本报告中未作特殊说明的数据均经过权重标化处理，非样本结果。

（2）数据来源

2023 年浙江省中医药健康文化素养监测。调查区域为杭州市余杭区、拱墅区等 12 个国家级监测县（市、区），样本量 2893 份，有效问卷 2873 份，有效率为 99.31%。

十一、健康环境状况

（一）空气质量与人群健康

数据来源：空气污染（雾霾）对人群健康影响监测。

（二）饮用水卫生

1. 水样达标率

（1）计算方法

水样达标率＝监测水样中达标的水样数 / 监测水样总数 ×100%。

（2）数据来源

浙江省饮用水卫生监测。

2. 指标达标率

（1）计算方法

指标达标率＝监测水样中达标的指标数/监测水样检测的总指标数 ×100%。

（2）数据来源

浙江省饮用水卫生监测。

3. 合格饮用水人口覆盖率

（1）计算方法

合格饮用水人口覆盖率＝监测出厂水合格的水厂覆盖人口数/所有监测水厂覆盖人口数 ×100%。

（2）数据来源

浙江省饮用水卫生监测。

（三）食品污染物

食品污染物检出率和超标率

（1）定义

以检测食品样本数为分母，某污染物检出样本数量与该分母的比值为检出率。某污染物超标样本数量与该分母的比值为超标率。

（2）数据来源

全国食品污染物填报系统（2012版）、全国食品微生物风险监测数据汇总系统平台。

（四）公共场所卫生

1. 指标合格率

（1）计算方法

指标合格率＝监测指标中合格的指标数/监测的总指标数 ×100%。

（2）数据来源

公共场所健康危害因素监测、公共场所集中空调通风系统污染状况监测。

（五）病媒生物

1. 蚊密度

（1）计算方法

$$蚊密度 \left[只 / \left(灯 \cdot 夜\right)\right] = \frac{捕获雌蚊数（只）}{布放灯数（灯）\times 诱蚊夜数（夜）}$$

（2）数据来源

浙江省各病媒生物监测点提供的蚊虫监测数据。

（3）统计分类

淡色（致倦）库蚊、三带喙库蚊、白纹伊蚊、中华按蚊、骚扰阿蚊、其他。

2. 成蝇密度

（1）计算方法

$$成蝇密度（只 / 笼） = \frac{捕蝇总数}{捕蝇笼数}$$

（2）数据来源

浙江省各病媒生物监测点提供的蝇类监测数据。

（3）统计分类

家蝇、市蝇、丝光绿蝇、铜绿蝇、亮绿蝇、大头金蝇、棕尾别麻蝇、厩腐蝇、巨尾阿丽蝇、红头丽蝇、夏厕蝇、元厕蝇、其他。

3. 蜚蠊密度

（1）计算方法

$$蜚蠊密度（只 / 张） = \frac{捕获蜚蠊总数（只）}{有效粘蟑纸数（张）}$$

（2）数据来源

浙江省各病媒生物监测点提供的蜚蠊监测数据。

（3）统计分类

德国小蠊、美洲大蠊、澳洲大蠊、黑胸大蠊、其他。

4.鼠密度

（1）定义和计算方法

夹夜法鼠密度以每百只鼠夹（笼/板）捕获鼠数量，即捕获率表示。

计算公式：

$$捕获率（\%）=\frac{捕鼠总数（只）}{有效夹（笼）总数（只）}\times100\%$$

有效夹数＝布夹总数－无效夹（笼）数

无效夹是指丢失或不明原因击发的鼠夹（笼/板）。

捕鼠总数是指鼠夹（笼/板）捕获鼠类的数量总和，鼠夹（笼/板）上夹有完整鼠或鼠头、鼠皮、鼠毛、鼠尾、鼠爪等部分肢体的定为捕到鼠，计入捕鼠总数。

（2）数据来源

浙江省各病媒生物监测点提供的鼠类监测数据。

（3）统计分类

褐家鼠、小家鼠、黄胸鼠、臭鼩鼱、黄毛鼠、黑线姬鼠、其他。

5.蜱密度

（1）定义和计算方法

密度指数以每人每100m所捕获蜱数进行统计。

$$密度指数\left[只/布旗\cdot100m\right]=\frac{蜱总数（只）\times100}{拖蜱距离（m）}$$

（2）数据来源

浙江省各病媒生物监测点提供的蜱类监测数据。

（3）统计分类

长角血蜱、中华硬蜱、龟形花蜱、镰形扇头蜱、血红扇头蜱、粒形硬蜱、微小扇头蜱、其他。

6. 白纹伊蚊成蚊抗药性

（1）计算方法

死亡率＝死亡数 ×100%/ 试虫总数。

对照组死亡率小于 5% 无须校正，对照组死亡率在 5% ～ 20% 之间，用 Abbott 公式进行校正。校正死亡率＝（处理组死亡率 – 对照组死亡率）/（1– 对照组死亡率）×100%。若对照死亡率超过 20%，试验视为无效，重新测定。

抗性水平判断标准：在诊断剂量下蚊虫的死亡率在 98% ～ 100% 表明其为敏感种群；死亡率在 80% ～ 98%（不含）表明其为可疑抗性种群；死亡率小于 80% 表明其为抗性种群。

（2）数据来源

浙江省各病媒生物监测点提供的蚊虫监测数据。

7. 家蝇抗药性

（1）计算方法

抗性倍数 RR ＝野外种群 LD50/ 敏感品系 LD50。

抗性水平判定标准：敏感品系和测定样本 95% 置信区间不重叠；野外种群 RR ≤ 5 定义为敏感种群，5 < RR ≤ 10 为低抗种群，10 < RR ≤ 40 为中抗种群，40 < RR ≤ 160 为高抗种群，RR > 160 为极高抗种群；试虫死亡判断标准为腹部上翻，足抽搐不能爬行；当对照组死亡率大于 20% 时，则实验结果无效。

（2）数据来源

浙江省各病媒生物监测点提供的监测数据。

（六）消毒与院感

指标合格率

（1）计算方法

消毒合格率＝监测消毒样本中合格的样本数 / 监测消毒样本总数 ×100%。

（2）数据来源

浙江省医疗机构消毒质量监测和浙江省重点场所预防性消毒质量监测。

（七）职业危害

1. 疑似职业病检出率

（1）定义和计算方法

疑似职业病检出率是指体检当年从岗前、在岗、离岗、应急体检人群中，检出的疑似职业病人数所占的比例。

疑似职业病检出率＝（疑似职业病检出人数／体检人数）×100%。

（2）数据来源

职业病及健康危害因素监测信息系统。

2. 尘肺病病种构成比

（1）定义和计算方法

尘肺病病种构成比是指报告各类尘肺病例数占总尘肺病例数的比重。尘肺病种类参照《职业病分类和目录》（国卫疾控发〔2013〕48 号）。

某种尘肺病构成比＝（当年报告某种尘肺病人数／当年报告新发尘肺病总人数）×100%。

（2）数据来源

职业病及健康危害因素监测信息系统。

3. 农药中毒病死率

（1）定义和计算方法

农药中毒病死率是指当年 1 月 1 日至 12 月 31 日期间，临床诊断的所有农药中毒病人中因农药中毒而死亡者的比例。

农药中毒病死率＝（当年因农药中毒死亡人数／当年农药中毒人数）×100%。

（2）数据来源

职业病及健康危害因素监测信息系统。

4. 尘肺样改变检出率

（1）定义和计算方法

尘肺样改变检出率是指粉尘作业工人拍摄高千伏或 DR 胸片的人中尘肺样改变的人数所占的比例。

尘肺样改变检出率＝（尘肺样改变人数／拍摄高千伏或 DR 胸片的粉尘作业工人数）×100%。

（2）数据来源

职业病及健康危害因素监测信息系统。

5. 白细胞减少率

（1）定义和计算方法

白细胞减少率是指苯作业人员中检出血常规白细胞 < $4×10^9$/L 的人数所占的比例。

白细胞减少率＝（检出白细胞减少人数／苯作业人员开展血常规检查人数）×100%。

（2）数据来源

职业病及健康危害因素监测信息系统。

6. 血小板减少率

（1）定义和计算方法

血小板减少率是指苯作业人员中检出血常规血小板 < $8×10^{10}$/L 的人数所占的比例。

血小板减少率＝（检出血小板减少人数／苯作业人员血常规检查人数）×100%。

（2）数据来源

职业病及健康危害因素监测信息系统。

7. 反 – 反式黏糠酸异常率

（1）定义和计算方法

反 – 反式黏糠酸异常率是指苯作业人员开展尿中反 – 反式黏糠酸检查的人中检出反 – 反式黏糠酸≥ 2.4 mmol/mol 的人数所占的比例。

反 – 反式黏糠酸异常率＝（检出反 – 反式黏糠酸升高人数／苯作业人员开展尿中反 – 反式黏糠酸检查人数）×100%。

（2）数据来源

职业病及健康危害因素监测信息系统。

8. 血铅升高率

（1）定义和计算方法

血铅升高率是指铅作业工人接受血铅检查的人中检出血铅 ≥ 400 μg/L 的人数所占的比例。

血铅升高率 =（检出血铅升高人数 / 铅作业人员接受血铅检查人数）×100%。

（2）数据来源

职业病及健康危害因素监测信息系统。

9. 双耳高频听阈升高率

（1）定义和计算方法

双耳高频听阈升高率是指噪声作业人员开展双耳高频平均听阈检查的人中检出双耳高频平均听阈 ≥ 40dB 的人数所占的比例。

双耳高频听阈升高率 =（检出双耳高频平均听阈升高人数 / 噪声作业人员开展双耳高频平均听阈检查人数）×100%。

（2）数据来源

职业病及健康危害因素监测信息系统。

10. 尘肺病随访率

（1）定义和计算方法

尘肺病随访率是指上一年度新诊断的职业性尘肺病患者以及至上一年年底仍存活的尘肺病患者中本年度随访到存活或死亡的人数所占的比例。

尘肺病随访率 =（本年度随访到存活或死亡的人数 / 上一年度新诊断的职业性尘肺病患者以及至上一年年底仍存活的尘肺病患者）×100%。

（2）数据来源

职业病及健康危害因素监测信息系统。

11. 区县覆盖率

（1）定义和计算方法

区县覆盖率是指开展工作场所职业病危害因素的区县在全省区县总数中的比例。

区县覆盖率 =（开展工作场所职业病危害因素的区县 / 全省区县总数）×100%。

（2）数据来源

工作场所职业病危害因素监测系统。

12. 岗位超标率

（1）定义和计算方法

危害因素监测结果超标岗位数占监测岗位总数的比例。

区县覆盖率＝（危害因素监测结果超标岗位数 / 监测岗位总数）×100%。

（2）数据来源

工作场所职业病危害因素监测系统。

13. 重点人群职业健康素养水平

（1）定义和计算方法

重点人群职业健康素养水平是指重点行业人群问卷得分率达到 80% 及以上的人数占调查总人数的比例。

重点人群职业健康素养水平＝（问卷得分率达到 80% 的人数 / 总调查人数）×100%。

（2）数据来源

全国重点人群职业健康素养监测调查信息系统。

14. 劳动者心理健康问题发生率

（1）定义和计算方法。

劳动者心理健康问题发生率是指重点行业人群中职业紧张、抑郁、焦虑、睡眠障碍检出人数占总人数的比例。

劳动者心理健康问题发生率＝（检出人数 / 总调查人数）×100%。

（2）数据来源

全国重点人群职业健康素养监测调查信息系统。

（九）放射危害

1. 放射诊疗设备性能检测总体合格率

（1）计算方法

放射诊疗设备性能检测总体合格率＝不合格设备 / 检测设备总数 × 100%。

（2）数据来源

浙江省医疗机构医用辐射防护监测。

2. 放射诊疗工作场所防护性能检测总体合格率

（1）计算方法

放射诊疗工作场所防护性能检测总体合格率＝不合格场所 / 检测场所总数 × 100%。

（2）数据来源

浙江省医疗机构医用辐射防护监测。

3. 年有效剂量

（1）计算方法

年有效剂量＝剂量转换系数 × ∑（海产品中核素放射性活度浓度 × 该类海产品年摄入量）。

（2）数据来源

海产品放射性污染监测数据来源于 2023 年海产品放射性污染健康风险监测数据。

附　表

附表1　2023年浙江省新登记肺结核患者地区、性别和年龄分布

（例）

地区	性别	年龄																合计
		0~4岁	5~9岁	10~14岁	15~19岁	20~24岁	25~29岁	30~34岁	35~39岁	40~44岁	45~49岁	50~54岁	55~59岁	60~64岁	65~69岁	70~74岁	75岁及以上	
全省	男性	5	7	53	306	685	992	961	849	744	955	1318	1551	1329	1859	1686	2528	15828
	女性	10	15	63	308	534	721	647	512	365	384	460	503	402	624	644	1076	7268
	合计	15	22	116	614	1219	1713	1608	1361	1109	1339	1778	2054	1731	2483	2330	3604	23096
杭州	男性	2	0	5	43	124	203	181	141	82	115	175	212	233	294	303	487	2600
	女性	4	2	15	46	126	180	128	93	58	53	61	90	85	145	118	229	1433
	合计	6	2	20	89	250	383	309	234	140	168	236	302	318	439	421	716	4033
宁波	男性	1	4	10	45	127	168	148	121	132	132	189	199	126	177	147	253	1979
	女性	0	5	11	43	83	103	90	78	48	59	45	57	36	59	61	97	875
	合计	1	9	21	88	210	271	238	199	180	191	234	256	162	236	208	350	2854
温州	男性	0	0	5	61	108	168	176	146	160	214	259	309	203	290	188	240	2527
	女性	1	0	10	63	70	89	101	82	79	79	91	59	46	60	56	89	975
	合计	1	0	15	124	178	257	277	228	239	293	350	368	249	350	244	329	3502
嘉兴	男性	0	1	4	16	61	81	67	45	52	57	92	77	68	122	78	165	986
	女性	0	0	0	13	44	46	45	32	20	22	32	29	22	35	33	83	456
	合计	0	1	4	29	105	127	112	77	72	79	124	106	90	157	111	248	1442
湖州	男性	0	0	0	5	33	42	56	38	42	40	61	71	65	83	83	142	761
	女性	0	0	1	15	19	39	35	25	18	15	17	29	17	20	42	60	352
	合计	0	0	1	20	52	81	91	63	60	55	78	100	82	103	125	202	1113

续表

地区	性别	年龄																合计
		0～4岁	5～9岁	10～14岁	15～19岁	20～24岁	25～29岁	30～34岁	35～39岁	40～44岁	45～49岁	50～54岁	55～59岁	60～64岁	65～69岁	70～74岁	75岁及以上	
绍兴	男性	1	0	4	19	33	56	54	60	43	89	86	114	109	141	162	201	1172
	女性	1	2	1	17	39	52	48	32	17	36	46	36	33	59	53	91	563
	合计	2	2	5	36	72	108	102	92	60	125	132	150	142	200	215	292	1735
金华	男性	0	0	11	41	96	120	133	125	95	121	158	181	154	229	231	337	2032
	女性	2	0	10	45	68	99	96	79	44	41	62	64	66	99	123	175	1073
	合计	2	0	21	86	164	219	229	204	139	162	220	245	220	328	354	512	3105
衢州	男性	1	0	0	10	22	23	24	17	24	35	67	83	110	156	200	271	1043
	女性	0	1	0	8	12	16	14	15	12	12	29	48	31	56	61	93	408
	合计	1	1	0	18	34	39	38	32	36	47	96	131	141	212	261	364	1451
舟山	男性	0	0	0	2	5	3	4	8	4	9	11	14	15	17	15	17	124
	女性	0	0	0	1	2	1	5	7	4	1	1	4	7	4	6	5	48
	合计	0	0	0	3	7	4	9	15	8	10	12	18	22	21	21	22	172
台州	男性	0	1	9	45	65	104	93	118	83	88	149	184	160	207	181	267	1754
	女性	0	3	12	37	54	76	70	50	38	48	57	59	39	59	54	98	754
	合计	0	4	21	82	119	180	163	168	121	136	206	243	199	266	235	365	2508
丽水	男性	0	1	5	19	11	24	25	30	27	55	71	107	86	143	98	148	850
	女性	2	2	3	20	17	20	15	19	27	18	19	28	20	28	37	56	331
	合计	2	3	8	39	28	44	40	49	54	73	90	135	106	171	135	204	1181

附表2 2023年浙江省乙型肝炎分地区、性别和年龄的报告发病数统计表

（例）

地区	性别	0岁	1岁	2岁	3岁	4岁	5~9岁	10~14岁	15~19岁	20~24岁	25~29岁	30~34岁	35~39岁	40~44岁	45~49岁	50~54岁	55~59岁	60~64岁	65~69岁	70~74岁	75~79岁	80~84岁	85岁及以上	合计
全省	男性	0	0	0	4	3	13	18	47	173	393	938	1083	1187	1034	1299	1099	727	647	363	230	110	63	9431
	女性	0	1	2	5	0	9	16	33	175	359	547	527	485	562	666	584	409	391	219	133	53	48	5224
	合计	0	1	2	9	3	22	34	80	348	752	1485	1610	1672	1596	1965	1683	1136	1038	582	363	163	111	14655
杭州	男性	0	0	0	1	1	1	2	3	6	21	44	40	41	12	20	27	20	15	9	7	5	2	277
	女性	0	0	0	0	0	4	2	3	7	17	27	22	15	19	23	11	6	11	9	3	5	3	187
	合计	0	0	0	1	1	5	4	6	13	38	71	62	56	31	43	38	26	26	18	10	10	5	464
宁波	男性	0	0	0	1	1	2	6	6	48	117	289	320	359	326	383	364	243	209	122	86	36	25	2943
	女性	0	0	0	0	0	1	5	4	50	82	149	169	164	188	237	211	151	166	89	45	21	17	1749
	合计	0	0	0	1	1	3	11	10	98	199	438	489	523	514	620	575	394	375	211	131	57	42	4692
温州	男性	0	0	0	0	2	2	0	2	9	20	83	85	124	151	171	132	93	83	49	24	16	11	1057
	女性	0	0	0	1	0	1	0	5	16	73	93	48	53	70	68	61	29	33	15	12	7	4	589
	合计	0	0	0	1	2	3	0	7	25	93	176	133	177	221	239	193	122	116	64	36	23	15	1646
嘉兴	男性	0	0	0	0	0	0	4	4	27	46	112	115	108	88	115	95	44	42	30	25	10	5	870
	女性	0	0	2	0	0	0	1	0	24	25	51	52	48	48	56	58	38	34	24	21	4	10	496
	合计	0	0	2	0	0	0	5	4	51	71	163	167	156	136	171	153	82	76	54	46	14	15	1366
湖州	男性	0	0	0	0	0	0	1	2	18	30	52	63	49	34	52	49	33	32	20	14	6	2	457
	女性	0	0	0	0	0	0	1	1	12	27	27	33	27	26	26	23	17	11	8	8	1	0	248
	合计	0	0	0	0	0	0	2	3	30	57	79	96	76	60	78	72	50	43	28	22	7	2	705

续表

地区	性别	年龄																						合计
---	---	0岁	1岁	2岁	3岁	4岁	5~9岁	10~14岁	15~19岁	20~24岁	25~29岁	30~34岁	35~39岁	40~44岁	45~49岁	50~54岁	55~59岁	60~64岁	65~69岁	70~74岁	75~79岁	80~84岁	85岁及以上
绍兴	男性	0	0	0	0	1	1	1	3	7	21	27	44	53	36	66	46	32	22	13	11	4	2	390
	女性	0	0	0	0	0	0	2	1	8	14	17	16	17	29	28	28	25	11	9	5	3	0	213
	合计	0	0	0	0	1	1	3	4	15	35	44	60	70	65	94	74	57	33	22	16	7	2	603
金华	男性	0	0	0	0	5	5	0	13	30	57	138	175	159	119	140	122	48	53	29	23	8	0	1119
	女性	0	0	1	0	0	0	1	8	32	54	77	69	58	51	62	53	28	33	22	10	4	7	571
	合计	0	0	1	0	5	5	1	21	62	111	215	244	217	170	202	175	76	86	51	33	12	7	1690
衢州	男性	0	0	0	0	0	0	0	3	10	15	53	58	54	61	95	58	68	61	22	19	7	7	591
	女性	0	1	0	0	0	1	1	3	4	17	24	19	27	35	48	36	32	26	13	12	5	3	306
	合计	0	1	0	0	0	1	1	6	14	32	77	77	81	96	143	94	100	87	35	31	12	10	897
舟山	男性	0	0	0	0	0	0	0	3	6	18	36	50	68	49	78	69	52	68	36	7	7	2	550
	女性	0	0	0	0	0	0	0	2	3	14	24	32	14	20	33	34	30	24	10	2	2	1	252
	合计	0	0	0	0	0	0	0	5	9	32	60	82	82	69	111	103	82	92	46	9	9	3	802
台州	男性	0	0	0	0	0	4	4	1	4	12	37	62	55	72	71	54	37	22	8	5	0	3	448
	女性	0	0	0	1	1	1	1	1	5	14	27	27	25	25	28	18	14	14	9	3	0	0	213
	合计	0	0	0	1	1	5	5	2	9	26	64	89	80	97	99	72	51	36	17	8	0	3	661
丽水	男性	0	0	0	0	0	0	0	7	8	36	67	71	117	86	108	83	57	40	25	9	11	4	729
	女性	0	1	0	0	2	2	2	5	14	22	31	40	37	51	57	51	39	28	11	5	1	3	400
	合计	0	1	0	0	2	2	2	12	22	58	98	111	154	137	165	134	96	68	36	14	12	7	1129

附表3　2023年浙江省乙型肝炎分地区、性别和年龄的报告发病率统计表

（1/10万）

地区	性别	年龄																						合计
		0岁	1岁	2岁	3岁	4岁	5~9岁	10~14岁	15~19岁	20~24岁	25~29岁	30~34岁	35~39岁	40~44岁	45~49岁	50~54岁	55~59岁	60~64岁	65~69岁	70~74岁	75~79岁	80~84岁	85岁及以上	
全省	男性	0.00	0.00	0.00	1.63	0.95	0.73	5.61	3.01	11.69	22.11	37.42	34.78	40.67	38.61	46.57	34.74	24.97	36.99	20.11	17.87	14.56	15.54	27.53
	女性	0.00	0.51	0.93	2.26	0.00	0.57	5.73	2.46	13.70	24.60	26.34	19.75	18.70	23.23	25.72	19.83	15.05	23.52	12.18	9.93	6.54	10.48	16.77
	合计	0.00	0.24	0.44	1.93	0.50	0.66	5.67	2.75	12.62	23.24	32.40	27.84	30.33	31.31	36.53	27.55	20.18	30.43	16.16	13.82	10.41	12.86	22.41
杭州	男性	0.00	0.00	0.00	1.25	1.17	0.27	0.78	1.19	1.54	3.59	6.48	6.79	8.38	2.56	3.88	5.45	6.51	4.84	4.33	6.09	8.15	3.51	4.29
	女性	0.00	0.00	0.00	0.00	0.00	1.19	0.88	1.33	2.07	3.36	4.55	4.17	3.45	4.55	4.95	2.40	2.03	3.54	4.14	2.31	6.70	3.74	3.16
	合计	0.00	0.00	0.00	0.65	0.61	0.70	0.82	1.25	1.78	3.49	5.58	5.55	6.07	3.49	4.39	3.99	4.32	4.19	4.23	4.09	7.36	3.64	3.75
宁波	男性	0.00	0.00	0.00	2.57	2.42	0.87	2.88	3.06	18.33	30.65	60.56	70.94	88.16	76.93	79.42	84.59	95.02	80.55	67.31	82.13	69.26	55.25	58.57
	女性	0.00	0.00	0.00	0.00	0.00	0.49	2.79	2.39	24.22	26.75	36.51	41.70	44.11	47.45	52.83	52.91	61.45	62.77	45.66	38.97	35.72	27.27	38.07
	合计	0.00	0.00	0.00	1.35	1.27	0.69	2.84	2.75	20.93	28.91	49.47	57.10	67.14	62.68	66.61	69.35	78.57	71.58	56.09	59.49	51.46	39.04	48.78
温州	男性	0.00	0.00	0.00	4.39	0.00	0.71	0.00	0.79	3.55	5.55	18.21	18.65	27.42	33.17	36.93	33.93	40.91	35.56	29.72	24.05	27.71	22.26	20.56
	女性	0.00	0.00	0.00	2.54	0.00	0.42	2.44		8.20	25.73	24.86	12.26	13.25	16.79	15.97	16.79	13.33	14.22	9.01	12.07	11.51	6.17	12.98
	合计	0.00	0.00	0.00	3.53	0.00	0.58	1.53		5.57	15.70	21.21	15.70	20.77	25.34	26.89	25.65	27.42	24.92	19.31	18.07	19.40	13.13	17.01
嘉兴	男性	0.00	0.00	0.00	0.00	0.00	0.00	3.57	3.81	18.64	20.51	38.40	44.76	50.70	38.99	42.43	36.59	29.17	26.78	26.10	35.86	28.22	19.41	30.03
	女性	0.00	0.00	0.00	9.29	4.44	0.00	1.01	0.00	20.63	13.67	20.50	23.04	25.29	22.87	22.07	24.25	27.26	22.30	19.80	26.67	9.14	23.65	18.69
	合计	0.00	0.00	0.00	4.44	2.37	0.00	2.37	2.03	19.52	17.44	30.16	34.60	38.73	31.22	32.59	30.67	28.25	24.57	22.87	30.98	17.68	22.04	24.61
湖州	男性	0.00	0.00	0.00	0.00	0.00		1.46	3.08	22.98	25.25	31.93	43.10	39.22	25.01	29.95	27.93	31.53	29.48	25.37	30.68	24.92	10.10	25.78
	女性	0.00	0.00	0.00	0.00	0.00		1.60	1.72	18.38	26.71	19.02	25.47	24.03	20.31	15.92	14.48	18.39	10.61	9.67	15.42	3.40	0.00	15.12
	合计	0.00	0.00	0.00	0.00	0.00		1.53	2.44	20.89	25.92	25.47	34.82	32.03	22.73	23.15	21.54	25.37	20.26	17.33	22.57	13.08	4.15	20.66

续表

地区	性别	0岁	1岁	2岁	3岁	4岁	5~9岁	10~14岁	15~19岁	20~24岁	25~29岁	30~34岁	35~39岁	40~44岁	45~49岁	50~54岁	55~59岁	60~64岁	65~69岁	70~74岁	75~79岁	80~84岁	85岁及以上	合计
绍兴	男性	0.00	0.00	0.00	0.00	4.36	0.82	0.91	2.53	5.14	11.91	12.29	21.79	27.32	16.34	24.92	17.96	19.58	12.33	9.59	13.90	10.49	6.37	14.23
	女性	0.00	0.00	0.00	0.00	0.00	0.00	2.01	0.93	6.81	9.22	8.75	8.60	9.24	13.33	10.62	11.13	15.82	6.17	6.43	6.06	7.31	0.00	8.15
	合计	0.00	0.00	0.00	0.00	2.28	0.43	1.43	1.77	5.91	10.66	10.63	15.47	18.52	14.85	17.79	14.57	17.73	9.25	7.98	9.90	8.85	2.69	11.26
金华	男性	0.00	0.00	0.00	0.00	0.00	2.45	0.00	7.47	14.02	19.19	38.28	52.03	50.56	38.22	42.26	42.06	29.72	31.87	23.69	31.99	20.21	0.00	29.74
	女性	0.00	0.00	3.95	3.13	0.00	0.00	0.68	5.51	18.62	22.54	25.68	23.82	20.93	17.78	19.92	19.30	18.19	20.13	17.34	13.20	9.24	15.40	16.97
	合计	0.00	0.00	1.86	1.47	0.00	1.32	0.31	6.58	16.07	20.69	32.56	38.98	36.68	28.42	31.44	30.99	24.09	26.04	20.46	22.35	14.48	8.95	23.71
衢州	男性	0.00	0.00	0.00	0.00	0.00	0.00	0.00	5.61	21.77	27.38	79.19	83.64	71.00	65.64	80.40	48.98	88.21	70.74	33.87	50.60	33.47	39.64	50.53
	女性	0.00	12.50	0.00	0.00	0.00	0.00	1.80	5.95	9.77	34.78	38.50	27.93	35.68	38.49	42.66	32.36	44.37	30.87	20.01	32.44	23.65	13.29	27.31
	合计	0.00	5.96	0.00	0.00	0.00	0.00	0.87	5.77	16.12	30.87	59.57	56.05	53.39	52.22	61.99	40.93	67.02	51.04	26.94	41.59	28.53	24.85	39.17
舟山	男性	0.00	0.00	0.00	0.00	4.63	0.00	0.00	15.28	25.17	54.14	75.81	98.15	141.70	91.07	114.25	102.27	119.84	157.48	125.58	81.68	45.89	27.97	88.89
	女性	0.00	0.00	0.00	0.00	0.00	0.00	0.00	11.25	16.22	56.96	64.89	76.72	34.80	44.54	59.19	59.47	74.46	53.71	30.97	44.63	18.11	8.73	45.72
	合计	0.00	0.00	0.00	0.00	2.41	0.00	0.00	13.37	21.26	55.34	71.03	88.50	92.95	69.91	89.50	82.64	97.99	104.71	75.47	43.46	45.89	16.12	68.55
台州	男性	0.00	0.00	0.00	0.00	0.00	0.55	2.13	0.57	2.36	5.74	13.62	22.35	20.73	24.89	20.72	17.57	20.06	11.97	6.13	6.11	0.00	7.56	12.88
	女性	0.00	0.00	0.00	3.74	0.00	0.64	0.64	0.69	3.69	8.17	11.64	10.89	10.22	9.05	8.62	7.85	6.20	7.51	6.57	0.00	3.40	0.00	6.66
	合计	0.00	0.00	0.00	1.76	0.00	0.59	1.45	0.62	2.95	6.83	12.71	16.94	15.69	17.15	14.83	14.06	12.04	9.72	6.36	4.70	0.00	3.12	9.90
丽水	男性	0.00	0.00	0.00	0.00	0.00	0.00	0.00	10.45	13.79	54.14	82.91	84.80	124.99	76.80	81.28	67.41	77.70	50.88	43.78	52.08	26.70	20.28	56.16
	女性	0.00	0.00	11.54	3.10	0.00	2.89	1.45	7.91	26.43	36.53	40.89	49.12	41.57	49.09	47.17	44.90	56.29	36.66	19.88	15.87	4.91	13.48	32.87
	合计	0.00	0.00	5.49	1.48	0.00	1.38	0.87	9.22	19.83	45.77	62.57	67.20	84.33	63.46	65.03	56.61	67.30	43.87	32.02	21.47	28.91	16.67	44.89

附表4　2023年浙江省甲型肝炎分地区、性别和年龄的报告发病数统计表

（例）

地区	性别	年龄																			合计
		1岁以下	1~4岁	5~9岁	10~14岁	15~19岁	20~24岁	25~29岁	30~34岁	35~39岁	40~44岁	45~49岁	50~54岁	55~59岁	60~64岁	65~69岁	70~74岁	75~79岁	80~84岁	85岁及以上	
全省	男性	0	1	4	2	6	1	8	11	18	19	26	42	45	31	28	14	8	5	6	275
	女性	0	2	6	3	1	2	3	5	16	17	25	39	42	28	23	19	9	4	6	250
	合计	0	3	10	5	7	3	11	16	34	36	51	81	87	59	51	33	17	9	12	525
杭州	男性	0	1	0	0	2	0	1	3	5	7	7	12	7	12	5	4	3	3	2	74
	女性	0	0	2	0	0	0	2	0	2	6	5	7	10	8	4	5	3	2	3	59
	合计	0	1	2	0	2	0	3	3	7	13	12	19	17	20	9	9	6	5	5	133
宁波	男性	0	0	0	0	1	0	4	1	1	5	6	8	7	4	10	1	1	0	2	51
	女性	0	0	0	0	0	0	0	1	7	1	8	9	9	6	8	3	0	1	0	53
	合计	0	0	0	0	1	0	4	2	8	6	14	17	16	10	18	4	1	1	2	104
温州	男性	0	1	1	0	1	1	3	6	1	4	2	8	3	2	2	2	0	0	1	38
	女性	0	1	0	1	1	3	3	5	6	2	5	3	3	3	3	0	1	1	0	41
	合计	0	2	1	1	2	4	6	11	7	6	7	11	6	5	5	2	1	1	1	79
嘉兴	男性	0	0	0	0	0	0	2	2	3	1	2	2	2	0	0	1	1	0	1	17
	女性	0	0	0	0	0	0	0	3	0	3	4	4	0	2	0	0	0	0	0	16
	合计	0	0	0	0	0	0	2	5	3	4	6	6	2	2	0	1	1	0	1	33
湖州	男性	0	0	0	0	0	0	0	0	0	3	1	3	1	0	0	1	1	0	0	10
	女性	0	0	0	0	0	0	0	0	0	0	0	1	2	0	0	0	1	0	1	5
	合计	0	0	0	0	0	0	0	0	0	3	1	4	3	0	0	1	2	0	1	15

续表

地区	性别	1岁以下	1~4岁	5~9岁	10~14岁	15~19岁	20~24岁	25~29岁	30~34岁	35~39岁	40~44岁	45~49岁	50~54岁	55~59岁	60~64岁	65~69岁	70~74岁	75~79岁	80~84岁	85岁及以上	合计
绍兴	男性	0	1	0	0	0	0	0	1	0	1	0	1	1	3	2	0	0	0	0	10
	女性	0	0	0	0	0	0	0	1	0	2	1	3	2	3	2	1	1	0	0	16
	合计	0	1	0	0	0	0	0	2	0	3	1	4	3	6	4	1	1	0	0	26
金华	男性	0	0	1	0	0	0	0	0	2	1	2	5	5	1	3	1	0	1	0	22
	女性	0	0	0	0	0	1	0	0	0	1	2	3	2	1	1	2	0	0	1	14
	合计	0	0	1	0	0	1	0	0	2	2	4	8	7	2	4	3	0	1	1	36
衢州	男性	0	0	1	0	0	0	0	1	0	0	1	2	2	2	3	0	1	0	0	13
	女性	0	0	0	1	0	0	0	0	0	2	1	1	2	0	1	3	3	0	1	15
	合计	0	0	1	1	0	0	0	1	0	2	2	3	4	2	4	3	4	0	1	28
舟山	男性	0	0	0	0	0	0	1	0	0	0	0	1	2	1	0	2	0	0	0	7
	女性	0	0	0	0	0	0	0	0	0	1	0	0	0	0	0	3	0	0	0	4
	合计	0	0	0	0	0	0	1	0	0	1	0	1	2	1	0	5	0	0	0	11
台州	男性	0	0	0	0	3	0	0	0	2	1	3	8	3	3	0	2	0	0	1	26
	女性	0	1	0	0	0	0	0	1	1	3	2	5	5	4	2	0	0	0	0	23
	合计	0	1	0	0	3	0	0	1	3	4	5	13	8	7	2	2	0	0	1	49
丽水	男性	0	0	1	0	0	0	0	1	0	0	1	0	2	0	1	0	0	0	0	7
	女性	0	0	0	1	0	0	0	0	0	0	0	0	1	0	0	2	0	0	0	4
	合计	0	0	1	1	0	0	0	1	0	0	1	0	3	0	1	2	0	0	0	11

附表5　2023年浙江省甲型肝炎分地区、性别和年龄的报告发病率统计表

(1/10万)

地区	性别	0岁	1岁	5~9岁	10~14岁	15~19岁	20~24岁	25~29岁	30~34岁	35~39岁	40~44岁	45~49岁	50~54岁	55~59岁	60~64岁	65~69岁	70~74岁	75~79岁	80~84岁	85岁及以上	合计
全省	男性	0.00	0.09	0.23	0.13	0.41	0.06	0.32	0.35	0.62	0.71	0.93	1.33	1.55	1.77	1.55	1.09	1.06	1.23	1.74	0.80
	女性	0.00	0.20	0.39	0.22	0.08	0.14	0.14	0.19	0.62	0.70	0.97	1.32	1.55	1.68	1.28	1.42	1.11	0.87	1.25	0.80
	合计	0.00	0.14	0.30	0.17	0.25	0.09	0.24	0.28	0.62	0.71	0.95	1.33	1.55	1.73	1.42	1.26	1.09	1.04	1.45	0.80
杭州	男性	0.00	0.00	0.27	0.00	0.79	0.00	0.17	0.44	0.85	1.43	1.49	2.33	1.41	3.91	1.61	1.92	2.61	4.89	3.51	1.15
	女性	0.00	0.00	0.59	0.00	0.00	0.00	0.40	0.00	0.38	1.38	1.20	1.51	2.18	2.71	1.29	2.30	2.31	2.68	3.74	1.00
	合计	0.00	0.00	0.42	0.00	0.42	0.00	0.28	0.24	0.63	1.41	1.35	1.94	1.78	3.32	1.45	2.12	2.45	3.68	3.64	1.07
宁波	男性	0.00	0.00	0.00	0.00	0.51	0.00	1.05	0.21	0.22	1.23	1.42	1.66	1.63	1.56	3.85	0.55	0.95	0.00	4.42	1.02
	女性	0.00	0.00	0.00	0.00	0.00	0.00	0.00	0.25	1.73	0.27	2.02	2.01	2.26	2.44	3.03	1.54	0.00	1.70	0.00	1.15
	合计	0.00	0.00	0.00	0.00	0.28	0.00	0.58	0.23	0.93	0.77	1.71	1.83	1.93	1.99	3.44	1.06	0.45	0.90	1.86	1.08
温州	男性	0.00	0.00	0.35	0.35	0.00	0.39	0.28	0.66	1.32	0.22	0.88	0.43	2.83	1.32	0.86	0.00	0.00	0.00	2.02	0.74
	女性	0.00	0.68	1.69	0.44	0.49	0.51	0.35	0.80	1.28	0.25	0.96	1.17	1.93	1.38	1.29	0.00	1.00	1.64	0.00	0.90
	合计	0.00	0.32	0.96	0.39	0.22	0.45	0.31	0.72	1.30	0.23	0.92	0.79	2.39	1.35	1.07	0.00	0.50	0.84	0.88	0.82
嘉兴	男性	0.00	0.00	0.00	0.00	0.00	0.00	0.00	0.34	0.39	1.41	0.44	0.74	0.77	1.33	0.00	2.61	1.43	2.82	0.00	0.59
	女性	0.00	0.00	0.00	0.00	0.00	0.00	0.00	0.00	0.44	0.00	0.95	1.58	1.67	1.43	1.31	0.00	1.27	0.00	0.00	0.60
	合计	0.00	0.00	0.00	0.00	0.00	0.00	0.19	0.19	0.41	0.74	0.69	1.14	1.20	1.38	0.65	1.27	1.35	1.26	0.00	0.59
湖州	男性	0.00	0.00	0.00	0.00	0.00	0.00	0.00	0.00	0.00	0.00	0.74	0.58	1.71	1.84	1.27	0.00	2.19	0.00	0.00	0.56
	女性	0.00	0.00	0.00	0.00	0.00	0.00	0.84	0.00	0.00	0.00	0.00	1.22	0.00	1.08	0.00	0.00	1.93	0.00	3.51	0.30
	合计	0.00	0.00	0.00	0.00	0.00	0.00	0.45	0.00	0.00	0.00	0.38	0.89	0.90	0.51	0.94	0.62	2.05	0.00	2.07	0.44

续表

地区	性别	0岁	1岁	5~9岁	10~14岁	15~19岁	20~24岁	25~29岁	30~34岁	35~39岁	40~44岁	45~49岁	50~54岁	55~59岁	60~64岁	65~69岁	70~74岁	75~79岁	80~84岁	85岁及以上	合计
绍兴	男性	0.00	1.27	0.00	0.00	0.00	0.00	0.00	0.46	0.00	0.52	0.00	0.38	0.39	1.84	1.12	0.00	0.00	0.00	0.00	0.36
	女性	0.00	0.00	0.00	0.00	0.00	0.00	0.00	0.51	0.00	1.09	0.46	1.14	0.79	1.90	1.12	0.71	1.21	0.00	0.00	0.61
	合计	0.00	0.67	0.00	0.00	0.00	0.00	0.00	0.48	0.00	0.79	0.23	0.76	0.59	1.87	1.12	0.36	0.62	0.00	0.00	0.49
金华	男性	0.00	0.00	0.49	0.00	0.00	0.00	0.00	0.00	0.59	0.32	0.64	1.51	1.72	0.62	1.80	0.82	0.00	2.53	0.00	0.58
	女性	0.00	0.00	0.00	0.00	0.00	0.58	0.00	0.00	0.00	0.36	0.70	0.96	0.73	0.65	0.61	1.58	0.00	0.00	2.20	0.42
	合计	0.00	0.00	0.26	0.00	0.00	0.26	0.00	0.00	0.32	0.34	0.67	1.25	1.24	0.63	1.21	1.20	0.00	1.21	1.28	0.51
衢州	男性	0.00	0.00	1.69	0.00	0.00	0.00	0.00	1.49	0.00	0.00	1.08	1.69	1.69	2.59	3.48	0.00	2.66	0.00	0.00	1.11
	女性	0.00	0.00	1.80	0.00	0.00	0.00	0.00	0.00	0.00	2.64	1.10	0.89	1.80	0.00	1.19	4.62	8.11	0.00	4.43	1.34
	合计	0.00	0.00	1.75	0.00	0.00	0.00	0.00	0.77	0.00	1.32	1.09	1.30	1.74	1.34	2.35	2.31	5.37	0.00	2.49	1.22
舟山	男性	0.00	0.00	0.00	0.00	0.00	0.00	3.01	0.00	0.00	0.00	0.00	1.46	2.96	2.30	0.00	6.98	0.00	0.00	0.00	1.13
	女性	0.00	0.00	0.00	0.00	0.00	0.00	0.00	0.00	0.00	2.49	0.00	0.00	0.00	0.00	0.00	9.29	0.00	0.00	0.00	0.73
	合计	0.00	0.00	0.00	0.00	0.00	0.00	1.73	0.00	0.00	1.13	0.00	0.81	1.60	1.20	0.00	8.20	0.00	0.00	0.00	0.94
台州	男性	0.00	0.00	0.00	0.00	1.70	0.00	0.00	0.00	0.72	0.38	1.04	2.33	0.98	1.63	0.00	1.53	0.00	0.00	2.52	0.75
	女性	0.00	1.01	0.00	0.00	0.00	0.00	0.00	0.00	0.40	1.23	0.72	1.54	1.72	2.24	1.07	0.00	0.00	0.00	0.00	0.72
	合计	0.00	0.48	0.00	0.00	0.93	0.00	0.00	0.00	0.57	0.78	0.88	1.95	1.34	1.93	0.54	0.75	0.00	0.00	1.04	0.73
丽水	男性	0.00	0.00	1.43	0.00	0.00	0.00	0.00	0.00	1.19	0.00	0.89	0.00	0.00	0.00	1.27	0.00	0.00	0.00	0.00	0.54
	女性	0.00	0.00	0.00	1.44	0.00	0.00	0.00	1.24	0.00	0.00	0.00	0.00	0.88	0.00	0.00	3.61	0.00	0.00	0.00	0.33
	合计	0.00	0.00	0.74	0.69	0.00	0.00	0.00	0.61	0.61	0.00	0.46	0.00	0.46	0.00	0.65	1.78	0.00	0.00	0.00	0.44

年龄

附表6　2023年浙江省流感样病例占门急诊病例总数比例的地区分布

地区	ILI 总数 / 例	门诊病例总数 / 例	ILI 比例 /%
杭州	52302	1899902	2.75
宁波	53929	555749	9.70
温州	335058	2084313	16.08
嘉兴	40554	377317	10.75
湖州	82146	794784	10.34
绍兴	56484	1067196	5.29
金华	23349	562391	4.15
义乌	38755	414129	9.36
衢州	14529	304487	4.77
舟山	59080	381279	15.50
台州	61783	969024	6.38
丽水	17601	158480	11.11
全省	835570	9569051	8.73

附表7　2023年浙江省流感样病例标本核酸检测阳性率的地区分布

地区	检测数 / 份	流感阳性数 / 份	流感阳性率 /%
杭州	789	2773	28.45
宁波	684	2599	26.32
温州	364	1496	24.33
嘉兴	349	1307	26.70
湖州	485	2161	22.44
绍兴	588	1420	41.41
金华	339	1258	26.95
义乌	308	1300	23.69
衢州	313	1282	24.41
舟山	461	1474	31.28
台州	748	2299	32.54
丽水	370	1365	27.11
合计	5798	20734	27.96

附表8　2023年浙江省梅毒分地区、性别和年龄的报告发病数统计表

（例）

地区	性别	年龄																						合计
		0岁	1岁	2岁	3岁	4岁	5~9岁	10~14岁	15~19岁	20~24岁	25~29岁	30~34岁	35~39岁	40~44岁	45~49岁	50~54岁	55~59岁	60~64岁	65~69岁	70~74岁	75~79岁	80~84岁	85岁及以上	
全省	男性	2	0	0	0	0	0	7	392	956	1151	988	775	710	807	1141	1205	999	1116	755	516	283	195	11998
	女性	1	0	0	0	0	0	38	812	1008	737	670	606	651	841	996	1025	686	644	471	356	198	215	9955
	合计	3	0	0	0	0	0	45	1204	1964	1888	1658	1381	1361	1648	2137	2230	1685	1760	1226	872	481	410	21953
杭州	男性	0	0	0	0	0	0	0	76	382	482	349	249	184	209	245	265	190	187	48	14	5	8	2893
	女性	0	0	0	0	0	0	3	150	254	199	194	144	156	146	204	195	139	134	33	8	2	5	1966
	合计	0	0	0	0	0	0	3	226	636	681	543	393	340	355	449	460	329	321	81	22	7	13	4859
宁波	男性	0	0	0	0	0	0	2	86	139	154	160	139	126	143	191	205	167	173	128	92	47	24	1976
	女性	0	0	0	0	0	0	6	170	199	140	125	124	114	164	164	170	98	73	75	57	22	20	1721
	合计	0	0	0	0	0	0	8	256	338	294	285	263	240	307	355	375	265	246	203	149	69	44	3697
温州	男性	0	0	0	0	0	0	1	34	72	90	67	57	72	105	143	163	160	186	176	157	113	88	1684
	女性	1	0	0	0	0	0	7	93	108	65	51	57	85	131	163	141	111	133	138	126	81	87	1578
	合计	1	0	0	0	0	0	8	127	180	155	118	114	157	236	306	304	271	319	314	283	194	175	3262
嘉兴	男性	0	0	0	0	0	0	1	22	61	71	78	49	60	56	99	78	60	63	45	27	8	3	781
	女性	0	0	0	0	0	0	5	70	85	66	61	48	49	45	65	59	32	19	10	9	3	1	627
	合计	0	0	0	0	0	0	6	92	146	137	139	97	109	101	164	137	92	82	55	36	11	4	1408
湖州	男性	0	0	0	0	0	0	0	21	34	41	44	39	26	22	38	47	42	46	29	14	3	3	449
	女性	0	0	0	0	0	0	2	32	41	21	26	18	15	23	29	39	16	21	11	8	1	1	304
	合计	0	0	0	0	0	0	2	53	75	62	70	57	41	45	67	86	58	67	40	22	4	4	753

续表

地区	性别	年龄																							合计
		0岁	1岁	2岁	3岁	4岁	5~9岁	10~14岁	15~19岁	20~24岁	25~29岁	30~34岁	35~39岁	40~44岁	45~49岁	50~54岁	55~59岁	60~64岁	65~69岁	70~74岁	75~79岁	80~84岁	85岁及以上	
绍兴	男性	1	0	0	0	0	0	0	27	56	73	70	52	44	38	66	73	56	71	33	29	10	6	705
	女性	0	0	0	0	0	0	3	65	69	61	41	39	41	49	67	62	46	42	26	14	7	9	641
	合计	1	0	0	0	0	0	3	92	125	134	111	91	85	87	133	135	102	113	59	43	17	15	1346
金华	男性	1	0	0	0	0	2	0	62	90	104	90	58	54	45	74	60	47	65	37	22	19	9	839
	女性	0	0	0	0	0	7	0	102	96	81	59	50	48	59	56	68	31	30	26	25	14	3	755
	合计	1	0	0	0	0	9	0	164	186	185	149	108	93	113	130	128	78	95	63	47	33	12	1594
衢州	男性	0	0	0	0	0	0	0	9	22	11	21	22	20	20	40	38	39	35	31	22	10	3	343
	女性	0	0	0	0	0	0	0	13	18	17	9	12	23	16	28	32	24	23	25	16	9	7	272
	合计	0	0	0	0	0	0	0	22	40	28	30	34	43	36	68	70	63	58	56	38	19	10	615
舟山	男性	0	0	0	0	0	0	0	7	17	19	12	15	19	29	26	37	34	46	29	20	8	6	324
	女性	0	0	0	0	0	1	0	19	18	11	15	22	23	25	32	37	24	20	26	18	7	8	306
	合计	0	0	0	0	0	1	0	26	35	30	27	37	42	54	58	74	58	66	55	38	15	14	630
台州	男性	0	0	0	0	0	0	0	34	63	78	71	69	89	99	172	177	158	192	164	104	51	38	1559
	女性	0	0	0	0	0	0	0	74	93	61	63	73	72	120	134	148	123	109	87	64	50	59	1334
	合计	0	0	0	0	0	0	0	108	156	139	134	142	161	219	306	325	281	301	251	168	101	97	2893
丽水	男性	0	0	0	0	0	1	0	14	20	28	26	26	25	32	47	62	46	52	35	15	9	7	445
	女性	0	0	0	0	0	0	0	24	27	15	26	19	25	63	54	74	42	40	14	11	2	15	451
	合计	0	0	0	0	0	1	0	38	47	43	52	45	50	95	101	136	88	92	49	26	11	22	896

附表9　2023年浙江省梅毒分地区、性别和年龄的报告发病率统计表

（1/10万）

地区	性别	0岁	1岁	2岁	3岁	4岁	5~9岁	10~14岁	15~19岁	20~24岁	25~29岁	30~34岁	35~39岁	40~44岁	45~49岁	50~54岁	55~59岁	60~64岁	65~69岁	70~74岁	75~79岁	80~84岁	85岁及以上	合计
全省	男性	0.93	0.00	0.00	0.00	0.00	0.45		26.48	53.80	45.92	31.73	26.56	26.51	28.93	36.07	41.38	57.11	61.83	58.66	68.28	69.82	56.43	34.92
	女性	0.51	0.00	0.00	0.00	0.00	2.83		63.55	69.09	35.49	25.11	23.36	26.91	32.48	33.82	37.73	41.27	35.83	35.17	43.93	43.23	44.84	31.69
	合计	0.73	0.00	0.00	0.00	0.00	1.55		43.65	60.69	41.20	28.67	25.05	26.70	30.64	34.99	39.62	49.39	48.86	46.68	55.68	55.72	49.70	33.38
杭州	男性	0.00	0.00	0.00	0.00	0.00	0.00		30.06	97.80	82.48	51.37	42.29	37.63	44.53	47.54	53.54	61.84	60.31	23.08	12.18	8.15	14.05	44.80
	女性	0.00	0.00	0.00	0.00	0.00	1.31		66.52	74.97	39.33	32.66	27.31	35.92	34.94	43.95	42.58	47.11	43.09	15.19	6.17	2.68	6.23	33.22
	合计	0.00	0.00	0.00	0.00	0.00	0.62		47.25	87.19	62.46	42.64	35.21	36.82	40.01	45.84	48.27	54.62	51.69	19.05	8.99	5.15	9.47	39.26
宁波	男性	0.00	0.00	0.00	0.00	0.00	0.96		43.87	53.08	40.35	33.53	30.81	30.94	33.74	39.61	47.64	65.30	66.67	70.62	87.86	90.42	53.04	39.33
	女性	0.00	0.00	0.00	0.00	0.00	3.35		101.66	96.39	45.67	30.63	30.60	30.66	41.39	36.56	42.63	39.88	27.61	38.47	49.36	37.42	32.08	37.46
	合计	0.00	0.00	0.00	0.00	0.00	2.07		70.47	72.17	42.72	32.19	30.71	30.81	37.44	38.14	45.23	52.85	46.95	53.96	67.67	62.29	40.90	38.44
温州	男性	0.00	0.00	0.00	0.00	0.00	0.35		13.46	28.37	24.97	14.70	12.51	15.92	23.07	30.88	41.89	70.38	79.68	106.74	157.33	195.73	178.09	32.76
	女性	3.40	0.00	0.00	0.00	0.00	3.06		45.33	55.36	22.91	13.63	14.56	21.25	31.43	38.28	38.80	51.02	57.32	82.87	126.71	133.20	134.15	34.77
	合计	1.58	0.00	0.00	0.00	0.00	1.56		27.74	40.10	24.06	14.22	13.45	18.42	27.06	34.43	40.40	60.91	68.54	94.74	142.04	163.65	153.15	33.70
嘉兴	男性	0.00	0.00	0.00	0.00	0.00	0.89		20.96	42.11	31.65	26.74	19.07	28.17	24.81	36.52	30.04	39.77	40.17	39.14	38.73	22.57	11.65	26.96
	女性	0.00	0.00	0.00	0.00	0.00	5.03		76.31	73.05	36.10	24.52	21.27	25.82	21.45	25.62	24.67	22.96	12.46	8.25	11.43	6.86	2.36	23.62
	合计	0.00	0.00	0.00	0.00	0.00	2.84		46.77	55.89	33.65	25.72	20.10	27.06	23.19	31.25	27.46	31.70	26.51	23.29	24.25	13.89	5.88	25.36
湖州	男性	0.00	0.00	0.00	0.00	0.00	0.00		32.35	43.41	34.51	27.02	26.68	20.81	16.18	21.88	26.79	40.13	42.38	36.79	30.68	12.46	15.16	25.33
	女性	0.00	0.00	0.00	0.00	0.00	3.21		55.12	62.80	20.77	18.32	13.89	13.35	17.97	17.75	24.55	17.31	20.25	13.30	15.42	3.40	3.51	18.53
	合计	0.00	0.00	0.00	0.00	0.00	1.53		43.10	52.23	28.19	22.97	20.67	17.28	17.05	19.88	25.72	29.43	31.56	24.76	22.57	7.47	8.29	22.06

317

续表

地区	性别	年龄																						合计
		0岁	1岁	2岁	3岁	4岁	5~9岁	10~14岁	15~19岁	20~24岁	25~29岁	30~34岁	35~39岁	40~44岁	45~49岁	50~54岁	55~59岁	60~64岁	65~69岁	70~74岁	75~79岁	80~84岁	85岁及以上	
绍兴	男性	6.51	0.00	0.00	0.00	0.00	0.00	0.00	22.73	39.81	41.11	31.87	25.75	22.68	17.25	24.92	28.50	34.26	39.79	24.34	36.63	26.24	19.10	25.72
	女性	0.00	0.00	0.00	0.00	0.00	0.00	3.02	60.45	58.77	40.16	21.09	20.96	22.28	22.53	25.41	24.64	29.11	23.57	18.57	16.97	17.07	21.00	24.54
	合计	3.44	0.00	0.00	0.00	0.00	0.00	1.43	40.66	49.29	40.83	26.81	23.46	22.49	19.87	25.17	26.59	31.73	31.69	21.41	26.60	21.48	20.20	25.14
金华	男性	3.99	0.00	0.00	0.00	0.00	0.00	1.12	35.64	42.06	35.02	24.96	17.24	14.31	17.34	22.34	20.69	29.10	39.08	30.22	30.60	47.99	27.49	22.30
	女性	0.00	0.00	0.00	0.00	0.00	0.00	4.77	70.22	55.85	33.81	19.68	17.26	17.32	20.57	17.99	24.76	20.14	18.30	20.49	33.01	32.36	6.60	22.44
	合计	2.11	0.00	0.00	0.00	0.00	0.00	2.76	51.38	48.20	34.48	22.56	17.25	15.72	18.89	20.23	22.67	24.72	28.76	25.27	31.83	39.83	15.34	22.37
衢州	男性	0.00	0.00	0.00	0.00	0.00	0.00	0.00	16.84	47.90	20.08	31.38	31.73	26.30	21.52	33.85	32.09	50.59	40.59	47.73	58.59	47.81	16.99	29.32
	女性	0.00	0.00	0.00	0.00	0.00	0.00	0.00	25.77	43.97	34.78	14.44	17.64	30.39	17.60	24.88	28.77	33.28	27.31	38.48	43.25	42.57	31.00	24.28
	合计	0.00	0.00	0.00	0.00	0.00	0.00	0.00	21.17	46.05	27.01	23.21	24.75	28.34	19.58	29.48	30.48	42.22	34.03	43.10	50.98	45.17	24.85	26.85
舟山	男性	0.00	0.00	0.00	0.00	0.00	0.00	0.00	35.66	71.32	57.14	25.27	29.44	39.59	53.90	38.08	54.84	78.36	106.53	101.17	120.13	93.35	83.90	52.36
	女性	0.00	0.00	0.00	0.00	0.00	0.00	5.29	106.87	97.34	44.75	40.56	52.74	57.17	55.68	57.39	64.72	59.57	44.76	80.52	89.25	63.39	69.80	55.52
	合计	0.00	0.00	0.00	0.00	0.00	0.00	2.53	69.51	82.69	51.88	31.96	39.93	47.61	54.71	46.76	59.37	69.31	75.12	90.23	103.22	76.48	75.22	53.85
台州	男性	0.00	0.00	0.00	0.00	0.00	0.00	0.00	19.30	37.13	37.31	26.14	24.87	33.54	34.22	50.20	57.58	85.67	104.47	125.73	127.02	109.92	95.73	44.82
	女性	0.00	0.00	0.00	0.00	0.00	0.00	2.56	50.75	68.70	35.59	27.17	29.46	29.44	43.43	41.24	50.95	68.94	58.47	63.48	72.59	93.03	104.23	41.69
	合计	0.00	0.00	0.00	0.00	0.00	0.00	1.16	33.54	51.14	36.54	26.61	27.03	31.57	38.72	45.84	54.36	77.45	81.30	93.84	98.80	100.86	100.72	43.32
丽水	男性	0.00	0.00	0.00	0.00	0.00	0.00	1.33	20.89	34.49	42.11	32.18	31.05	26.71	28.58	35.37	50.36	62.70	66.14	61.30	44.49	42.61	35.50	34.28
	女性	0.00	0.00	0.00	0.00	0.00	0.00	0.00	37.99	50.98	24.91	34.29	23.33	28.09	60.64	44.68	65.15	60.62	52.37	25.30	34.92	9.81	67.38	37.06
	合计	0.00	0.00	0.00	0.00	0.00	0.00	0.69	29.19	42.36	33.93	33.20	27.25	27.38	44.01	39.81	57.45	61.69	59.36	43.58	39.87	26.50	52.40	35.63

附表10　2023年浙江省淋病分地区、性别和年龄的报告发病数统计表

（例）

地区	性别	年龄																					合计
		0岁	1岁	2岁	3岁	4岁	5~9岁	10~14岁	15~19岁	20~24岁	25~29岁	30~34岁	35~39岁	40~44岁	45~49岁	50~54岁	55~59岁	60~64岁	65~69岁	70~74岁	75~79岁	80~84岁	85岁及以上	
全省	男性	0	0	0	0	0	4	15	795	1523	1802	1622	1310	864	574	508	407	238	160	67	26	6	2	9923
	女性	1	0	2	1	0	5	14	265	394	349	327	224	158	169	225	273	156	109	32	12	2	0	2718
	合计	1	0	2	1	0	9	29	1060	1917	2151	1949	1534	1022	743	733	680	394	269	99	38	8	2	12641
杭州	男性	0	0	0	0	0	0	3	233	568	639	570	421	297	170	141	110	58	28	13	6	3	0	3260
	女性	0	0	2	0	0	0	3	75	178	127	107	66	49	42	48	47	26	15	4	2	1	0	792
	合计	0	0	2	0	0	0	6	308	746	766	677	487	346	212	189	157	84	43	17	8	4	0	4052
宁波	男性	0	0	0	0	0	0	3	81	135	164	158	130	91	60	53	42	31	19	6	3	0	0	976
	女性	0	0	0	0	0	0	2	41	36	34	25	18	21	26	24	10	11	2	2	0	0	0	291
	合计	0	0	0	0	0	0	5	122	171	198	155	109	81	79	66	41	30	8	5	0	0	0	1267
温州	男性	0	0	0	0	0	1	3	96	129	156	160	125	72	61	32	26	14	11	4	0	0	0	890
	女性	0	0	0	0	0	1	1	14	9	17	12	7	5	13	12	19	11	5	1	1	1	0	129
	合计	0	0	0	0	0	2	4	110	138	173	172	132	77	74	44	45	25	16	5	1	1	0	1019
嘉兴	男性	0	0	0	0	0	0	1	67	119	143	124	83	40	68	53	45	21	8	4	2	0	0	912
	女性	0	0	0	0	0	0	3	21	35	32	27	13	14	38	45	22	20	4	2	0	0	0	314
	合计	0	0	0	0	0	0	4	88	154	175	151	96	54	106	98	41	12	6	2	0	0	0	1226
湖州	男性	0	0	0	0	0	0	1	35	66	70	74	31	35	22	22	10	9	2	0	0	0	0	453
	女性	0	0	0	0	1	0	0	7	13	11	12	8	8	12	23	12	16	5	3	0	0	0	146
	合计	0	0	0	0	1	0	1	42	79	81	86	39	43	34	45	22	25	7	3	0	0	0	599

续表

地区	性别	0岁	1岁	2岁	3岁	4岁	5~9岁	10~14岁	15~19岁	20~24岁	25~29岁	30~34岁	35~39岁	40~44岁	45~49岁	50~54岁	55~59岁	60~64岁	65~69岁	70~74岁	75~79岁	80~84岁	85岁及以上	合计
绍兴	男性	0	0	0	0	0	0	1	72	132	176	141	127	70	61	51	54	27	27	9	2	0	0	950
	女性	0	0	0	0	0	0	1	21	41	34	39	26	16	23	24	34	14	9	5	0	0	0	287
	合计	0	0	0	0	0	0	2	93	173	210	180	153	86	84	75	88	41	36	14	2	0	0	1237
金华	男性	0	0	0	0	0	0	1	78	146	165	160	133	98	55	47	34	23	21	9	6	2	0	978
	女性	1	0	0	0	0	0	0	32	31	48	45	40	23	19	19	30	19	9	4	1	0	0	321
	合计	1	0	0	0	0	0	1	110	177	213	205	173	121	74	66	64	42	30	13	7	2	0	1299
衢州	男性	0	0	0	0	0	0	0	19	34	54	32	20	25	15	10	11	9	4	1	0	0	0	234
	女性	0	0	0	0	0	0	0	5	6	9	6	2	5	6	5	3	5	6	0	1	0	0	59
	合计	0	0	0	0	0	0	0	24	40	63	38	22	30	21	15	14	14	10	1	1	0	0	293
舟山	男性	0	0	0	0	1	0	0	8	16	20	13	16	4	6	6	6	5	1	3	0	0	1	106
	女性	0	0	0	0	0	0	0	1	0	0	0	0	3	2	4	5	9	1	2	0	0	0	28
	合计	0	0	0	0	1	0	0	9	17	20	13	16	7	8	10	11	14	2	5	0	0	1	134
台州	男性	0	0	0	0	2	1	0	77	132	161	132	106	65	48	66	31	22	10	5	5	0	0	863
	女性	0	0	0	0	0	3	0	33	23	16	31	13	12	16	24	34	18	15	5	0	0	0	243
	合计	0	0	0	0	2	4	0	110	155	177	163	119	77	64	90	65	40	25	10	5	0	0	1106
丽水	男性	0	0	0	0	0	1	0	29	46	43	43	34	28	23	12	18	7	8	7	0	1	1	301
	女性	0	0	0	0	0	0	0	15	21	14	5	6	6	5	13	9	6	6	0	1	0	0	108
	合计	0	0	0	0	0	1	0	44	67	57	48	40	34	28	25	27	13	14	7	1	1	1	409

附表11　2023年浙江省淋病分地区、性别和年龄的报告发病率统计表

（1/10万）

地区	性别	0岁	1岁	2岁	3岁	4岁	5~9岁	10~14岁	15~19岁	20~24岁	25~29岁	30~34岁	35~39岁	40~44岁	45~49岁	50~54岁	55~59岁	60~64岁	65~69岁	70~74岁	75~79岁	80~84岁	85岁及以上	合计
全省	男性	0.00	0.00	0.00	0.00	0.00	0.23	0.96	53.70	85.70	71.90	52.09	44.89	32.27	20.58	16.06	13.98	13.61	8.86	5.21	3.44	1.48	0.58	28.88
	女性	0.51	0.00	0.00	0.70	0.33	0.32	1.04	20.74	27.00	16.81	12.26	8.63	6.53	6.53	7.64	10.05	9.38	6.06	2.39	1.48	0.44	0.00	8.65
	合计	0.24	0.00	0.00	0.33	0.16	0.27	1.00	38.43	59.24	46.93	33.71	27.83	20.05	13.81	12.00	12.08	11.55	7.47	3.77	2.43	0.93	0.24	19.22
杭州	男性	0.00	0.00	0.00	0.00	0.00	0.00	1.17	92.16	145.42	109.35	83.89	71.49	60.73	36.22	27.36	22.22	18.88	9.03	6.25	5.22	4.89	0.00	50.48
	女性	0.00	0.00	0.00	2.75	0.00	0.00	1.31	33.26	52.54	25.10	18.01	12.52	11.28	10.05	10.34	10.26	8.81	4.82	1.84	1.54	1.34	0.00	13.38
	合计	0.00	0.00	0.00	1.31	0.00	0.00	1.24	64.39	102.27	70.26	53.16	43.63	37.47	23.90	19.29	16.48	13.95	6.92	4.00	3.27	2.94	0.00	32.74
宁波	男性	0.00	0.00	0.00	0.00	0.00	0.00	1.44	41.31	51.55	42.97	33.11	28.82	22.35	14.16	10.99	9.76	12.12	7.32	3.31	2.86	0.00	0.00	19.43
	女性	0.00	0.00	0.00	0.00	0.00	0.00	1.12	24.52	17.44	11.09	9.56	6.17	4.84	5.30	5.80	6.02	4.07	4.16	1.03	1.73	0.00	0.00	6.33
	合计	0.00	0.00	0.00	0.00	0.00	0.00	1.29	33.58	36.51	28.77	22.25	18.10	13.99	9.88	8.49	7.96	8.18	5.73	2.13	2.27	0.00	0.00	13.17
温州	男性	0.00	0.00	0.00	0.00	0.00	0.35	1.05	37.99	50.83	43.28	35.10	27.43	15.92	13.40	6.91	6.68	6.16	4.71	2.43	0.00	0.00	0.00	17.31
	女性	0.00	0.00	0.00	0.00	0.00	0.42	0.44	6.82	4.61	5.99	3.21	1.79	1.25	3.12	2.82	5.23	5.06	2.16	0.60	1.01	1.64	0.00	2.84
	合计	0.00	0.00	0.00	0.00	0.00	0.39	0.78	24.02	30.74	26.86	20.73	15.58	9.04	8.49	4.95	5.98	5.62	3.44	1.51	0.50	0.84	0.00	10.53
嘉兴	男性	0.00	0.00	0.00	0.00	0.00	0.00	0.89	63.82	82.15	65.98	49.02	48.26	38.96	17.72	25.09	20.41	21.87	13.39	6.96	5.74	0.00	0.00	31.48
	女性	0.00	0.00	0.00	0.00	0.00	2.50	3.02	22.89	30.08	19.14	12.86	11.96	6.85	6.67	14.98	18.81	15.78	13.12	3.30	2.54	0.00	0.00	11.83
	合计	0.00	0.00	0.00	0.00	0.00	1.19	1.89	44.74	58.95	44.95	32.38	31.29	23.83	12.40	20.20	19.65	18.95	13.26	5.08	4.04	0.00	0.00	22.09
湖州	男性	0.00	0.00	0.00	0.00	0.00	0.00	1.46	53.92	84.27	63.96	42.99	50.63	24.81	25.74	12.67	12.54	8.60	9.21	2.54	0.00	0.00	0.00	25.55
	女性	0.00	0.00	0.00	0.00	7.28	0.00	0.00	12.06	19.91	14.84	7.75	9.26	7.12	6.25	7.35	14.48	17.31	11.57	6.04	5.78	0.00	0.00	8.90
	合计	0.00	0.00	0.00	0.00	3.49	0.00	0.76	34.16	55.01	41.38	26.58	31.19	16.44	16.29	10.09	13.46	12.68	10.36	4.33	3.08	0.00	0.00	17.55

续表

| 地区 | 性别 | 年龄 | | | | | | | | | | | | | | | | | | | | | | 合计 |
		0岁	1岁	2岁	3岁	4岁	5~9岁	10~14岁	15~19岁	20~24岁	25~29岁	30~34岁	35~39岁	40~44岁	45~49岁	50~54岁	55~59岁	60~64岁	65~69岁	70~74岁	75~79岁	80~84岁	85岁及以上	
绍兴	男性	0.00	0.00	0.00	0.00	0.00	0.91	60.62	96.91	99.84	64.19	62.90	36.09	27.69	19.26	21.08	16.52	15.13	6.64	2.53	0.00	0.00	0.00	34.66
	女性	0.00	0.00	0.00	0.00	0.00	1.01	19.53	34.92	22.38	20.07	13.98	8.70	10.58	9.10	13.51	8.86	5.05	3.57	0.00	0.00	0.00	0.00	10.99
	合计	0.00	0.00	0.00	0.00	0.00	0.95	41.10	68.21	63.99	43.48	39.44	22.75	19.19	14.19	17.33	12.75	10.10	5.08	1.24	0.00	0.00	0.00	23.11
金华	男性	4.47	0.00	0.00	0.00	0.00	0.56	44.84	68.23	55.56	44.38	39.54	31.16	17.67	14.19	11.72	14.24	12.63	7.35	8.34	5.05	0.00	0.00	26.00
	女性	0.00	0.00	0.00	0.00	0.00	0.00	22.03	18.03	20.03	15.01	13.81	8.30	6.63	6.10	10.93	12.34	5.49	3.15	1.32	0.00	0.00	0.00	9.54
	合计	2.11	0.00	0.00	0.00	0.00	0.31	34.46	45.87	39.70	31.04	27.64	20.45	12.37	10.27	11.33	13.31	9.08	5.21	4.74	2.41	0.00	0.00	18.23
衢州	男性	0.00	0.00	0.00	0.00	0.00	0.00	35.54	74.03	98.57	47.81	28.84	32.87	16.14	8.46	9.29	11.67	4.64	1.54	0.00	0.00	0.00	0.00	20.01
	女性	0.00	0.00	0.00	0.00	0.00	0.00	9.91	14.66	18.41	9.63	2.94	6.61	6.60	4.44	2.70	6.93	7.12	0.00	2.70	0.00	0.00	0.00	5.27
	合计	0.00	0.00	0.00	0.00	0.00	0.00	23.10	46.05	60.77	29.40	16.01	19.77	11.42	6.50	6.10	9.38	5.87	0.77	1.34	0.00	0.00	0.00	12.79
舟山	男性	0.00	0.00	0.00	0.00	0.00	4.63	40.76	67.12	60.15	27.38	31.41	8.34	11.15	8.79	8.89	11.52	2.32	10.47	0.00	0.00	0.00	13.98	17.13
	女性	0.00	0.00	0.00	0.00	0.00	0.00	5.62	5.41	0.00	0.00	0.00	7.46	4.45	7.17	8.75	22.34	2.24	6.19	0.00	0.00	0.00	0.00	5.08
	合计	0.00	0.00	0.00	0.00	0.00	2.41	24.06	40.16	34.58	15.39	17.27	7.93	8.11	8.06	8.83	16.73	2.28	8.20	0.00	0.00	0.00	5.37	11.45
台州	男性	0.00	0.00	0.00	0.00	0.00	1.10	43.71	77.79	77.02	48.59	38.21	24.50	16.59	19.26	10.08	11.93	5.44	3.83	6.11	0.00	0.00	0.00	24.81
	女性	0.00	0.00	0.00	0.00	0.00	1.92	22.63	16.99	9.34	13.37	5.25	4.91	5.79	7.39	11.70	10.09	8.05	3.65	0.00	0.00	0.00	0.00	7.59
	合计	0.00	0.00	0.00	0.00	0.00	0.59	1.16	34.16	50.81	46.53	32.37	22.66	15.10	11.32	13.48	10.87	11.02	6.75	3.74	2.94	0.00	0.00	16.56
丽水	男性	0.00	0.00	0.00	0.00	0.00	1.33	43.28	79.32	64.67	53.21	40.61	29.91	20.54	9.03	14.62	9.54	10.18	12.26	0.00	4.73	5.07	23.19	
	女性	0.00	0.00	0.00	0.00	0.00	1.55	23.74	39.65	23.25	6.59	7.37	6.74	4.81	10.76	7.92	8.66	7.86	0.00	0.00	0.00	0.00	8.87	
	合计	0.00	0.00	0.00	0.00	0.00	0.74	1.38	33.80	60.38	44.98	30.65	24.22	18.62	12.97	9.85	11.41	9.11	9.03	6.23	0.00	2.41	2.38	16.26

附表12 2023年浙江省麻疹分地区、性别和年龄的报告发病率统计表

（例，1/10万）

地区	性别	年龄						合计
		≤8月龄	9月龄~1岁	2~6岁	7~14岁	15~34岁	≥35岁	
全省	合计	0（0.00）	3（0.51）	4（0.13）	1（0.02）	5（0.03）	1（0.00）	14（0.02）
	男性	0（0.00）	2（0.64）	2（0.12）	0（0.00）	2（0.02）	0（0.00）	6（0.01）
	女性	0（0.00）	1（0.36）	2（0.13）	1（0.05）	3（0.04）	1（0.00）	8（0.02）
杭州	合计	0（0.00）	0（0.00）	1（0.13）	0（0.00）	3（0.08）	0（0.00）	4（0.03）
	男性	0（0.00）	0（0.00）	0（0.00）	0（0.00）	0（0.00）	0（0.00）	0（0.00）
	女性	0（0.00）	0（0.00）	1（0.27）	0（0.00）	3（0.18）	0（0.00）	4（0.05）
宁波	合计	0（0.00）	0（0.00）	0（0.00）	0（0.00）	0（0.00）	0（0.00）	0（0.00）
	男性	0（0.00）	0（0.00）	0（0.00）	0（0.00）	0（0.00）	0（0.00）	0（0.00）
	女性	0（0.00）	0（0.00）	0（0.00）	0（0.00）	0（0.00）	0（0.00）	0（0.00）
温州	合计	0（0.00）	0（0.00）	1（0.22）	0（0.00）	0（0.00）	0（0.00）	1（0.01）
	男性	0（0.00）	0（0.00）	0（0.00）	0（0.00）	0（0.00）	0（0.00）	0（0.00）
	女性	0（0.00）	0（0.00）	1（0.47）	0（0.00）	0（0.00）	0（0.00）	1（0.02）
嘉兴	合计	0（0.00）	0（0.00）	0（0.00）	0（0.00）	2（0.14）	1（0.03）	3（0.05）
	男性	0（0.00）	0（0.00）	0（0.00）	0（0.00）	2（0.26）	0（0.00）	2（0.05）
	女性	0（0.00）	0（0.00）	0（0.00）	0（0.00）	0（0.00）	1（0.04）	1（0.03）
湖州	合计	0（0.00）	0（0.00）	0（0.00）	0（0.00）	0（0.00）	0（0.00）	0（0.00）
	男性	0（0.00）	0（0.00）	0（0.00）	0（0.00）	0（0.00）	0（0.00）	0（0.00）
	女性	0（0.00）	0（0.00）	0（0.00）	0（0.00）	0（0.00）	0（0.00）	0（0.00）

续表

地区	性别	年龄						合计
		≤8月龄	9月龄～1岁	2～6岁	7～14岁	15～34岁	≥35岁	
绍兴	合计	0（0.00）	2（4.79）	0（0.00）	0（0.00）	0（0.00）	0（0.00）	2（0.04）
	男性	0（0.00）	1（4.54）	0（0.00）	0（0.00）	0（0.00）	0（0.00）	1（0.03）
	女性	0（0.00）	1（5.06）	0（0.00）	0（0.00）	0（0.00）	0（0.00）	1（0.03）
金华	合计	0（0.00）	0（0.00）	1（0.28）	1（0.19）	0（0.00）	0（0.00）	2（0.03）
	男性	0（0.00）	0（0.00）	1（0.52）	0（0.00）	0（0.00）	0（0.00）	1（0.02）
	女性	0（0.00）	0（0.00）	0（0.00）	1（0.41）	0（0.00）	0（0.00）	1（0.02）
衢州	合计	0（0.00）	0（0.00）	1（0.88）	0（0.00）	0（0.00）	0（0.00）	1（0.04）
	男性	0（0.00）	0（0.00）	1（1.69）	0（0.00）	0（0.00）	0（0.00）	1（0.06）
	女性	0（0.00）	0（0.00）	0（0.00）	0（0.00）	0（0.00）	0（0.00）	0（0.00）
舟山	合计	0（0.00）	0（0.00）	0（0.00）	0（0.00）	0（0.00）	0（0.00）	0（0.00）
	男性	0（0.00）	0（0.00）	0（0.00）	0（0.00）	0（0.00）	0（0.00）	0（0.00）
	女性	0（0.00）	0（0.00）	0（0.00）	0（0.00）	0（0.00）	0（0.00）	0（0.00）
台州	合计	0（0.00）	0（0.00）	0（0.00）	0（0.00）	0（0.00）	0（0.00）	0（0.00）
	男性	0（0.00）	0（0.00）	0（0.00）	0（0.00）	0（0.00）	0（0.00）	0（0.00）
	女性	0（0.00）	0（0.00）	0（0.00）	0（0.00）	0（0.00）	0（0.00）	0（0.00）
丽水	合计	0（0.00）	1（4.34）	0（0.00）	0（0.00）	0（0.00）	0（0.00）	1（0.04）
	男性	0（0.00）	1（8.28）	0（0.00）	0（0.00）	0（0.00）	0（0.00）	1（0.06）
	女性	0（0.00）	0（0.00）	0（0.00）	0（0.00）	0（0.00）	0（0.00）	0（0.00）

注：括号外为麻疹报告发病数，括号内为麻疹报告发病率。

附表13　2023年浙江省犬伤门诊狂犬病暴露人群情况汇总表

（例）

地区	暴露总数	不同动物暴露数			暴露等级			伤口部位情况				免疫接种情况			
		狗	猫	其他	I	II	III	上肢	下肢	躯干	头面	未使用	单用疫苗	单用被动免疫制剂	联合应用
杭州	183261	78752	91554	12955	2298	95927	85036	116103	55085	5608	6465	1655	156492	0	25114
湖州	61466	31141	24844	5481	3514	37256	20696	36749	19327	2532	2860	333	57507	5	3621
嘉兴	95080	46365	43770	4945	937	52780	41363	58561	31270	2530	3045	108	87302	0	7670
金华	122126	64752	49648	7726	1538	78931	41657	75843	38910	3756	4055	406	113436	394	7890
丽水	29023	16202	10869	1952	325	15047	13651	17410	9901	884	920	29	25297	0	3697
宁波	144547	72918	64090	7539	1490	89154	53903	83465	50584	4989	5514	663	130808	36	13040
衢州	31160	18252	10777	2131	402	18032	12726	17390	12119	923	813	58	28309	0	2793
绍兴	70424	43537	23718	3169	1177	37372	31875	39275	27577	2148	1495	163	62358	511	7392
台州	75528	47743	23235	4550	1256	38662	35610	43880	27503	2089	2085	13	66845	45	8625
温州	82492	38503	33669	10320	973	49750	31769	53544	23355	2319	3386	2432	74300	435	5325
舟山	17004	9438	6507	1059	219	8116	8669	10675	5523	404	444	34	16056	31	883
合计	912111	467603	382681	61827	14129	521027	376955	552895	301154	28182	31082	5894	818710	1457	86050

附表14 浙江省2023年鼠疫监测室内鼠密度

监测单位	布夹总数/个	捕鼠总数/只	捕鼠率/%	各类鼠捕获数/只					
				褐家鼠	臭鼩鼱	黄胸鼠	社鼠	小家鼠	黑线姬鼠
义乌市	2700	67	2.48	19	0	48	0	0	0
兰溪市	1200	23	1.92	18	0	3	2	0	0
东阳市	1200	8	0.67	3	0	5	0	0	0
文成县	3900	408	10.46	57	323	27	0	0	0
鹿城区	2400	249	10.38	53	186	10	0	0	0
龙湾区	2400	183	7.63	39	134	7	0	3	0
瑞安市	2400	101	4.21	75	1	25	0	0	0
乐清市	2400	62	2.58	41	0	13	0	0	0
永嘉县	1200	58	4.83	29	16	13	0	0	0
庆元县	5100	75	1.47	35	0	40	0	0	0
龙泉市	3900	63	1.58	62	1	0	0	0	0
莲都区	2400	63	2.63	55	0	7	0	1	0
景宁县	1200	42	3.5	38	0	4	0	0	0
青田县	1200	32	2.67	13	1	12	0	6	0
松阳县	1200	23	1.92	11	0	8	0	0	4
云和县	2400	46	1.92	38	0	8	0	0	0
缙云县	1200	57	4.75	50	0	7	0	0	0
龙游县	1200	32	2.67	20	0	12	0	0	0
柯城区	1200	58	4.83	38	0	20	0	0	0
海曙区	400	9	2.25	9	0	0	0	0	0
合计	41200	1659	4.03	703	662	269	2	10	4
构成比/%				42.37	39.90	16.21	0.12	0.60	0.24

附表15 浙江省2023年鼠疫监测室外鼠密度

监测单位	布笼数/只	捕鼠数/只	捕鼠率/%	各类鼠捕获数/只													
				臭鼩鼱	黑线姬鼠	社鼠	黄毛鼠	东方田鼠	黄胸鼠	黑腹绒鼠	褐家鼠	白腹巨鼠	针毛鼠	小家鼠	青毛鼠	灰麝鼩	黄鼬
义乌市	2700	76	2.81	0	37	1	0	0	0	38	0	0	0	0	0	0	0
东阳市	1200	32	2.67	0	9	0	0	0	0	23	0	0	0	0	0	0	0
兰溪市	1200	50	4.17	0	0	3	0	0	6	0	39	0	0	0	2	0	0
文成县	3900	206	5.28	0	34	90	58	0	0	0	0	21	0	0	0	1	2
鹿城区	2400	391	16.29	273	40	18	3	0	0	0	56	0	0	0	0	0	1
龙湾区	2400	145	6.04	109	28	6	0	0	0	0	0	0	0	0	0	0	2
瑞安市	1600	70	4.38	56	6	6	1	0	1	0	0	0	0	0	0	0	0
乐清市	2400	295	12.29	286	9	0	0	0	0	0	0	0	0	0	0	0	0
永嘉县	1200	55	4.58	44	0	1	2	0	0	0	5	0	0	2	0	0	1
庆元县	5100	331	6.49	6	101	1	121	95	0	0	0	0	7	0	0	0	0
龙泉市	2600	139	5.35	0	46	2	46	45	0	0	0	0	0	0	0	0	0
莲都区	1600	79	4.94	0	79	0	0	0	0	0	0	0	0	0	0	0	0
景宁县	800	19	2.38	0	9	10	0	0	0	0	0	0	0	0	0	0	0
青田县	1200	27	2.25	3	9	2	0	0	0	0	0	0	0	0	6	0	0
松阳县	800	42	5.25	0	24	15	0	2	0	0	7	0	0	0	0	0	0
云和县	1600	47	2.94	0	29	0	1	0	17	0	1	0	0	0	0	0	0
缙云县	800	57	7.13	0	31	12	0	10	0	0	0	4	0	0	0	0	0
柯城区	1200	55	4.58	4	51	0	0	0	0	0	0	0	0	0	0	0	0
龙游县	1200	50	4.17	38	0	0	0	0	0	0	12	0	0	0	0	0	0
合计	35900	2166	6.03	819	542	167	232	152	24	61	120	25	7	2	8	1	6
构成比/%				37.81	25.02	7.71	10.71	7.02	1.11	2.82	5.54	1.15	0.32	0.09	0.37	0.05	0.28

附表16 浙江省2023年鼠疫监测鼠种构成

（只）

鼠种构成	捕鼠数	褐家鼠	臭鼩鼱	黑线姬鼠	黄胸鼠	社鼠	黑腹绒鼠	黄毛鼠	东方田鼠	小家鼠	白腹巨鼠	针毛鼠	青毛鼠	赤腹松鼠	灰麝鼩	黄鼬	巢鼠	黑家鼠
义乌市	677	89	0	171	189	26	193	2	0	7	0	0	0	0	0	0	0	0
兰溪市	600	507	0	0	75	10	0	0	0	8	0	0	0	0	0	0	0	0
东阳市	605	14	0	211	7	15	346	0	0	0	0	12	0	0	0	0	0	0
文成县	614	57	323	34	27	90	0	58	0	0	21	0	0	0	1	2	1	0
鹿城区	640	109	459	40	10	18	0	3	0	0	0	0	0	0	0	1	0	0
龙湾区	618	39	533	28	7	6	0	0	0	3	0	0	0	0	0	2	0	0
瑞安市	688	249	339	9	82	6	0	3	0	0	0	0	0	0	0	0	0	0
乐清市	610	168	360	12	39	0	0	31	0	0	0	0	0	0	0	1	0	0
永嘉县	608	77	461	0	52	2	0	9	0	4	0	0	0	2	0	1	0	0
庆元县	887	35	9	253	40	5	0	289	244	0	0	12	0	0	0	0	0	1
龙泉市	653	62	0	194	0	8	0	161	223	1	3	0	0	0	0	0	0	0
莲都区	605	54	0	466	9	59	0	0	15	2	0	0	0	0	0	0	0	0
景宁县	607	433	33	0	51	66	0	0	0	19	0	5	0	0	0	0	0	0
青田县	607	215	35	99	145	11	0	0	0	102	0	0	0	0	0	0	0	0
松阳县	616	80	0	351	76	92	0	0	17	0	0	0	0	0	0	0	0	0
云和县	600	38	0	378	178	0	0	5	1	0	0	0	0	0	0	0	0	0
缙云县	617	63	0	344	7	38	0	0	161	0	4	0	0	0	0	0	0	0
柯城区	603	295	26	126	148	4	0	0	0	4	0	0	0	0	0	0	0	0
龙游县	607	174	352	0	61	0	0	0	0	0	0	0	20	0	0	0	0	0
海曙区	125	121	4	0	0	0	0	0	0	0	0	0	0	0	0	0	0	0
合计	12187	2879	2934	2716	1203	456	539	561	661	150	28	29	20	2	1	6	1	1
构成比/%		23.62	24.07	22.29	9.87	3.74	4.42	4.60	5.42	1.23	0.23	0.24	0.16	0.02	0.01	0.05	0.01	0.01

附表17 浙江省2023年鼠疫监测血清学检测结果

（份）

监测单位	检验数	褐家鼠	黑线姬鼠	臭鼩鼱	黄胸鼠	社鼠	黑腹绒鼠	黄毛鼠	东方田鼠	小家鼠	白腹巨鼠	针毛鼠	青毛鼠	赤腹松鼠	灰麝鼩	黄鼬	巢鼠
义乌市	658	87	167	0	188	26	181	2	0	7	0	0	0	0	0	0	0
东阳市	605	14	211	0	7	15	346	0	0	0	0	12	0	0	0	0	0
兰溪市	600	507	0	0	75	10	0	0	0	8	0	0	0	0	0	0	0
文成县	608	57	31	322	27	88	0	58	0	0	21	0	0	0	1	2	1
鹿城区	618	106	38	442	10	18	0	3	0	0	0	0	0	0	0	1	0
龙湾区	600	39	27	516	7	6	0	0	0	3	0	0	0	0	2	0	0
瑞安市	688	249	9	339	82	6	0	3	0	0	0	0	0	0	0	0	0
乐清市	610	168	12	360	39	0	0	31	0	0	0	0	0	0	0	0	0
永嘉县	608	77	0	461	52	2	0	9	0	4	0	0	0	2	0	1	0
庆元县	887	35	253	9	40	5	0	289	244	0	0	12	0	0	0	0	0
龙泉市	653	62	194	0	0	8	0	161	223	1	3	0	0	0	0	0	0
莲都区	605	54	466	0	9	59	0	0	15	2	0	0	0	0	0	0	0
景宁县	607	433	33	0	51	66	0	0	0	19	0	5	0	0	0	0	0
青田县	607	215	99	35	145	11	0	0	0	102	0	0	0	0	0	0	0
松阳县	616	80	351	0	76	92	0	0	17	0	0	0	0	0	0	0	0
云和县	600	38	378	0	178	0	0	5	1	0	0	0	0	0	0	0	0
缙云县	617	63	344	0	7	38	0	0	161	0	4	0	0	0	0	0	0
柯城区	600	295	126	25	146	4	0	0	0	4	0	0	0	0	0	0	0
龙游县	607	174	0	352	61	0	0	0	0	0	0	0	20	0	0	0	0
海曙区	99	96	0	3	0	0	0	0	0	0	0	0	0	0	0	0	0
合计	12093	2849	2739	2864	1200	454	527	561	661	150	28	29	20	2	3	4	1

附表18　2023年度浙江省所有年龄组儿童免疫规划基础免疫五苗报告接种率

地区	应种人数/人					实种人数/人					接种率/%				
	卡介苗	脊髓灰质炎疫苗（3剂次）	百白破疫苗（3剂次）	麻腮风疫苗	乙型肝炎疫苗（3剂次）	卡介苗	脊髓灰质炎疫苗（3剂次）	百白破疫苗（3剂次）	麻腮风疫苗	乙型肝炎疫苗（3剂次）	卡介苗	脊髓灰质炎疫苗（3剂次）	百白破疫苗（3剂次）	麻腮风疫苗	乙型肝炎疫苗（3剂次）
杭州	87862	274580	279993	98597	270001	87716	274146	279536	98429	269661	99.83	99.84	99.84	99.83	99.87
宁波	55365	186781	191098	66826	176821	55144	186284	190503	66687	176415	99.60	99.73	99.69	99.79	99.77
温州	54661	181933	189007	65329	175096	54548	181543	188469	65194	174725	99.79	99.79	99.72	99.79	99.79
嘉兴	19226	65548	67388	22878	61631	19197	65307	67080	22789	61497	99.85	99.63	99.54	99.61	99.78
湖州	31393	110352	113084	39721	103163	31318	110034	112737	39621	102992	99.76	99.71	99.69	99.75	99.83
绍兴	28202	94939	96718	32661	89353	28165	94727	96483	32605	89236	99.87	99.78	99.76	99.83	99.87
金华	52056	181970	187491	63870	168634	51971	181068	186432	63545	168096	99.84	99.50	99.44	99.49	99.68
衢州	12133	38389	38763	12671	37750	12116	38349	38695	12658	37715	99.86	99.90	99.82	99.90	99.91
舟山	4223	14078	14441	5198	13371	4221	14036	14399	5185	13350	99.95	99.70	99.71	99.75	99.84
台州	35816	123452	126651	43079	117552	35536	121909	124939	42583	116598	99.22	98.75	98.65	98.85	99.19
丽水	13874	42010	42285	14188	41634	13850	41797	42054	14121	41525	99.83	99.49	99.45	99.53	99.74
全省	394811	1314032	1346919	465018	1255006	393782	1309200	1341327	463417	1251810	99.74	99.63	99.58	99.66	99.75

附表19 2023年度浙江省所有年龄组儿童免疫规划基础免疫两脑和甲型肝炎报告接种率

地区	应种人数 / 人					实种人数 / 人					接种率 /%				
	A 群流脑疫苗（2 剂次）	乙脑疫苗	甲型肝炎疫苗			A 群流脑疫苗（2 剂次）	乙脑疫苗	甲型肝炎疫苗			A 群流脑疫苗（2 剂次）	乙脑疫苗	甲型肝炎疫苗		
杭州	195554	96728	97179			195154	96530	96999			99.80	99.80	99.81		
宁波	133822	66229	66262			133348	66004	66041			99.65	99.66	99.67		
温州	126297	64493	69413			125846	64283	69203			99.64	99.67	99.70		
嘉兴	45076	22087	24961			44853	21984	24860			99.51	99.53	99.60		
湖州	78954	39838	39549			78684	39703	39408			99.66	99.66	99.64		
绍兴	63336	32230	34742			63102	32148	34666			99.63	99.75	99.78		
金华	126541	64302	64481			125741	63919	64122			99.37	99.40	99.44		
衢州	25166	12698	14978			25110	12671	14953			99.78	99.79	99.83		
舟山	9905	5083	5420			9867	5061	5399			99.62	99.57	99.61		
台州	85438	42808	44656			83781	42007	43947			98.06	98.13	98.41		
丽水	28354	15051	15943			28163	14928	15849			99.33	99.18	99.41		
全省	918443	461547	477584			913649	459238	475447			99.48	99.50	99.55		

附表20 2023年度浙江省免疫规划加强免疫四苗报告接种率

地区	应种人数/人				实种人数/人				接种率/%			
	脊髓灰质炎疫苗	百白破疫苗	麻腮风疫苗	白破疫苗	脊髓灰质炎疫苗	百白破疫苗	麻腮风疫苗	白破疫苗	脊髓灰质炎疫苗	百白破疫苗	麻腮风疫苗	白破疫苗
杭州	193061	93637	98301	159631	192663	93454	98141	159374	99.79	99.80	99.84	99.84
宁波	133871	64978	66360	111180	133373	64732	66205	110741	99.63	99.62	99.77	99.61
温州	174798	65428	67534	125862	174280	65204	67387	125449	99.70	99.66	99.78	99.67
嘉兴	58317	23764	23817	39260	58072	23652	23740	39107	99.58	99.53	99.68	99.61
湖州	80810	38777	39240	63143	80528	38620	39119	62917	99.65	99.60	99.69	99.64
绍兴	73896	34464	34428	59652	73649	34374	34370	59470	99.67	99.74	99.83	99.69
金华	163601	63086	64148	111074	162532	62668	63788	110329	99.35	99.34	99.44	99.33
衢州	44417	13974	14007	30841	44311	13941	13990	30722	99.76	99.76	99.88	99.61
舟山	12501	5247	5314	9679	12433	5226	5302	9648	99.46	99.60	99.77	99.68
台州	114760	43827	44017	82227	113145	43072	43494	80834	98.59	98.28	98.81	98.31
丽水	43121	15833	15658	31624	42839	15703	15587	31343	99.35	99.18	99.55	99.11
全省	1093153	463015	472824	824173	1087825	460646	471123	819934	99.51	99.49	99.64	99.49

附表21 2023年度浙江省免疫规划加强免疫两脑报告接种率

地区	应种人数／人			实种人数／人			接种率／%		
	A+C群流脑疫苗第1剂	A+C群流脑疫苗第2剂	乙脑疫苗	A+C群流脑疫苗第1剂	A+C群流脑疫苗第2剂	乙脑疫苗	A+C群流脑疫苗第1剂	A+C群流脑疫苗第2剂	乙脑疫苗
杭州	111999	158227	103905	111802	157986	103695	99.82	99.85	99.80
宁波	78459	110633	72818	78189	110223	72528	99.66	99.63	99.60
温州	90786	123306	74985	90490	122886	74720	99.67	99.66	99.65
嘉兴	28194	38935	27636	28073	38794	27496	99.57	99.64	99.49
湖州	45579	62718	41845	45413	62494	41679	99.64	99.64	99.60
绍兴	39889	59087	37558	39775	58913	37422	99.71	99.71	99.64
金华	77853	108664	67136	77393	107909	66686	99.41	99.31	99.33
衢州	19180	30321	16013	19135	30203	15971	99.77	99.61	99.74
舟山	6736	9750	5734	6707	9711	5710	99.57	99.60	99.58
台州	56701	81995	49578	55692	80602	48634	98.22	98.30	98.10
丽水	21053	32103	20235	20892	31836	20037	99.24	99.17	99.02
全省	576429	815739	517443	573561	811557	514578	99.50	99.49	99.45

附表22　2023年浙江省居民健康素养水平

（%）

组别	健康素养	三方面健康素养			六类健康问题素养					
		基本知识和理念	健康方式与行为	基本技能	科学健康观素养	传染病防治素养	慢性病防治素养	安全与急救素养	基本医疗素养	健康信息素养
性别										
男	42.17	54.03	42.20	36.70	66.05	30.75	44.32	74.09	35.06	51.12
女	40.84	53.23	41.79	34.12	65.35	35.19	44.77	68.77	34.03	48.87
年龄*										
15～19岁	54.83	67.90	51.55	49.96	81.38	46.73	59.29	87.38	38.99	65.90
20～24岁	67.84	74.52	66.30	49.19	85.56	48.52	69.84	87.55	47.94	72.81
25～29岁	66.00	77.11	65.44	49.92	82.44	46.86	66.02	89.12	49.57	67.98
30～34岁	59.62	73.83	60.34	47.27	81.08	44.08	62.29	86.33	45.86	65.53
35～39岁	52.86	66.74	53.74	44.18	76.60	38.02	53.34	82.93	43.78	60.34
40～44岁	47.85	60.07	47.16	41.45	71.44	38.77	49.47	80.11	40.72	53.78
45～49岁	39.35	53.42	37.37	36.30	64.80	32.18	40.28	72.94	33.56	47.94
50～54岁	26.46	40.64	27.91	26.02	54.65	24.93	30.70	61.09	25.30	37.54
55～59岁	19.26	30.19	21.44	19.44	45.80	18.88	23.39	52.09	20.86	31.07
60～64岁	15.91	26.26	18.29	16.92	43.03	15.23	23.26	46.80	18.19	29.33
65～69岁	9.33	17.63	13.77	10.42	37.95	9.00	17.21	39.20	13.38	22.49
文化程度*										
不识字/少识字	3.13	6.39	8.54	4.81	29.30	3.26	10.48	26.84	6.57	16.96
小学	9.93	19.08	15.02	10.80	37.72	11.41	18.63	40.74	14.57	23.06

续表

组别	健康素养	三方面健康素养			六类健康问题素养					
		基本知识和理念	健康方式与行为	基本技能	科学健康观素养	传染病防治素养	慢性病防治素养	安全与急救素养	基本医疗素养	健康信息素养
初中	25.04	39.33	26.33	24.85	54.16	23.36	29.60	63.43	25.23	35.34
高中/职高/中专	46.08	62.41	45.68	41.46	73.56	37.82	50.04	81.45	37.34	55.97
大专/本科及以上	71.71	81.34	69.43	55.39	87.34	50.93	69.67	90.94	53.21	75.04
职业*										
机关/事业单位人员	64.19	76.31	64.52	49.84	82.39	49.63	65.00	86.47	50.01	68.89
学生	62.99	74.65	58.28	53.71	84.80	48.55	65.70	88.70	44.96	72.13
农民	17.91	29.57	20.16	18.06	45.32	17.10	23.43	50.85	20.50	28.06
工人	34.14	44.98	34.64	28.26	59.32	26.13	37.68	66.01	30.23	42.57
其他企业人员	54.49	67.27	53.78	45.05	76.55	40.55	55.01	82.85	41.99	61.04
其他	36.68	50.12	38.66	35.01	64.83	30.75	41.01	72.49	31.35	49.29
地区										
城市	43.30	55.12	43.97	36.94	67.17	35.40	46.61	72.77	34.93	51.24
农村	40.02	52.38	40.30	34.20	64.46	30.64	42.73	70.53	34.26	49.03
总计	41.54	53.65	42.00	35.48	65.72	32.85	44.53	71.57	34.57	50.05

注：* 表示经 χ^2 检验，$p < 0.05$，差异有统计学意义。

附表23　2023年浙江省15～69岁人群烟草使用行为情况

特征	人数 / 人	构成比 /%	加权后现在吸烟率 /%
性别			
男	8237	46.95	36.06
女	9308	53.05	0.27
年龄			
15 ～ 19 岁	465	2.65	2.32
20 ～ 24 岁	442	2.52	10.06
25 ～ 29 岁	661	3.77	13.99
30 ～ 34 岁	997	5.68	18.77
35 ～ 39 岁	1357	7.73	21.06
40 ～ 44 岁	1507	8.59	23.05
45 ～ 49 岁	1854	10.57	23.85
50 ～ 54 岁	2475	14.11	22.62
55 ～ 59 岁	2770	15.79	22.11
60 ～ 64 岁	2425	13.82	20.96
65 ～ 69 岁	2592	14.77	19.02
均数 ± 标准差	50.08 ± 13.34		
文化程度			
没上过学	1396	7.96	10.63
小学	3467	19.76	21.39
初中	5974	34.05	24.48
高中 / 职高 / 中专	3057	17.42	21.62
大专 / 本科及以上	3651	20.81	12.62
职业			
机关 / 事业单位	1986	11.32	15.27
学生	586	3.34	2.22
农民	6466	36.85	20.61
工人	2840	16.19	26.91
其他企业人员	3193	18.20	19.90
其他	2474	14.10	19.05

特征	人数／人	构成比／%	加权后现在吸烟率／%
地区			
城市	7512	42.82	19.06
农村	10033	57.18	19.14
总计	17545	100.00	19.10